Aze Shiatsu

Volume 2

Trattamento in Decubito laterale

Shigeru Onoda

Prima edizione: settembre 2015.
Seconda edizione: dicembre 2016.

Illustrazioni:
  María Torres dos Ramos, Raquel García Fernández, Tatio Viana, Carmen Toro de Federico.
Fotografia:
  Claudia Costanzo, Loukia Stathatou.
Impaginazione:
  Autoedición y diseño Torre, S. L.
Impaginazione versione italiana amazon:
  María Torres dos Ramos. (TorresArt).

Deposito legale: M-26479-2021
ISBN: 978-84-09-33550-3

Stampato da: AMAZON

INDICE

CAPITOLO I

TRATTAMENTO GENERALE IN DECUBITO LATERALE (1-58)

Capitolo 2

ALLUNGAMENTO E MOBILIZZAZIONE

Sono passati più di venticinque anni da quando mi sono stabilito a Madrid come terapista Shiatsu. Accumulando esperienze ho consolidato la qualità della mia pratica professionale. Nonostante questo, a volte le aspettative del trattamento sono frustrate perché non sono in grado di determinare l'origine del disagio del paziente. Incapace di stabilire piani concreti per un risultato fruttuoso, passo giorni o settimane a cercare una possibile via d'uscita in un labirinto di pensieri. Avendo esaurito tutte le mie risorse tecniche, cerco di rivedere i miei primi anni di studio e di applicare umilmente i fondamenti essenziali del lavoro con lo Shiatsu, lasciando da parte l'orgoglio professionale. Curiosamente, tornando alla base della conoscenza, arrivo a vedere una piccola luce alla fine del tunnel. E mi rendo conto che alla fine della giornata non sono altro che un modesto discepolo che continua a camminare sul sentiero dell'apprendimento eterno, a volte perdendosi e scoprendo sempre qualcosa di nuovo. Uno dei miei connazionali è un maestro di meditazione. Questa vecchia conoscenza è stata coinvolta negli studi Zen per molti anni. Sta cercando, nel suo infinito percorso di apprendimento, la propria direzione nella vita. Recentemente ho avuto l'opportunità di parlare con un monaco giapponese di alto livello che è stato invitato da questo amico. Il giorno dell'incontro, ho chiesto al monaco: "Come definisce il concetto di personalità? Dopo aver riflettuto per qualche minuto, il filosofo orientale mi disse: "Nell'arte della ceramica, l'apprendista inizia la sua carriera come se fosse un semplice collaboratore domestico, dedicando la sua giornata a vari lavori ordinari di aiuto nel laboratorio. All'inizio non gli è permesso di imparare direttamente dal maestro. Passa la sua giornata occupata senza potersi dedicare a nessuna attività artistica. Nonostante questa limitazione, trova il tempo di riprodurre alcuni lavori del suo maestro imitando le tecniche utilizzate. Dopo due o tre anni di tentativi, l'apprendista riesce a produrre una buona copia, molto fedele nella forma e nel colore. Durante gli anni seguenti, nonostante abbia assimilato tutto il necessario per creare la propria opera, si ostina a ripetere lo stesso lavoro.

Dopo tutti questi sforzi, riesce a produrre una copia che assomiglia perfettamente all'originale. "Sono identici nello stile, nel colore, nel tono e nelle sfumature; tuttavia, trasmettono un'impressione sottilmente diversa. Questa differenza la considero come personalità. "Cioè, il discepolo ha consolidato passo dopo passo i fondamenti delle tecniche artistiche, ripassandoli in ciascuna delle innumerevoli prove di riproduzione. Ha forgiato la sua strada, con la sua sensibilità e osservazione, per raggiungere la padronanza. Per questo motivo, il suo lavoro è eseguito con tecniche perfette e porta nella sua essenza un valore tradizionale tramandato dal suo maestro, mentre la sua creazione riflette bene la sua personalità.

"Un'opera che manca di una solida base artistica è solo una mera manifestazione dell'egoismo o dell'egocentrismo del suo creatore. Questa morale si applica anche all'apprendimento dello Shiatsu. Ognuno impara con le proprie dita e mani. Ognuno sente con la propria sensibilità e dedica i suoi sforzi in diversi approcci per raggiungere l'obiettivo finale. Ma tutti gli studenti hanno una cosa in comune: imparano i fondamenti della terapia manuale, il nucleo solido delle tecniche, giorno dopo giorno. Spero sinceramente che questo testo serva di aiuto ai lettori che desiderano rafforzare le basi della loro conoscenza. Vorrei terminare questa prefazione con un ringraziamento molto speciale a María, mia fedele assistente e illustratrice dei libri e dei testi; a Raúl, coordinatore di tutto il materiale nei minimi dettagli, così come a Osamu, uno dei principali terapisti della mia clinica; a Beatriz e Marta, terapiste che hanno partecipato come modelli; a Masumi, redattrice, e a tutti i collaboratori delle mie scuole e della mia clinica.

Nella primavera del 2011, a Madrid,
SHIGERU ONODA

SHIGERU ONODA

Nativo del Giappone, si laureò nel 1981 al Japan Shiatsu College di Tokyo, l'originale e più importante scuola ufficiale per l'apprendimento dello Shiatsu in Giappone, dove ricevette gli insegnamenti dei Maestri Tokujiro Namikoshi, Toru Namikoshi e Matsuko Namikoshi. Si laureò come terapista il Ministero della Salute giapponese li concesse la licenza per la pratica dello Shiatsu in Giappone, avendo superato l'esame di stato. In seguito si dedicò allo studio e alla ricerca del Sotai-Ho e di altre tecniche terapeutiche, oltre a lavorare come terapista in varie cliniche.

Creò la sua prima clinica di Shiatsu a Madrid nel 1984 e nel 1987 iniziò a diffondere questa terapia, insegnandola ad un piccolo gruppo di studenti.

Nel 1991 fondò l'Associazione spagnola di Shiatsu (Benkyokai). Dal 1994 dirige la Scuola di Shiatsu giapponese di Madrid (EJS). Inoltre, la EJS ha filiali a Malaga, Granada, Valencia, Barcellona e Tenerife. Nel 2002 fondò Namikoshi Shiatsu Europe, un'organizzazione omologata dal Japan Shiatsu College, con l'obiettivo di promuovere lo Shiatsu stile Namikoshi in tutta Europa. Attualmente raggruppa 12 associazioni di sette paesi diversi.

Sede Centrale:

Madrid (Spagna).
Tel.: (+34) 913 457 124 Fax: (+34) 913 456 676

Pagine web:

www.shiatsudo.com
www.namikoshishiatsueuropa.net

E-mail:

centro@shiatsudo.com

Collaboratori:

Foto: Daniel Vega Borrego, Claudia Constanzo.
Disegni: María Torres Dos Ramos.
Disegni anatomici: Carmen Toro de Federico.
Modelli: Osamu Suzuki, Beatriz Mancebo Cabellos, Marta Aguirre Lagunas.
Assistenza tecnica: Chikako Kanai, Osamu Suzuki.
Aiuto coordinatore: Raúl Gómez.
Redazione del testo: Masumi Mihara.

Introduzione

VANTAGGI DEL DECUBITO LATERALE

Il massaggio shiatsu si pratica di solito in decubito prono o supino, poiché sono considerate le posizioni più adatte sia per il paziente che per il terapista, lasciando il decubito laterale per casi speciali. In questo testo studiamo quest'ultima posizione che, a mio parere, offre vantaggi tecnici che coprono punti importanti, oltre ad essere comoda per il paziente. Bisogna ammettere che ci sono alcuni svantaggi, come, per esempio, in prossimità della zona lombare, che può essere scomoda per il terapista e richiede trattamenti complementari in decubito prono. Nonostante questo svantaggio, la posizione è adatta al trattamento di donne in gravidanza, anziani, persone con un collo corto o in sovrappeso. I terapisti magri che non possono usare il loro peso per applicare la pressione faranno un uso migliore della posizione di decubito laterale. Da un punto di vista terapeutico, questa posizione è adatta per trattare la sindrome della spalla congelata o molestie relazionate a patologie circolatorie, respiratorie e otorinolaringoiatriche (asma, sinusite, ecc.), grazie al facile accesso alla zona cervicale, scapolo-omerale, pettorale e della testa.

UNA GUIDA PRATICA

Inoltre, la pratica della terapia Shiatsu è divisa in diverse fasi:

Osservare le condizioni del paziente, analizzare i segni e i sintomi, concentrarsi su ogni punto e ristabilire l'equilibrio del corpo del paziente. Di fronte ad ogni situazione, il terapista chiede ad ogni punto: cosa c'è sotto il dito? Cosa rappresenta questo punto nell'ambito medicina cinese? Si tratta semplicemente di una lesione locale o è una conseguenza di qualche squilibrio lontano? Dov'è la vera causa del dolore? Con quale angolo e fino a dove si preme? Quanto a lungo viene mantenuta la pressione? e così via.

Allo stesso tempo, mentre si utilizza le conoscenze teoriche, si deve mantenere la concentrazione sulla sensazione fisica che viene trasmessa al pollice dal tessuto molle. A volte l'analisi teorica impedisce la concentrazione sensoriale o viceversa.

A causa dei limiti di tempo, dato che quasi tutte le aree del corpo sono lavorate in soli cinquanta minuti, è necessaria una risposta rapida e appropriata del terapista ad ogni situazione, simile ad un riflesso.

Per questo motivo ho preparato questo testo schematico in forma di guida, includendo spiegazioni con disegni e foto dalla prospettiva dell'anatomia e della medicina cinese su punti, linee di trattamento, muscoli, allungamenti e commenti tecnici. Nel farlo, mi sono basato sulla mia lunga esperienza pratica, accumulata dal mio insediamento come terapista in Spagna più di 25 anni fa. Per riassumere questo apprendimento sistematico in uno spazio di testo così limitato, ho dovuto dare delle priorità e scegliere gli elementi fondamentali. Pertanto, i lettori dovranno completarla con più dettagli o adattarla secondo ogni caso specifico. Vorrei che questo testo fornisse soluzioni ai futuri terapisti Shiatsu che vogliono approfondire le loro conoscenze e, soprattutto, mettere ordine nel complesso studio del trattamento manuale.

Shigeru Onoda

POSIZIONE DEL PAZIENTE

Il terapista posiziona il paziente sul fianco, mantenendo la gamba inferiore in estensione e la gamba superiore e il ginocchio flessi a circa 90 gradi. In principio il braccio superiore è in linea lungo il busto. Quando si tratta la testa e il collo, deve essere posizionato in modo stabile in modo che la pressione entri perpendicolarmente alla superficie.

POSIZIONE DEL TERAPISTA

Una buona prestazione lavorativa inizia con una posizione corretta. Usando il corpo in modo naturale ed ergonomico, il terapista si stanca meno e la pressione entra meglio. Per questo motivo spiego in dettaglio non solo la posizione delle due mani, ma anche la posizione del resto del corpo, che è mostrato nei testi e nelle immagini allegate.

MANO PROTAGONISTA E MANO COLLABORATRICE

Nello Shiatsu si usa abitualmente concentrarsi solo sulla mano che preme. La cosa più importante è caricare il peso del corpo su quella mano per esercitare la pressione, coordinando la mano che preme con l'altra mano che collabora. In questo testo commenteremo la posizione di entrambe le mani in ogni zona di lavoro.

PUNTI DI TRATTAMENTO

In principio, una linea di trattamento viene lavorata dividendola in 5 punti o, nelle regioni più grandi, in 8 o 10 punti.

PUNTI DI AGOPUNTURA

I punti dell'agopuntura offrono indicazioni per trattare determinati sintomi o malattie. Tuttavia, concentrarsi solo su questa informazione o sulla sua localizzazione può limitare la visione d'insieme del terapista, e il trattamento finirà per essere un rimedio palliativo e limitato. Rispettando questi principi, il terapista manterrà una prospettiva aperta e prenderà in considerazione tutti i segni, a volte modificando la zona di trattamento e cercando i punti Aze, al fine di effettuare un trattamento olistico.

Si utilizzano le seguenti abbreviazioni:

L: Localizzazione
I: Indicazioni

MUSCOLI PRINCIPALI

Quando si applica la pressione o l'allungamento, è necessario visualizzare la mappa anatomica, prestando particolare attenzione alla zona di inserzione di ogni muscolo. In ogni zona di trattamento, sono indicati diversi muscoli di riferimento, sia nei testi che nelle immagini (per mancanza di spazio, non sono disegnati tutti i muscoli esistenti o importanti).

Si usano le seguenti abbreviazioni:

L: Localizzazione
O: Origine
I: Inserimento
F: Funzione

COMMENTO DEL MAESTRO ONODA

Il nostro Shiatsu si basa fondamentalmente sul metodo creato dal grande Maestro Namikoshi. Pur mantenendo i principi essenziali del suo metodo, il mio stile aggiorna costantemente la sua tecnica. Usiamo la creatività e prendiamo in considerazione altri metodi fisioterapici o paramedici, così come elementi di riferimento empirici e tradizionali per rendere più efficace la nostra terapia.

Le caselle di testo contengono commenti basati su punti di vista attuali o tradizionali, integrando conoscenze anatomiche e concetti di medicina cinese.

AUTO – ALLUNGAMENTO

Le immagini presentano diversi esempi di allungamenti che il paziente può eseguire da solo. Questi facili esercizi completano il trattamento effettuato dal terapista.

INIZIARE IL TRATTAMENTO FACENDO SDRAIARE IL PAZIENTE SUL LATO SINISTRO.

In generale, le persone destre lavorano e saturano di più il loro lato destro del corpo e preferiscono essere trattate per prime. Tuttavia, iniziare il trattamento sul lato sinistro è più efficace, oltre a mettere meno a dura prova il cuore. Nelle persone con un lato sinistro più colpito, inizieremo la sessione sul lato destro, mantenendo questa posizione per meno tempo che sul lato sinistro.

OSSERVAZIONE DELL'ALLINEAMENTO DEL CORPO DALLA TESTA DEL PAZIENTE

Posizioniamo il paziente in una posizione in cui la testa, la spalla, l'anca, la fossa poplitea e il tallone della parte inferiore della gamba sono allineati. Se questa posizione causa disagio, accorceremo il tempo del trattamento e opteremo per una posizione più comoda.

EQUILIBRIO DEL CORPO DEL TERAPISTA

Nell'effettuare la pressione, la mano che preme e la mano che collabora formano un triangolo isoscele con il punto centrale delle anche. Le anche rimangono fisse senza ruotare. Uno dei requisiti di un buon terapista è quello di lavorare in una posizione equilibrata.

Insieme alla pressione, le prime dita di entrambi i piedi vengono flesse come se stessero afferrando il pavimento e il mignolo della mano esegue il movimento a pinza in armonia con il pollice.

DURATA DEL TRATTAMENTO

Il paziente riposa meglio in decubito laterale. Nel caso in cui si notino segni negativi, come stanchezza, tensione, rifiuto della pressione o, nel peggiore dei casi, nausea, brividi o vertigini, è ovvio che la sessione deve essere sospesa e il paziente messo in una posizione più comoda. La sessione di solito dura 50 minuti, ma può essere modificata secondo le condizioni del paziente. Un trattamento poco adatto alle condizioni del paziente può provocare una reazione un po' sgradevole nota come Menken.

TRATTAMENTO DEI MUSCOLI

Osservazione posturale

Quando c'è una disfunzione articolare, è necessario determinare se la causa è nel muscolo agonista o in quello antagonista. Nell'osservazione posturale, bisogna rendersi conto di quale muscolo è accorciato o allungato. Dopo questa fase di osservazione, premiamo sui muscoli tesi o sui muscoli ipotonici secondo l'obiettivo del trattamento (rilassare o riattivare).

Gli stimoli dell'ago, nel caso dell'agopuntura, e quelli della pressione digitale non agiscono allo stesso modo. L'ago può stimolare continuamente un certo punto per circa dieci o venti minuti. Nello Shiatsu, invece, non possiamo concentrarci solo su un punto per molto tempo. Per compensare questo svantaggio, considereremo qualsiasi punto di trattamento come parte del muscolo in cui si trova. Se prendiamo come esempio il punto 36E, premiamo non solo questo punto, ma anche tutto il muscolo tibiale anteriore, dividendolo in più linee. Poi trattiamo una zona allargata che include questo muscolo. In questo trattamento muscolare, premiamo attivamente la zona di origine e di inserzione, ma sempre mantenendo una visione globale del corpo.

ARTICOLAZIONI

Lo shiatsu e l'allungamento migliorano la funzione delle articolazioni ottimizzando la funzione di contrazione e rilassamento dei muscoli. Una volta ricuperata un'adeguata ampiezza di movimento, il terapista applicherà, con grande cautela, un allungamento dolce, superando leggermente i limiti della mobilità in modo che il muscolo acquisisca resistenza allo sforzo.

USO DELLA SEDIA

Lavorare in decubito laterale può mettere a dura prova la zona lombare del terapista. Per evitare possibili danni, si consiglia di usare una sedia. Questa posizione permette alla pressione di entrare più facilmente.

RIGUARDO IL TIPO DI PRESSIONE

Quando viene indicato il tipo di pressione da applicare ad ogni regione, si specifica, tra parentesi, il pollice che effettua la pressione quando il paziente è in decubito laterale sul lato destro (come mostrato nelle immagini). Quando si lavora sul lato opposto, si capisce che anche il pollice cambia.

CAPITOLO 1

Trattamento generale in decubito laterale (1-58)

Regione temporale 1
(Zona sovrauricolare)

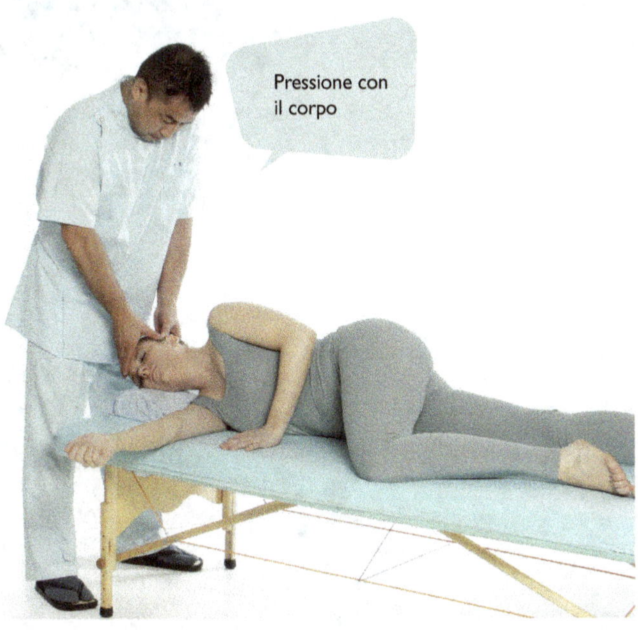

Posizione del paziente	Posizione del terapista
Decubito laterale basico: disteso sul fianco destro, il lato della testa è saldamente appoggiato su un cuscino. Il braccio sinistro poggia sul busto.	Si posiziona di fronte alla testa del paziente, con le ginocchia semiflesse e attaccate al bordo del lettino, rimanendo con gli alluci premuti sul pavimento.

Preparazione

Sostiene e stabilizza la zona parietale e la fronte del paziente con entrambe le mani a forma di ventaglio.

Tipo di pressione

1) Linea centrale: pollici a forma di A.
2) Verso un lato: pressione con il pollice.

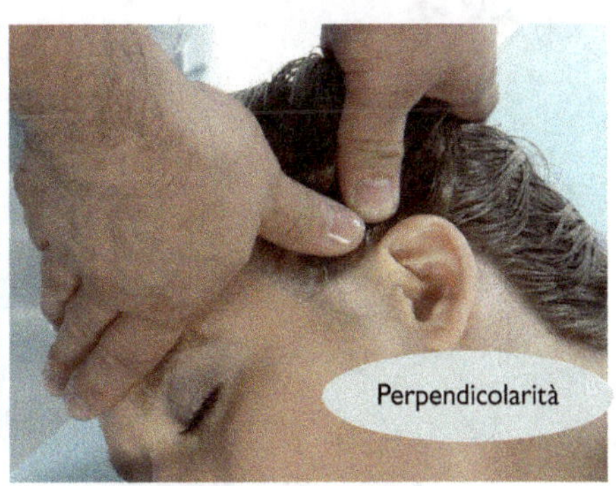

Zona di trattamento	Punti
1) Linea centrale: Dal punto die- tro e sotto l'apice dell'orec- chio verso il parietale.	5
2) Verso ogni lato per percorrere la zona temporale.	5x5

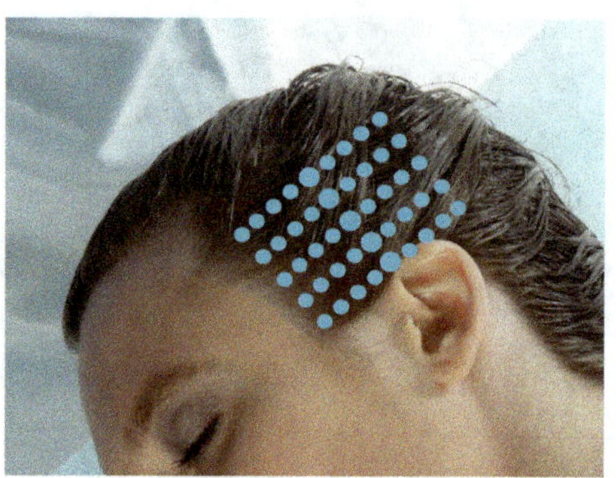

角孫 **20TR**	
L	Nella cavità sopra l'apice dell'orecchio, all'attaccatura dei capelli. Quando viene premuto, produce un dolore acuto.
I	Emicrania, insonnia, disagio percepito nella regione soprascapolare e cervicale laterale, ronzio nell'orecchio.

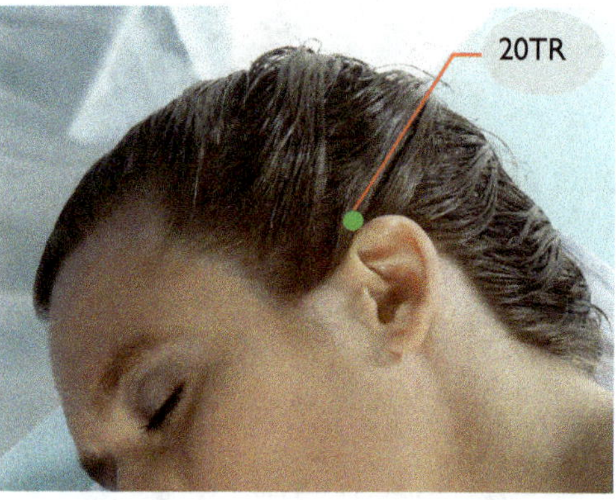

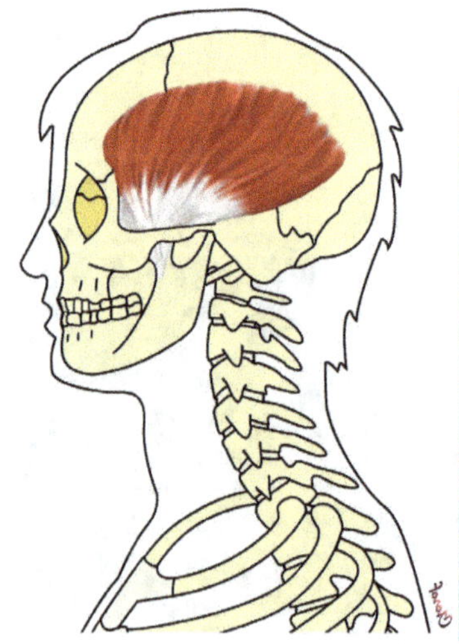

Temporale	
O	La linea temporale inferiore e tutta la fossa temporale, la zona profonda dell'aponeurosi temporale.
I	L'apofisi coronoide del mascellare inferiore.
F	Elevazione della mandibola e masticazione.
La tensione di questo muscolo, è relazionato ai muscoli mas- seteri, pterigoideo e SCM, può causare cefalea, disturbo dell'ATM, ronzio nelle orecchie, ecc.	

L'inizio del trattamento consiste nel rilassare il paziente affinché possa abbandonarsi al lavoro del terapista. Per questo motivo, è necessaria una concentrazione sul senso del tatto fin dall'inizio per non trascurare anche le minuscole cavità sulla superficie del cranio, che sono essenziali nel trattamento di questa zona. Le pressioni devono essere applicate lentamente sia nel punto di entrata che in quello di uscita. Mantenendo la pressione su ogni punto, il respiro del paziente si adatterà al ritmo del lavoro del terapista, mentre il suo corpo sentirà i primi segni di rilassamento. Rispetteremo anche le seguenti linee guida che saranno applicate durante tutta la sessione:

- Inclinare il corpo e tendere le prime dita dei piedi al momento della pressione. Questa posizione permette di caricare il peso del corpo sui pollici in modo che non ci sia bisogno di esercitare forza con le braccia per realizzare la pressione.

- La pressione deve essere sempre diretta perpendicolarmente alla superficie.

- L'appoggio su questa superficie deve essere sempre sicura.

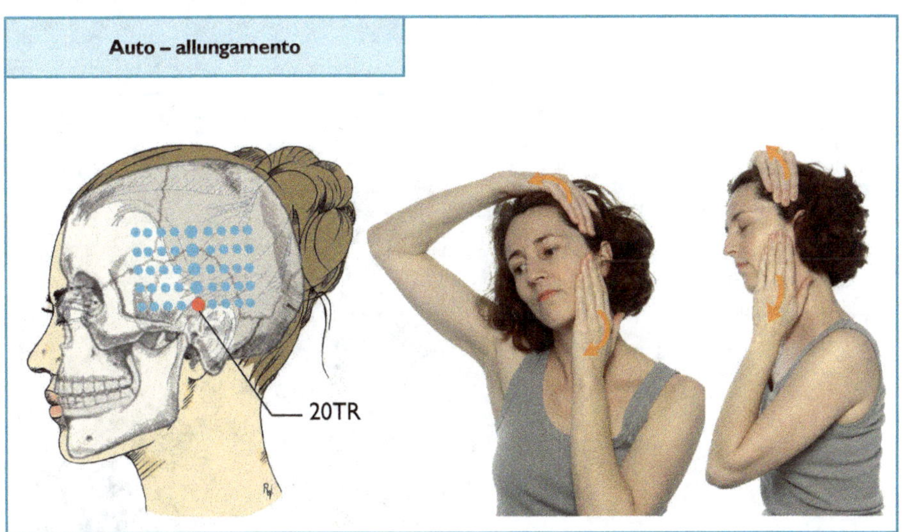

Regione temporale 2
(Zona auricolare posteriore)

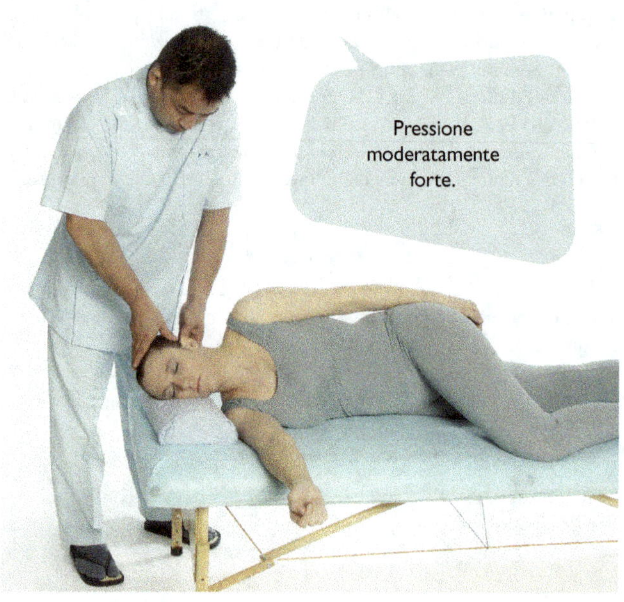

Posizione del paziente	Posizione del terapista
Decubito laterale basico	Si posiziona dietro la testa del paziente, con le ginocchia semiflesse e attaccate al bordo del lettino, con le prime dita dei piedi premute contro il pavimento.

Preparazione
Il palmo destro sostiene il parietale e il pollice riposa sul 20TR. Il palmo sinistro sostiene la zona occipitale.

Tipo di pressione
Un pollice (sinistro).

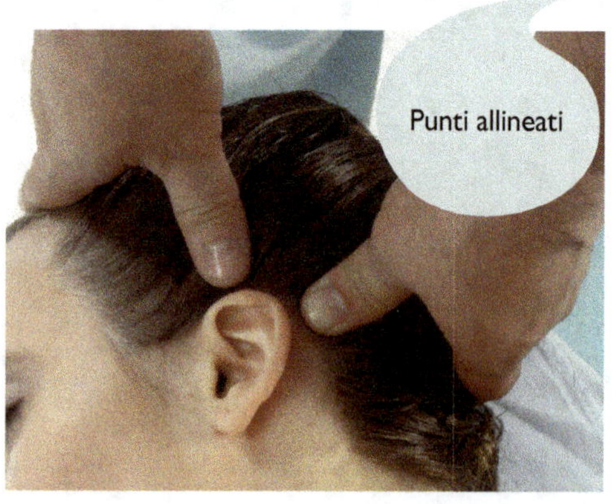

Zona di trattamento	Punti
Dalla nascita dell'orecchio alla zona occipitale.	5×5

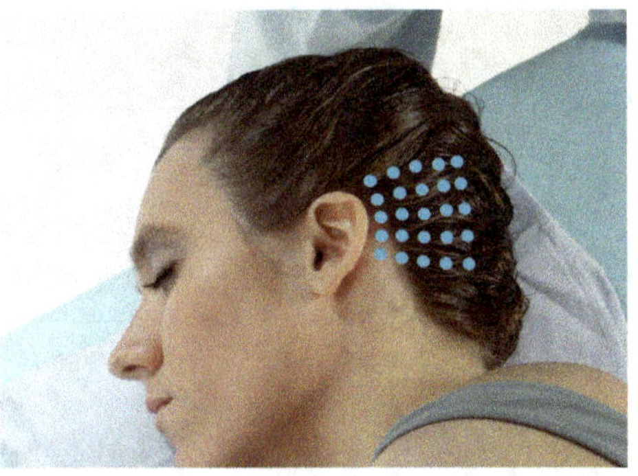

完骨 12VB	
L	Dietro l'apofisi mastoide (all'inserzione dello SCM).
I	Insonnia, cefalea, disautonomia (disturbo del sistema nervoso), menopausa.

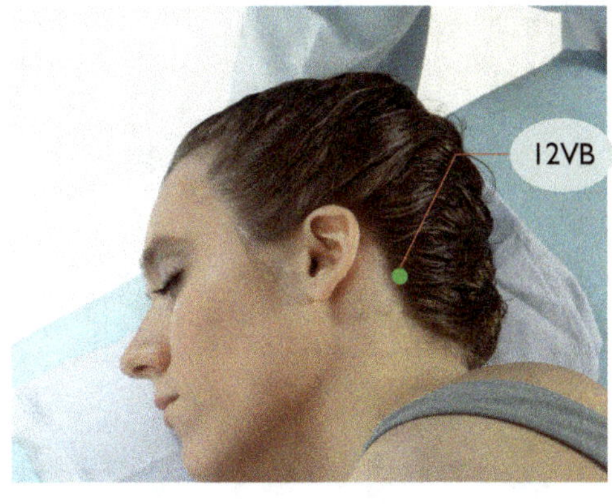

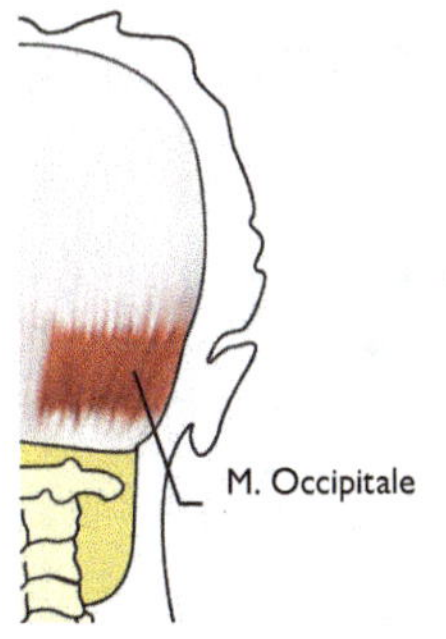

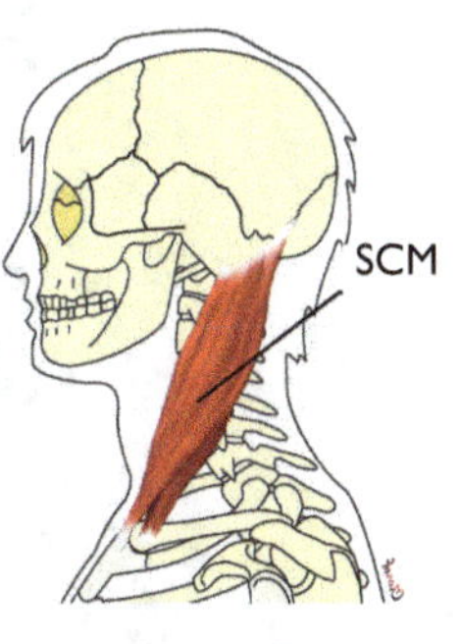

Occipitale	
O	2/3 laterali della linea superiore della nuca.
I	Bordo posteriore dell'aponeurosi epicraneale.
F	Stringere l'aponeurosi epicraneale.

Un forte stress emotivo può tensare l'aponeurosi epicraneale e causare mal di testa.

Sternocleidomastoideo

Trapezio (fascio ascendente)

In questa zona, invece di lavorare ogni punto individualmente, è necessaria una pressione continua e allineata, mantenendo il contatto quasi permanente delle dita sul cuoio capelluto.

Dove si percepisce una consistenza debole o un punto doloroso, manterremo la pressione. La sua intensità può causare inizialmente un dolore acuto. Tuttavia, le applicazioni ripetute miglioreranno la circolazione del sangue e genereranno il rilassamento della pelle del viso, specialmente nella regione oculare.

Questa sensazione di benessere rilassa la tensione nervosa del paziente, che dimentica lo stress quotidiano che lo sovrasta. La zona auricolare posteriore sarà un complemento ideale alle linee cervicali e ai punti sternali per le persone che soffrono di tensione o rigidità del collo, a volte associate a mal di testa, per una ragione emotiva o professionale o per una cattiva abitudine posturale.

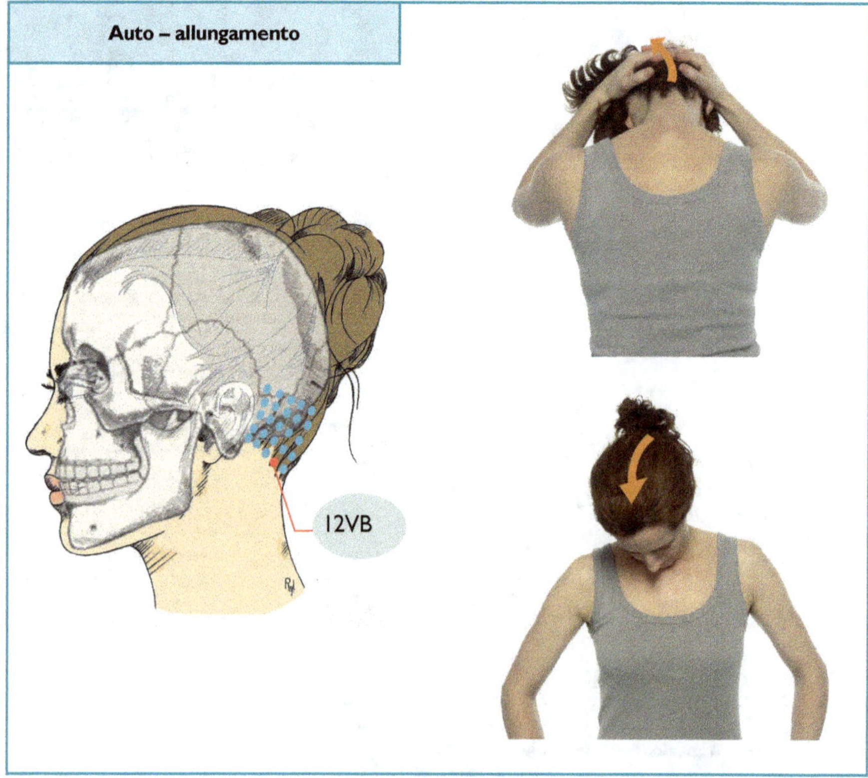

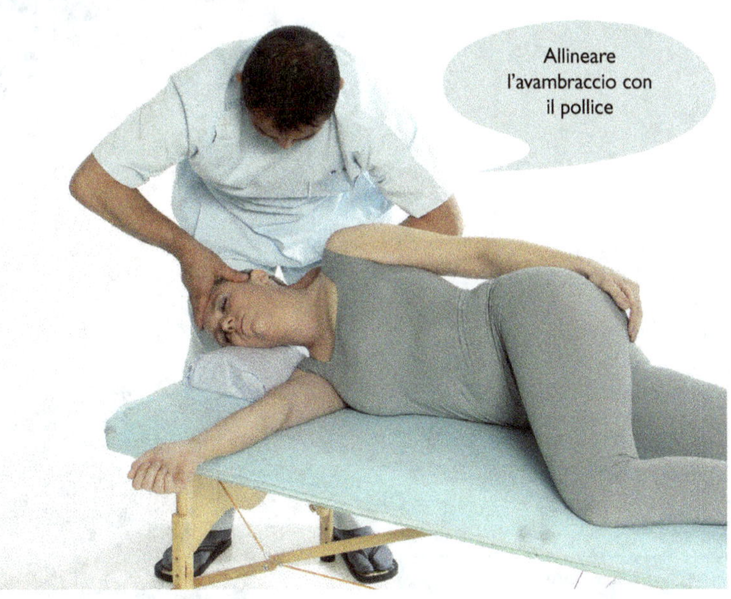

Posizione del paziente	Posizione del terapista
Decubito laterale basico.	Si posiziona dietro la testa del paziente. Mantiene le anche flesse e la colonna vertebrale allungata, con le ginocchia appoggiate sul bordo del lettino.

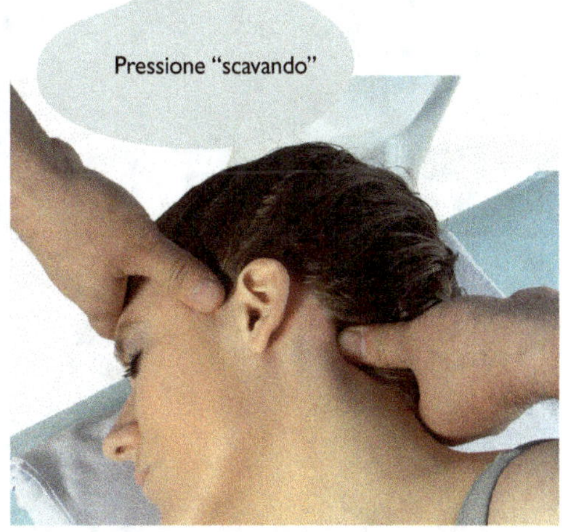

Preparazione
La mano destra sostiene la fronte con quattro dita e colloca il pollice sulla tempia. La mano sinistra sostiene la zona occipitale con le quattro dita.

Tipo di pressione
Un pollice (sinistro).

Zona di trattamento	Punti
Dall'apofisi mastoide al centro della nuca.	5

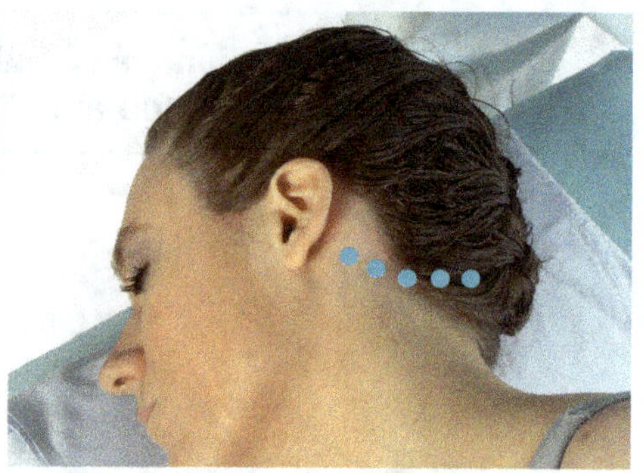

天柱 10V

L	Un dito sotto la base dell'osso occipitale, sul lato laterale del trapezio.
I	Dolore o pesantezza alla testa (zona posteriore), squilibrio arterioso, affaticamento, epistasi, soffocamento.

風池 20VB

L	Sopra ed esternamente dal 10V. Tra l'origine dello SCM e il trapezio.
I	Rigidità cervicale, cefalea, vertigini, malattie febbrili, raffreddore.

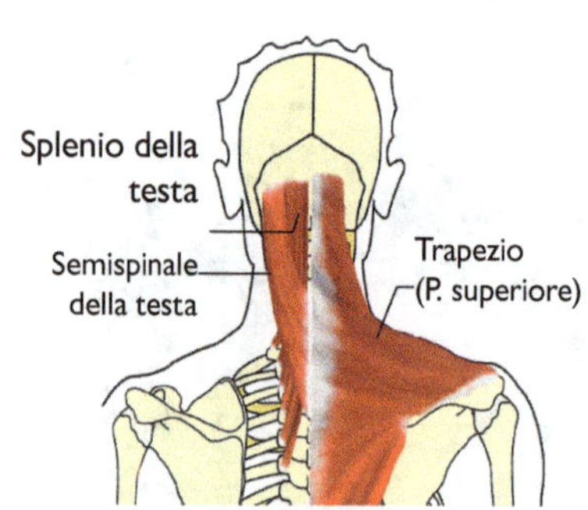

Trapezio (fascio ascendente)

O	Linea superiore della nuca, legamento della nuca, apofisi spinose C1-5.
I	Estremità acromiale della clavicola.
F	Eleva e ruota medialmente la scapola.

Splenio di testa

Semispinale della testa

Questa regione ha un'alta concentrazione di punti importanti per il trattamento, essendo la zona di origine del muscolo trapezio che copre la regione soprascapolare e interscapolare. Per dare una buona stabilità alla pressione, i gomiti devono essere aperti e i polsi estesi senza lasciare il mignolo in aria. Nello Shiatsu, il ruolo del dito che esegue la pressione è sempre sostenuto dal resto delle dita o dall'altra mano che tiene la mano opposta. Il mignolo serve da guida, e la tensione del suo flessore dà più forza al muscolo opposto del pollice.

Mentre premiamo lentamente verso la mano che tiene la fronte, il pollice di questa premerà delicatamente la tempia. Questo gesto simultaneo può mascherare la percezione del dolore nella zona occipitale, soprattutto nelle persone che hanno una bassa soglia del dolore.

A seconda delle condizioni del paziente, le linee parallele possono essere aggiunte appena sopra o sotto. Si consiglia di ripetere il lavoro su questa zona, sia per alleviare la tensione della schiena, i sintomi dell'allergia, sia per prevenire la reazione di Menken.

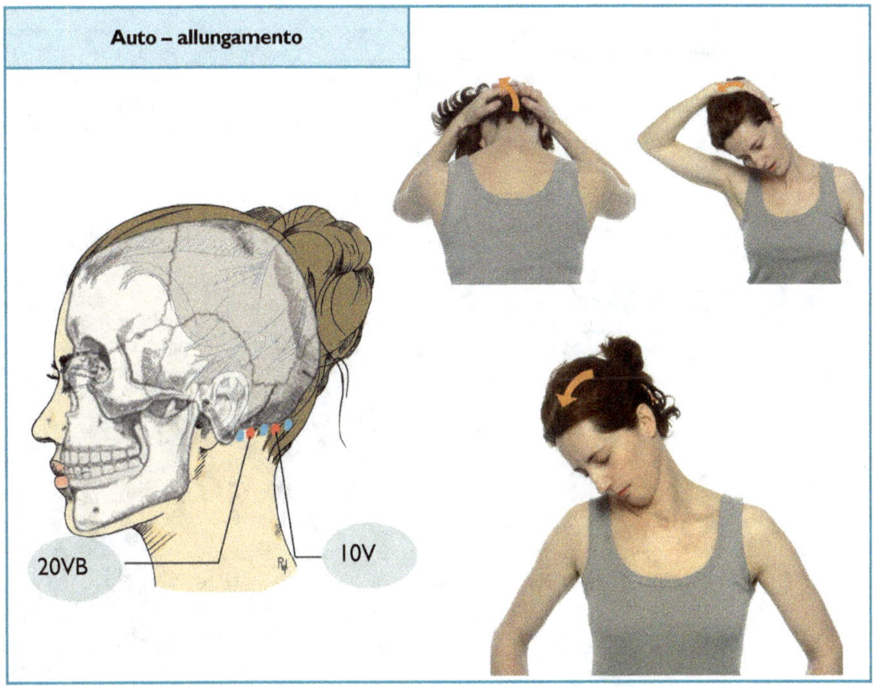

Auto – allungamento

Regione della tempia

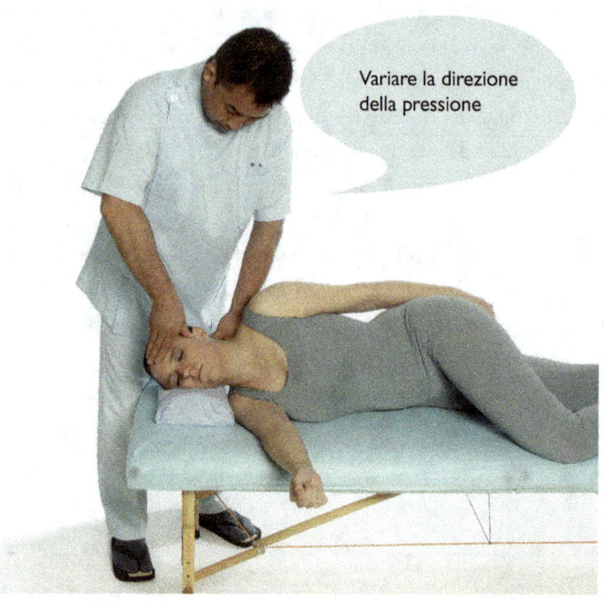

Posizione del paziente	Posizione del terapista
Decubito laterale basico.	Si posiziona dietro la testa del paziente, con le ginocchia semiflesse e attaccato al bordo del lettino.

Preparazione
Appoggia il palmo sinistro sulla nuca e il pollice dietro l'orecchio, mentre la mano destra tiene la fronte con il palmo.

Tipo di pressione
Un pollice (destro).

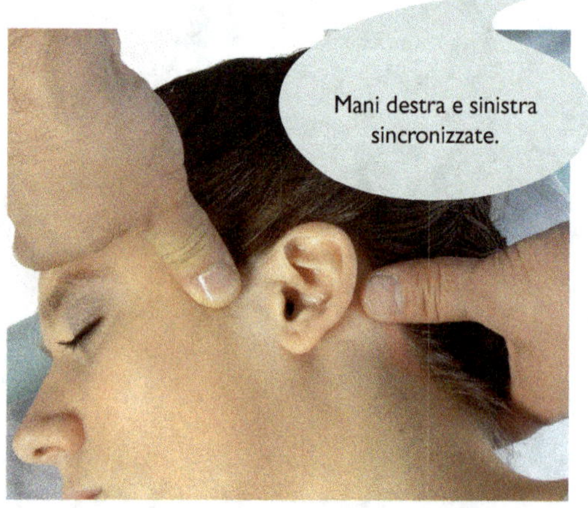

Zona di trattamento	**Punti**
Dall'angolo esterno dell'occhio verso l'orecchio.	5

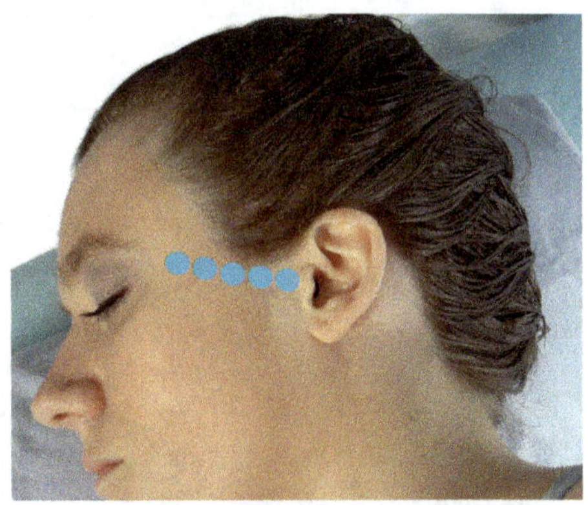

聴宮 19ID	
L	Proprio di fronte del trago. Quando si apre la bocca si crea un foro.
I	Problemi di udito, dolore all'ATM, ronzio all'orecchio, mal di testa. cefalee.

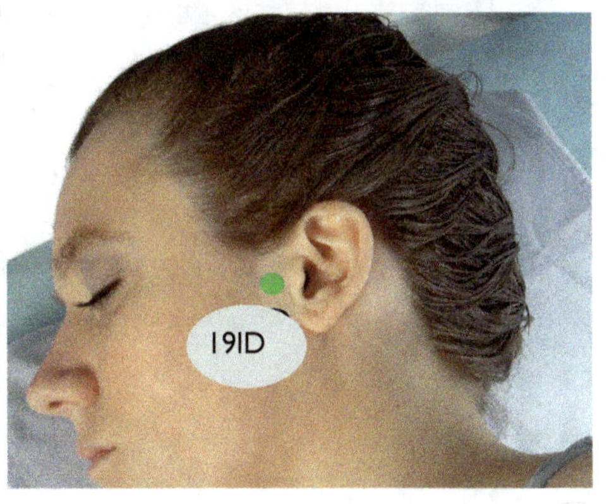

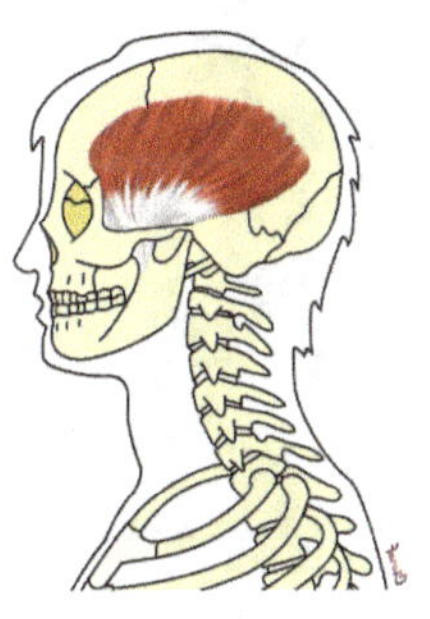

Temporale	
O	Linea temporale inferiore e tutta la fossa temporale, l'aspetto profondo dell'aponeurosi temporale.
I	Apofisi coronoide della mascella inferiore.
F	Sollevamento della mascella e masticazione.

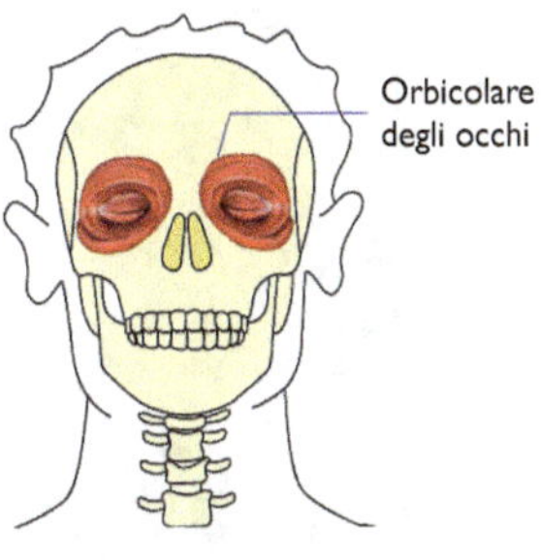

Orbicolare degli occhi	
O	Tendine dell'orbicolare, osso frontale, mascella. Cavità orbitaria.
I	
F	Chiude l'occhio.

Quando soffriamo di stress o di squilibri emotivi, ci mettiamo la mano sulla tempia, senza rendercene conto, per alleviare la tensione. In terapia, una volta che il pollice è stato messo delicatamente su questa zona fragile, che è molto sensibile agli urti e al tocco, è sufficiente inclinare il busto e mantenere la Posizione in modo che la pressione entri da sola. La direzione della pressione è determinata secondo il tipo di disagio o di dolore localizzato. Per calmare l'angoscia e l'ansia è efficace combinare con il 17VC (nella zona sternale), il punto dell'emozione.

Da ricordare sempre che la mano che sostiene le occipitali serve non solo a trasmettere un senso di stabilità al paziente, ma anche a lavorare in equilibrio con la mano che preme.

Oltre la linea dei cinque punti, l'Zona di trattamento può essere estesa cercando i punti Aze, o aggiungendo i punti 21TR e 2VB che formano una linea verticale insieme a 19ID. Questo lavoro può essere applicato nei trattamenti estetici seguendo il percorso verso la zona soprascapolare, passando per il lato del collo.

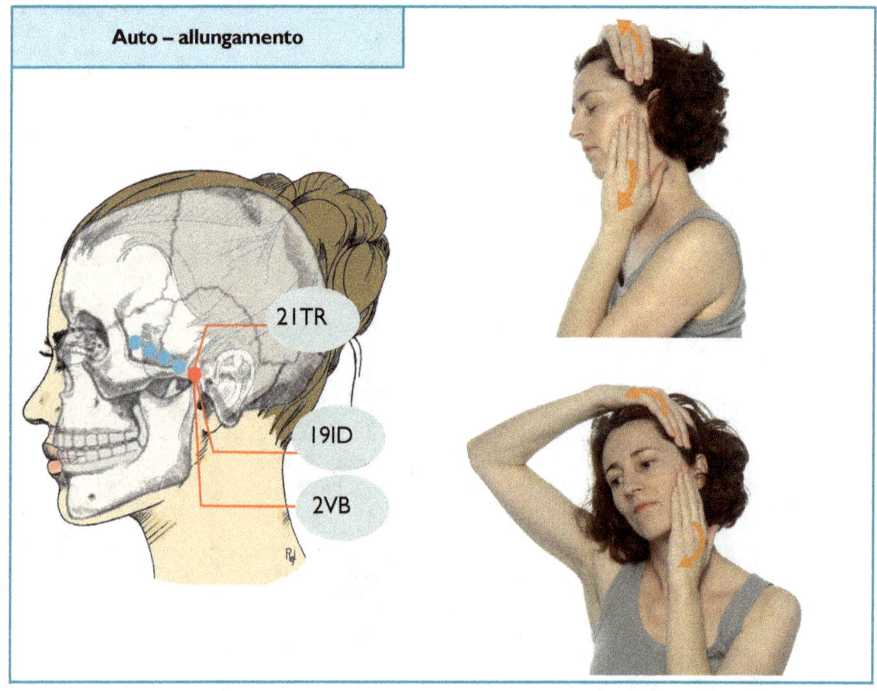

<table>
<tr><td>Shiatsu 5</td><td><h1>Regione cervicale anteriore
(SCM testa sternale)</h1></td></tr>
</table>

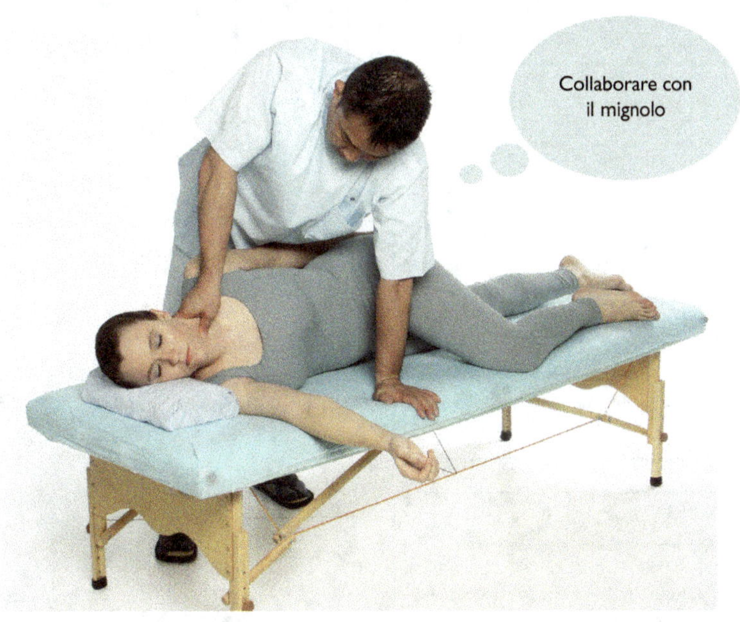

Posizione del paziente	Posizione del terapista
Decubito laterale basico.	Si posiziona dietro la regione lombare del paziente, con la mano sinistra appoggiata sullettino (il corpo, il pollice destro e la mano sinistra formano un triangolo).

Preparazione

Caricare il peso del corpo sulla mano sinistra per stabilizzare la Posizione. Il palmo destro copre la parte posteriore del collo.

Tipo di pressione

Un pollice (destro).

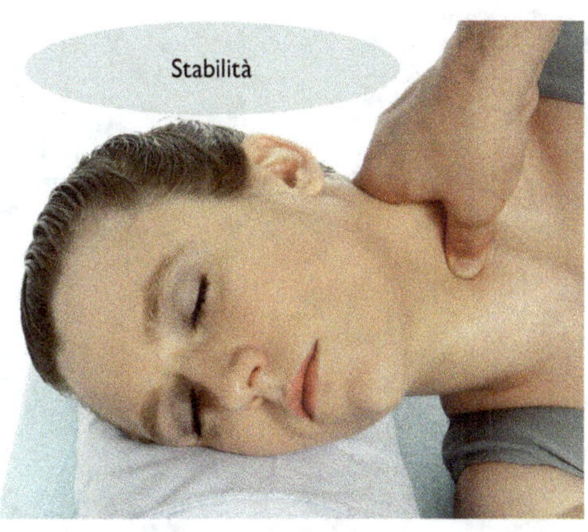

Zona di trattamento	Punti
Parte interna dello sternocleido-mastoideo. Dal bordo anteriore della apofisi mastoidea verso l'articolazione sternoclavicolare.	5

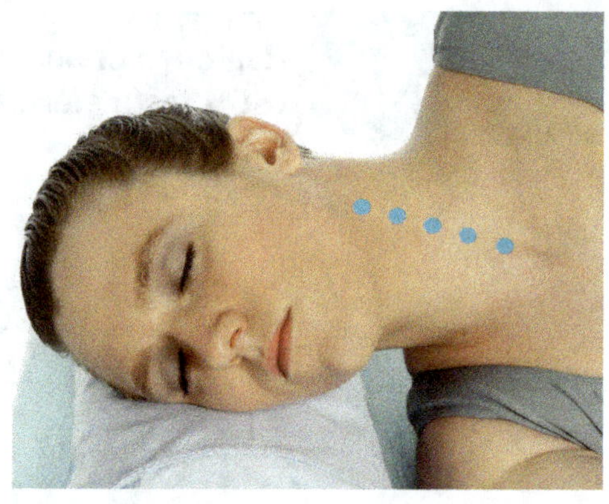

人迎 9E	
L	Nel bordo anteriore dello sternoclei-domastoideo, a livello dell'osso ioide.
I	Ipertensione, mal di gola, asma.

気舎 11E	
L	Nel bordo superiore della clavicola, tra la testa sternale e clavicolare dello ster-nocleidomastoideo.
I	Sintomi ORL, la tensione cervicale.

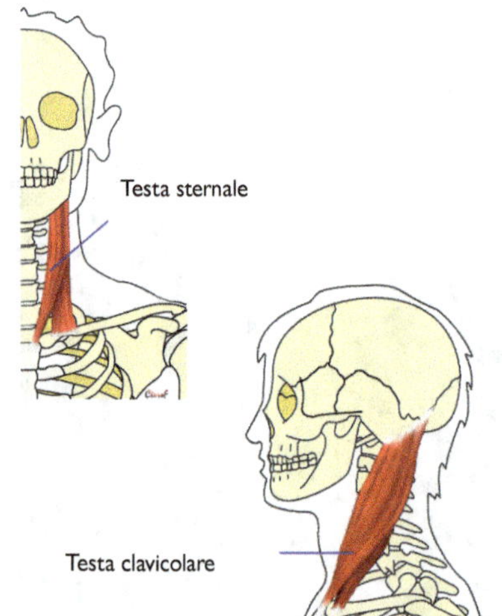

Sternocleidomastoideo (testa sternale)	
O	Superficie ventrale del manubrio dello sterno.
I	Zona posteriore dell'apofisi mastoide, metà laterale della linea superiore della nuca.
F	(Bilaterale) Stabilizza la testa, flette indietro il collo e aiuta l'ispirazione. (Unilaterale). Lateroflessione e rota-zione del collo verso lo stesso lato.
A	Un muscolo relazionato con le cefalee tensive.

COMMENTI DEL MAESTRO ONODA

La regione cervicale anteriore, essendo molto sensibile, richiede un'attenzione delicata all'inizio del trattamento. Inizieremo appoggiando il palmo della mano nella zona posteriore del collo e tendendo prima il mignolo, poggeremo lentamente il pollice su ognuno dei punti.

In questo modo eviteremo una possibile reazione muscolare e faciliteremo una penetrazione ottimale della pressione. Sarà delicato all'inizio e aumenterà gradualmente l'intensità man mano che aumenta il grado di accettazione del paziente. Il terzo punto, dove si sente un forte battito cardiaco, coincide con il seno carotideo. Questo lavoro produce una vasodilatazione delle vene e delle arterie e una diminuzione della frequenza cardiaca. (Attenzione: una forte pressione prolungata può causare una sincope.)

Il percorso di questa zona coincide con il tragitto del nervo vago, che innerva gli organi respiratori e digestivi.

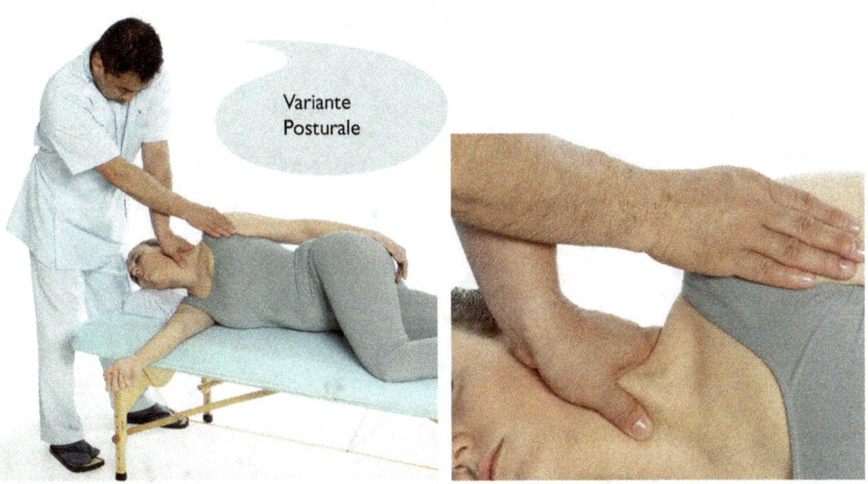
Variante
Posturale

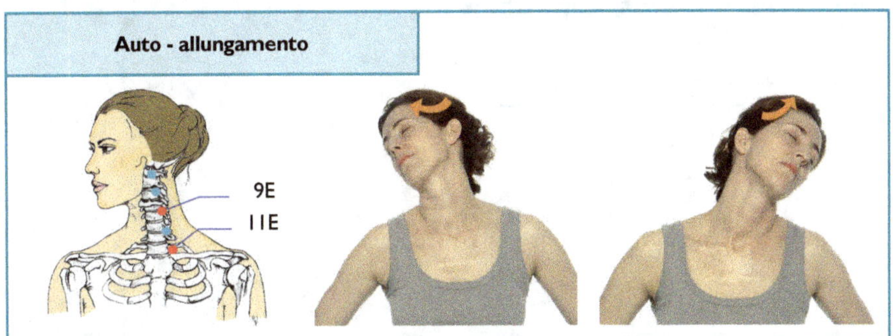
Auto - allungamento
9E
11E

Regione Cervicale anteriore
(SCM Testa clavicolare)

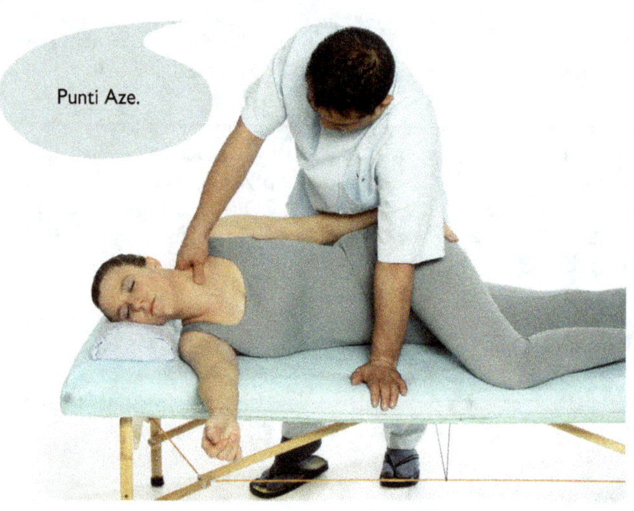

Posizione del paziente	Posizione del terapista
Decubito laterale basico.	Si posiziona dietro la zona lombare del paziente, con la mano sinistra appoggiata sul lettino (il corpo, il pollice e la mano sinistra formano un triangolo).

Preparazione
Caricare il peso del corpo nella mano sinistra per stabilizzare la posizione. Il palmo destro copre la parte posteriore del collo.

Tipo di pressione
Un pollice (destro).

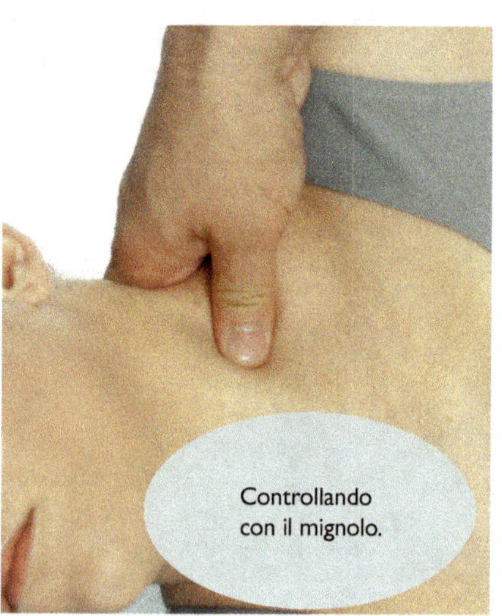

Zona di trattamento	**Punti**
Parte esterna dello SCM. Dal bordo posteriore dell'apofisi mastoide all'inserzione della clavicola.	5

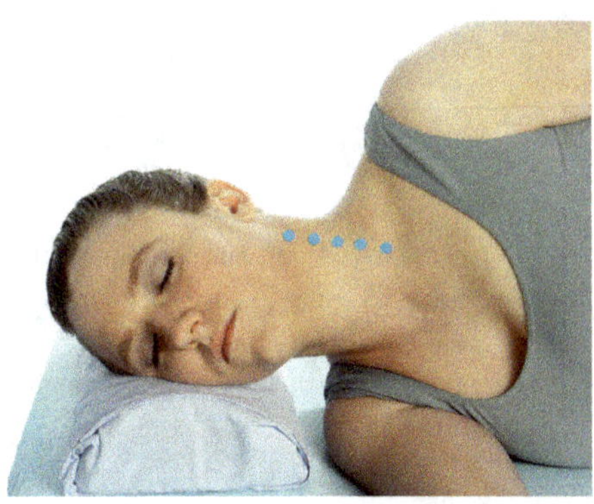

完骨 **12VB (vedere Shiatsu 2)**

天牖 **16TR (vedere Shiatsu 7)**

天窓 16ID	
L	A livello della epiglottide, al bordo posteriore dello SCM.
I	Mal di gola, problemi ORL.

天鼎 17IG	
L	Un dito sotto l'epiglottide sul bordo posteriore dello SCM.
I	Mal di gola, disfagia (problemi di deglutizione), tonsilliti.

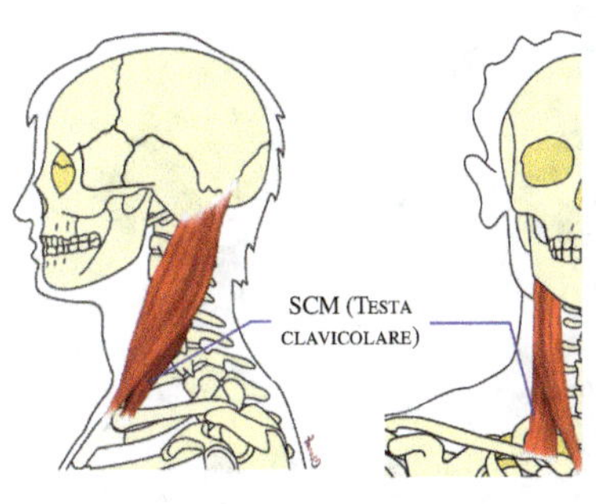

SCM (Testa clavicolare)	
O	Estremità sternale della clavicola.
I	Zona posteriore dell'apofisi mastoide, metà laterale della linea superiore della nuca.
F	(bilaterale). Stabilizza la testa, flette il collo e aiuta l'ispirazione. (Unilaterale). Lateroflessione e rotazione del collo verso l'altro lato.
Muscolo relazionato con la cefalea tensiva.	

La linea inizia dalla zona posteriore dell'apofisi mastoidea (punto comune con la regione cervicale postero-laterale: Shiatsu 8) e finisce all'origine del capo clavicolare dello SCM.

Nella zona laterale di questo muscolo, a cui sono frequentemente legate le cefalee primarie di tipo tensivo, si rilevano molti punti dolorosi. Applicheremo una pressione di trascinamento.

L'ultimo punto e i suoi dintorni sono raccomandati per alleviare il dolore sordo proveniente dall'articolazione scapolo-omerale. Introducendo con cura il pollice all'interno della clavicola, a causa della sua estrema sensibilità, applichiamo una pressione dolce e sostenuta sui punti Aze.

Quando il paziente lamenta un sovraccarico nella regione soprascapolare e la pressione sulla 12VB è troppo dolorosa, lavoreremo prima la prossimità della testa clavicolare.

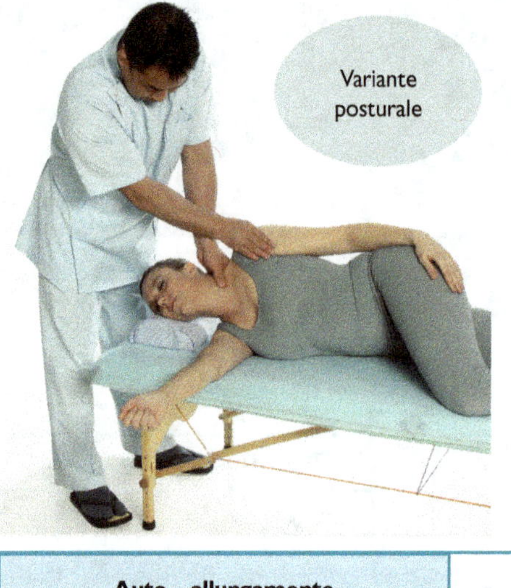

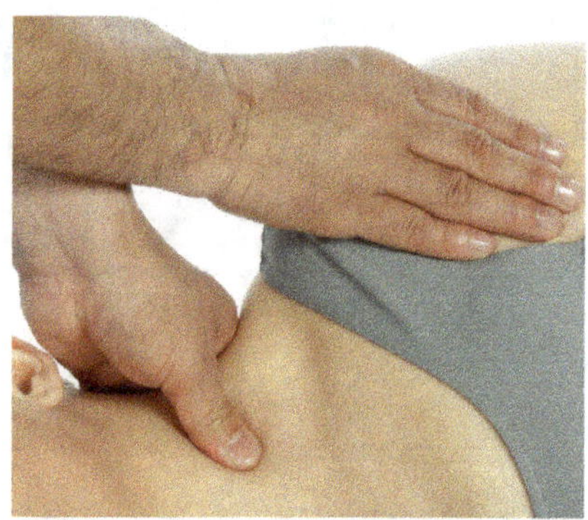

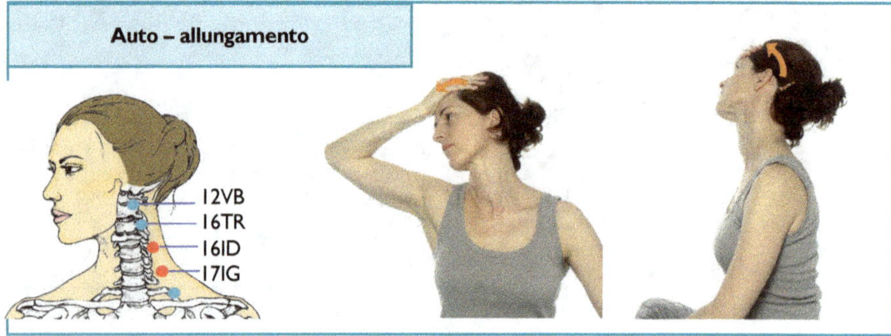

Regione cervicale laterale

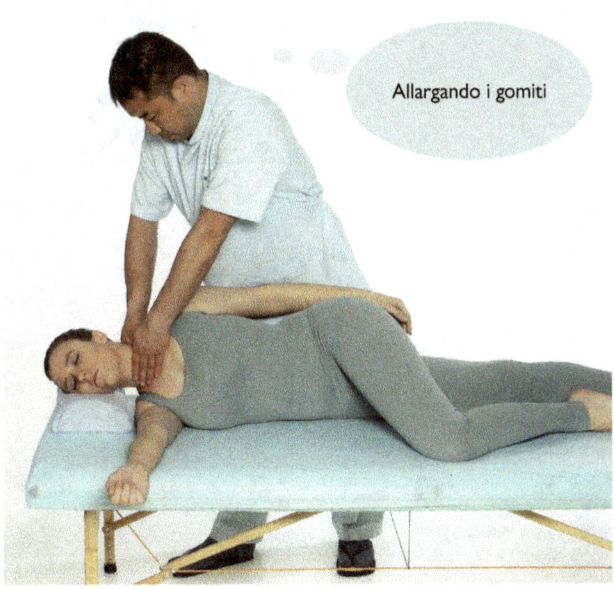

Posizione del paziente	Posizione del terapista
Decubito laterale basico.	Si posiziona dietro la schiena. La gamba destra fa un mezzo passo in avanti per facilitare l'oscillazione del corpo.

Preparazione

La mano destra poggia nella zona posteriore del collo e la mano sinistra davanti.

Tipo di pressione

Pollice sovrapposti (il destro sotto).

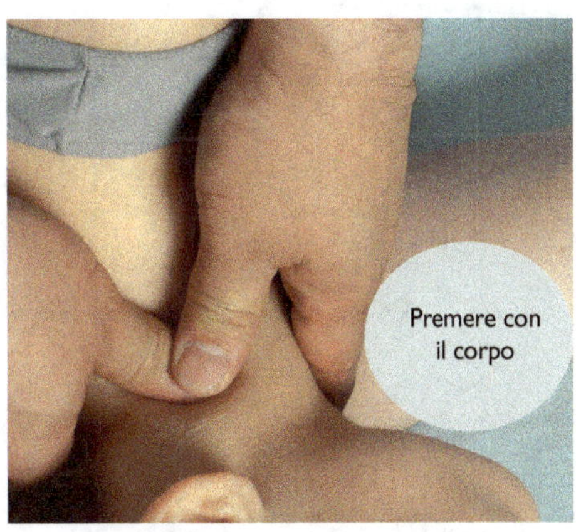

Zona di trattamento	**Punti**
Da sotto l'apofisi mastoide verso la base del collo.	5

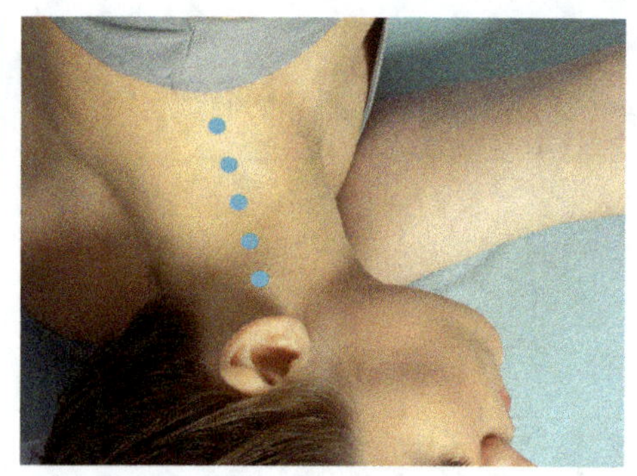

天牖 **16TR (vedere Shiatsu 7)**	
L	Nel bordo posteriore dello SCM da sotto il bordo posteriore dell'apofisi mastoide, all'altezza dell'angolo mandibolare.
I	Disturbi locali della colonna vertebrale cervicale.

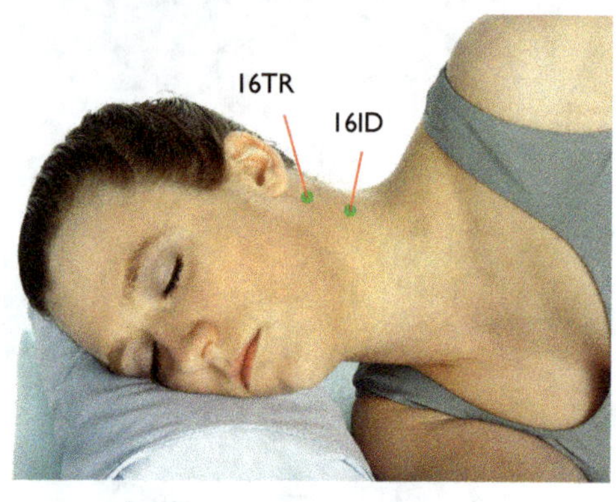

天窓 **16ID (vedi Shiatsu 6)**

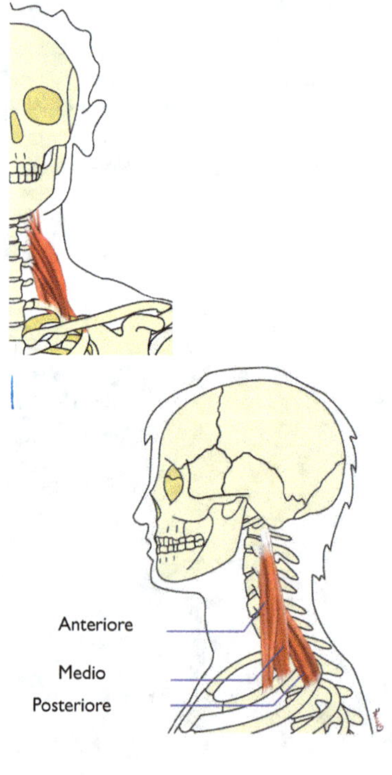

Scaleni	
O	(anteriore) C3-C6 (apofisi traverse).
I	1a costola (tubercolo del muscolo scaleno anteriore).
O	(Medio) C2-C7 (apofisi traverse).
I	1ª costola (posteriore al solco dell'arteria succlavia).
O	(posteriore) C4-C6 (apofisi traverse).
I	Bordo superiore della 2ª costola.
F	Lateralizzazione del collo.
A	Muscolo antigravitazionale che sostiene la testa. Muscolo respiratorio che solleva le costole. Soffre sovraccarico in caso di respirazione toracica.

Il percorso lungo il muscolo scaleno presenta una consistenza dura e la pressione sopra gli ultimi punti può risultare dolorosa. Se esiste una forte contrattura, può provocare la sindrome dello stretto toracico, con conseguente dolore, formicolio e parestesia delle spalle, delle braccia e della base del collo.

La sua comparsa può essere una conseguenza diretta di una cattiva abitudine posturale nel lavoro d'ufficio (testa in avanti), o avere un'origine lontana e indiretta, come uno squilibrio strutturale del corpo (dislivello tra le due anche). Quando il rilassamento di questa contrattura risulta difficile, tratteremo prima la zona infraclavicolare, sempre lavorando delicatamente. Il secondo punto è chiamato punto dell'insonnia e a volte manifesta una tensione nelle persone che soffrono di arteriosclerosi.

Man mano che ci avviciniamo alla base del collo, apriremo sempre di più i gomiti per garantire la perpendicolarità.

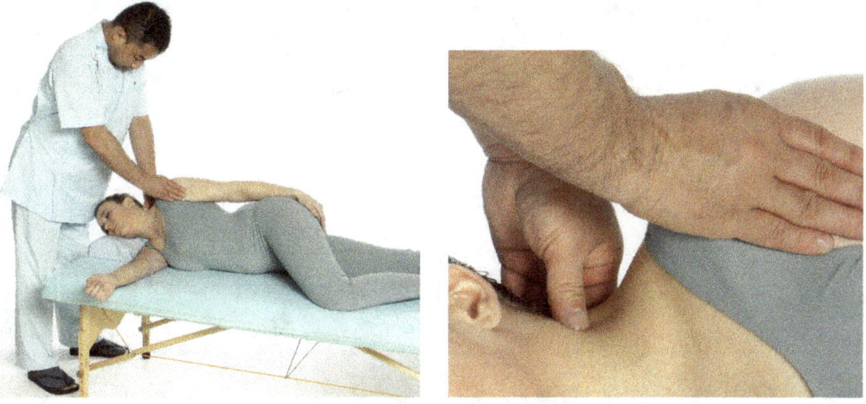

Variante posturale (sostenendo la spalla con la mano destra).

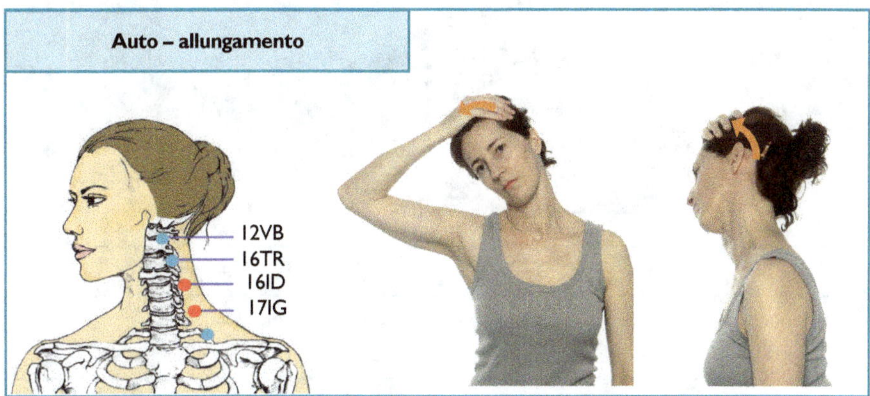

45

Regione cervicale postero-laterale

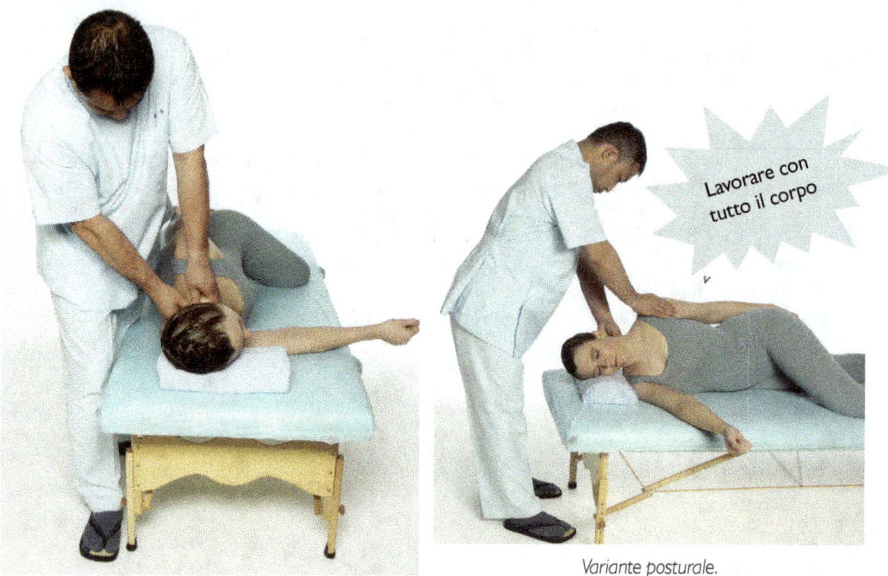

Variante posturale.

Posizione del paziente	Posizione del terapista
Decubito laterale basico.	Si posiziona dietro la schiena. La gamba destra fa un mezzo passo in avanti per facilitare l'oscillazione del corpo.

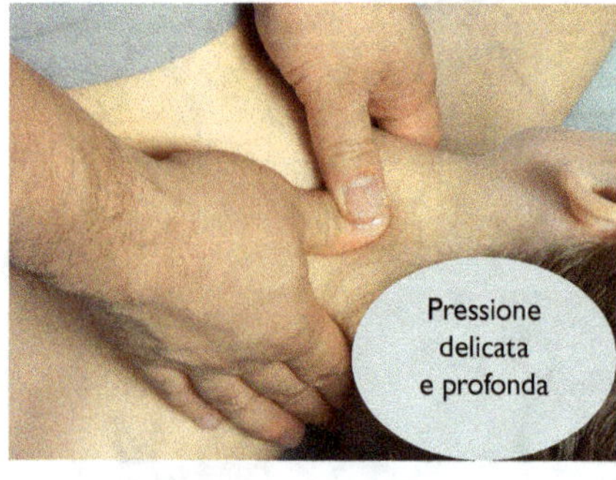

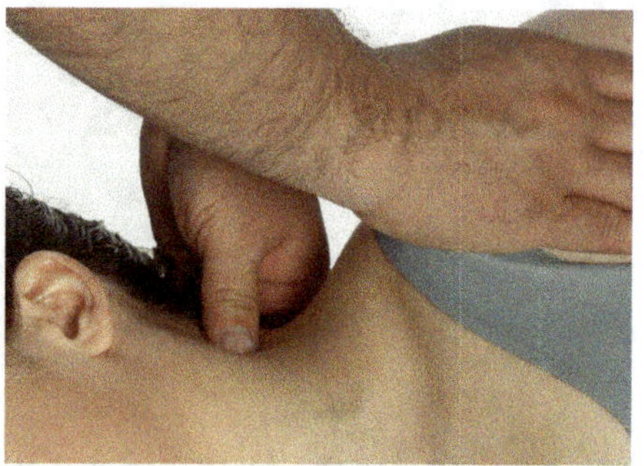

Preparazione	Tipo di pressione
Appoggia la mano destra nella zona posteriore del collo e l'altra mano davanti.	Pollice sovrapposti (destro sotto).

Zona di trattamento	Punti
Dalla parte posteriore dell'apofisi mastoide verso l'angolo superiore della scapola.	5

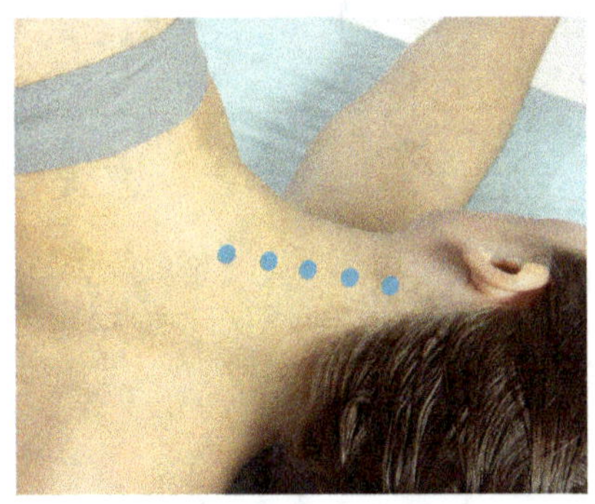

風池 20VB	
L	Nella depressione formata tra lo SCM e il trapezio, in diagonale esterna del 10V.
I	Colpo di frusta, spalla dolorosa, cefalea, stanchezza oculare.

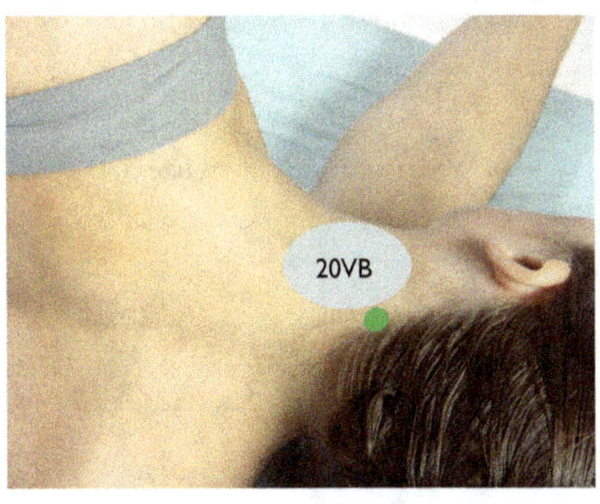

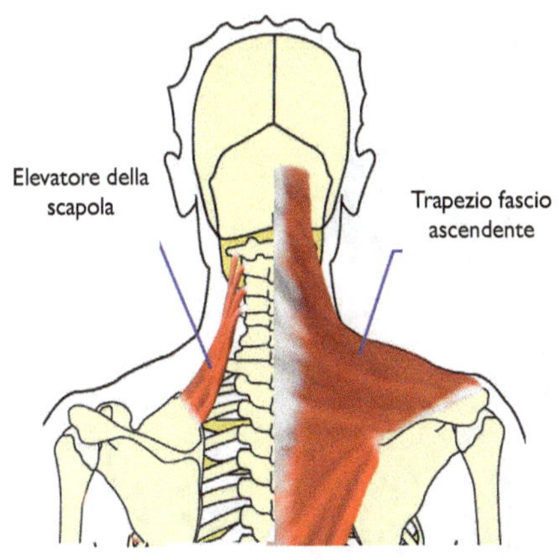

Trapezio (fascio ascendente)	
O	Linea superiore della nuca, legamento della nuca, apofisi spinose C1-C5.
I	Estremità acromiale della clavicola.
F	Elevare la scapola.

Elevatore della scapola	
O	Apofisi traverse C1-C4.
I	Angolo superiore della scapola.
F	Elevare la scapola.
La zona di origine si trova sotto il muscolo SCM.	

In questa regione postero-laterale, come in quella laterale, applichiamo delle pressioni delicate per poi intensificarle gradualmente. Secondo la ricettività della zona, modificheremo il grado di carico del peso del corpo sulla gamba anteriore, inclinando il busto in avanti fino a raggiungere circa 45 gradi.

Il sovraccarico del muscolo trapezio, nello strato superficiale della regione cervicale postero-laterale, e del muscolo elevatore della scapola, nello strato profondo, è la fonte principale del disagio avvertito nella schiena e/o nel collo. La causa dell'affaticamento è variabile: portare un peso sulla spalla, scrollare le spalle per molto tempo per abitudine posturale, per tensione emotiva, per freddo, ecc.

Nei casi di torcicollo o vertigini di origine meccanica/muscolare (sensazione di instabilità), tratteremo questa regione insieme alla regione laterale e posteriore del collo.
Dovremo cercare i punti Aze che sicuramente troveremo in tutta la regione.

Auto - allungamento

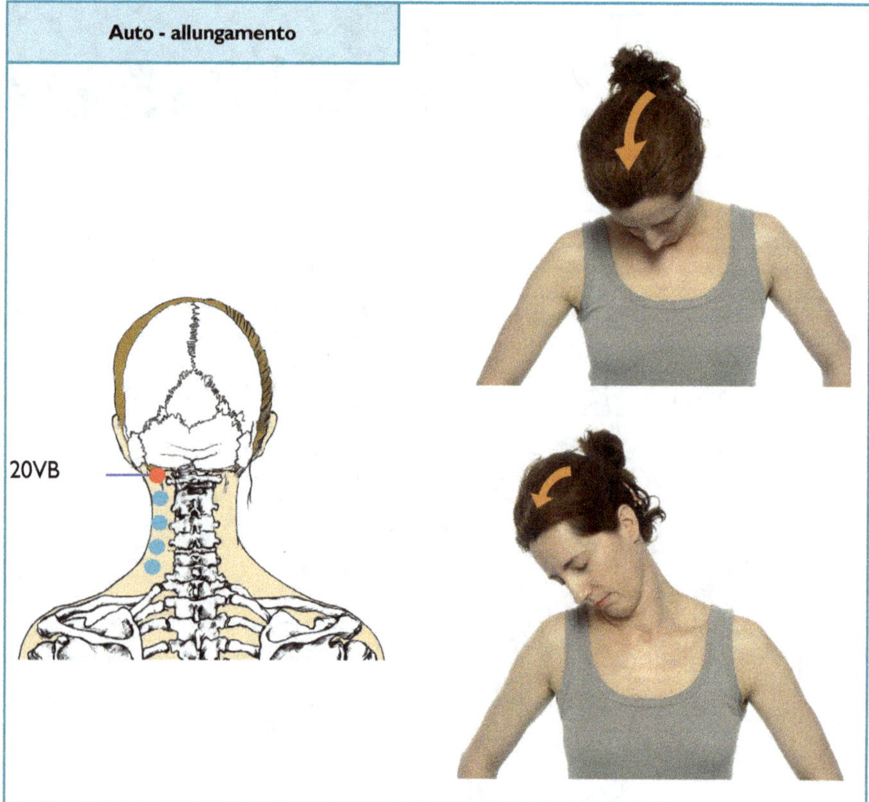

Regione cervicale posteriore

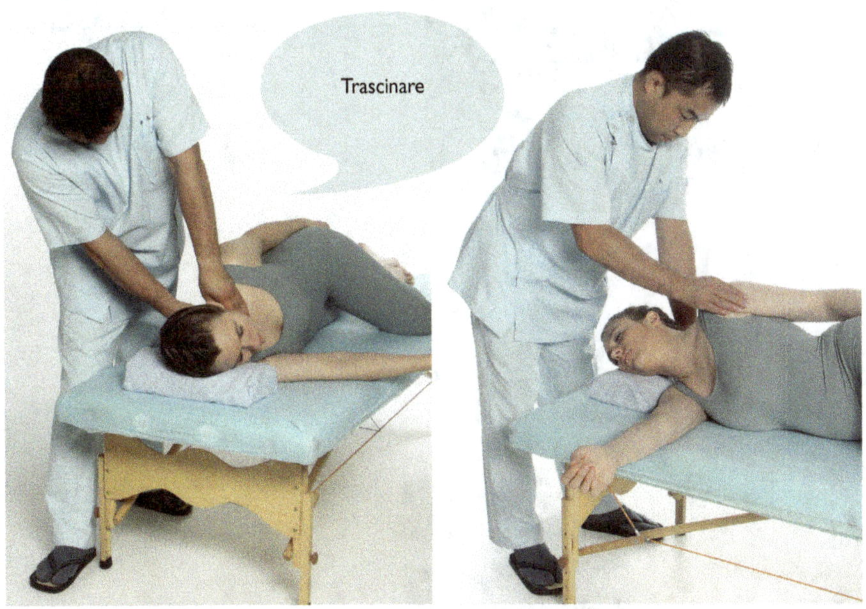

Variante posturale.

Posizione del paziente	Posizione del terapista
Decubito laterale basico. Testa leggermente ruotata verso la spalla appoggiata.	Si posiziona dietro la schiena. Il ginocchio destro (mediale) e il ginocchio sinistro (laterale) sono aderenti al lettino.

Preparazione
Riposa la mano destra nella zona posteriore del collo e l'altra mano davanti.

Tipo di pressione
Pollice sovrapposti (destro sotto).

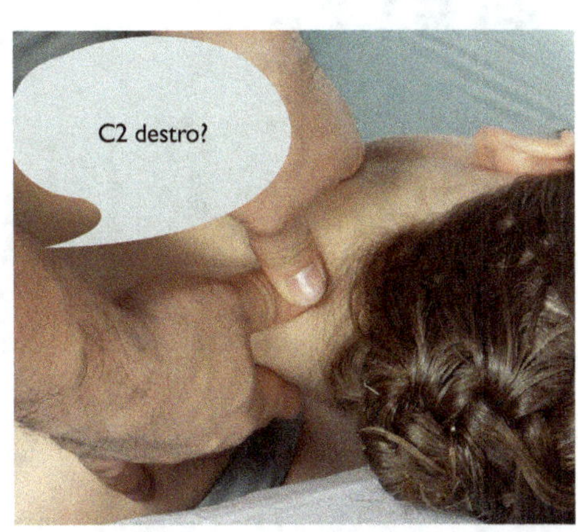

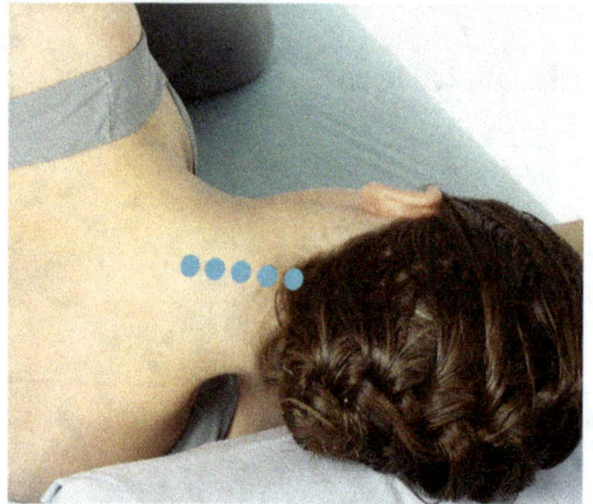

Zona di trattamento	Punti
Da sotto l'osso occipitale fino all'apofisi traversa della C7. La direzione della pressione sarà verso la trachea.	5

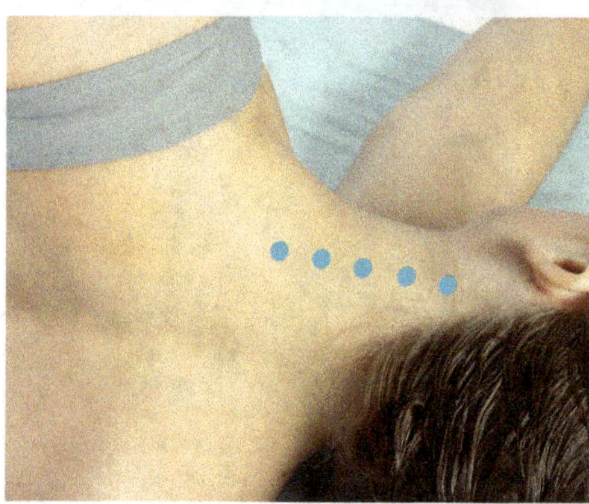

R. postero laterale

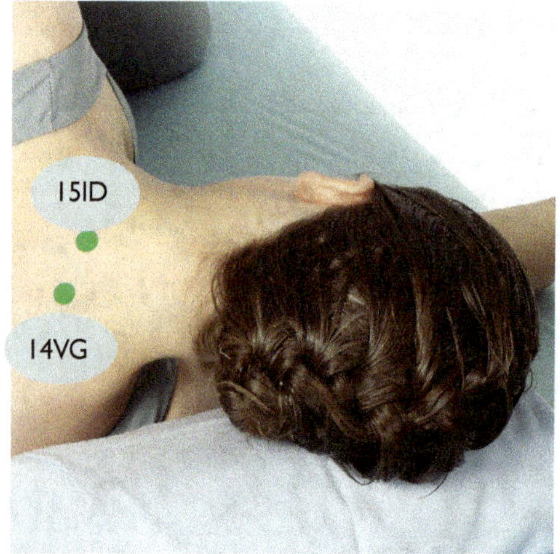

肩中俞 15ID	
L	2 cun lateralmente dal punto medio tra le apofisi spinose di C7 e D1.
I	Dolore cervicale, spalla dolorosa, cefalea.

大椎 14VG	
L	Nel punto medio tra le apofisi spinose di C7 e D1.
I	Molestie nella spalla, sintomi respiratori e circolatori.

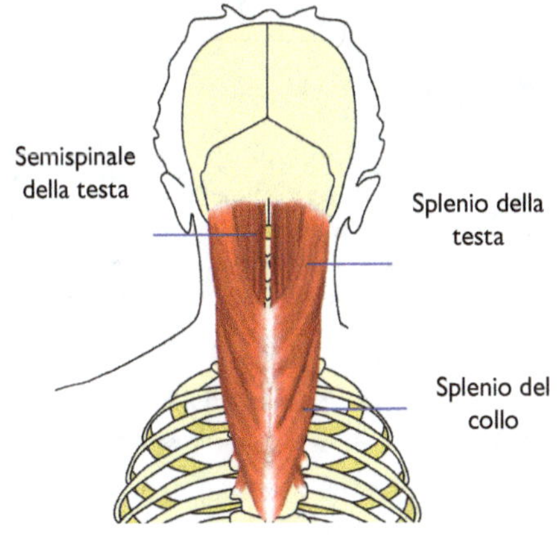

Semispinale della testa	
O I	Apofisi traverse di C3-D8. Tra la linea superiore e inferiore della nuca.
F	(Unilaterale) Inclinazione verso lo stesso lato. Rotazione verso il lato opposto. (Bilaterale) Estensione della testa.

Splenio della testa	
O	C3-C7 spinous processes (nucal ligament), D1-D3 spinous processes.
I	Mastoid process, superior nucal line.
F	(Unilateral) Rotates head. (Bilateral) Head extension.

Splenio del Collo	
O	Semispinale del collo, D1 - D6.
I	Tubercolo posteriore delle apofisi trasverse di C1 - C3.
F	(Unilaterale) Rotazione della testa. (Bilaterale) Estensione della testa.
Relazionato con dolore oculare/visione offuscata.	

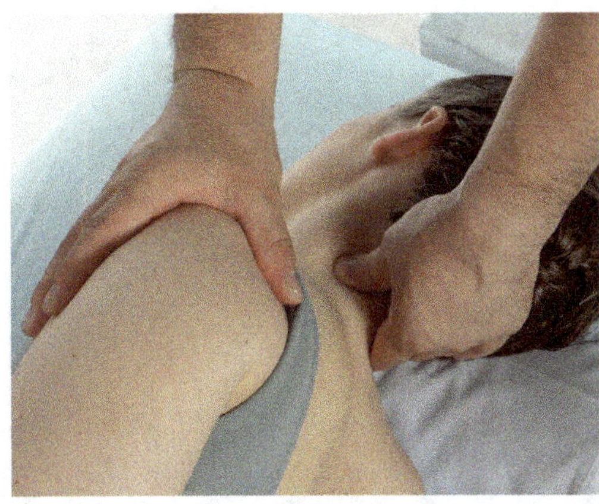

Variante posturale.

Questa volta lavoriamo una linea parallela alle apofisi spinose e sopra la muscolatura paravertebrale del collo. Ricordiamo che l'applicazione della pressione in prossimità delle vertebre cervicali deve essere moderata. Mediante la pressione di trascinamento, dirigendola lentamente verso la trachea, cercheremo eventuali contratture che si trovano di solito nelle persone destre, a livello di C2 -C3 nel lato destro.

Questa zona riflette lo stato del corpo ed è dolorosa quando il sistema di difesa è debilitato. Il punto aggiuntivo 14VG è considerato come uno dei punti principali per attivare il sistema immunitario.

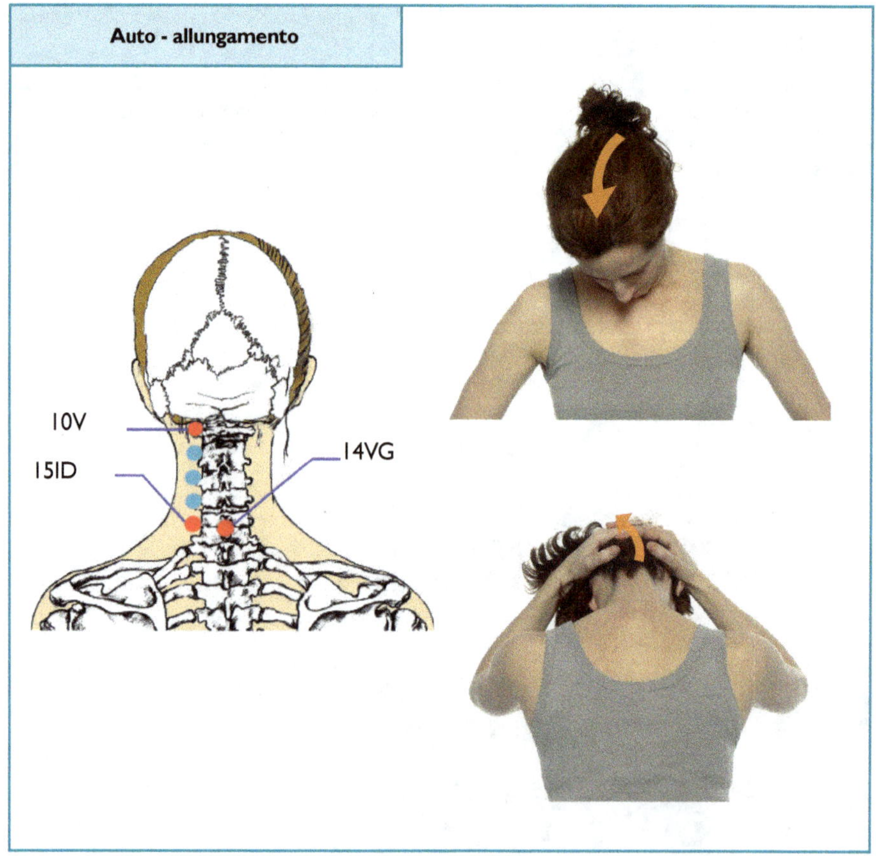

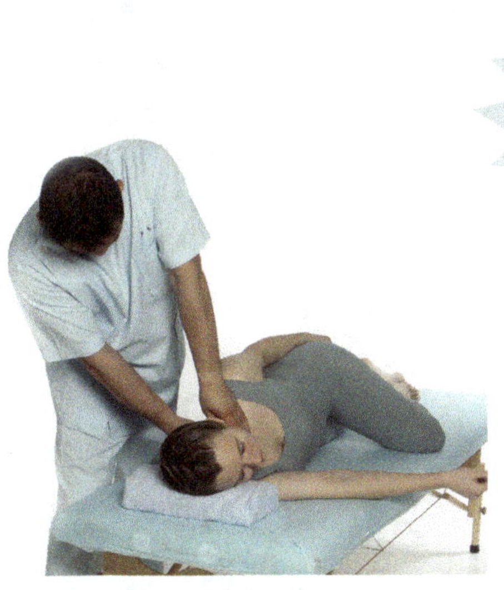

Variante posturale.

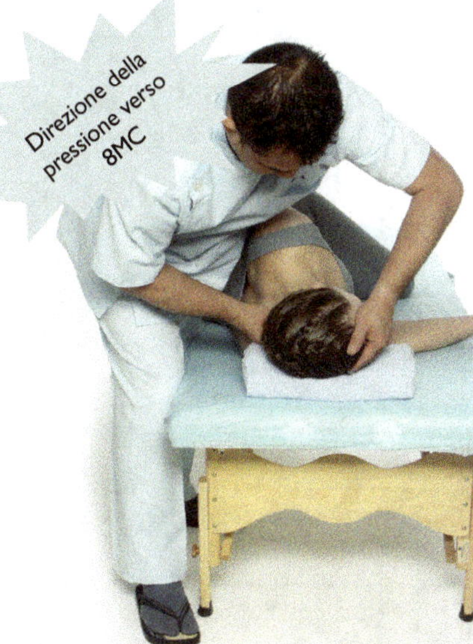

Posizione del paziente	Posizione del terapista
Decubito laterale basico. Testa girata per accedere al centro della nuca.	Si posiziona dietro la schiena con le ginocchia flesse.

Preparazione
Sostiene la fronte con il palmo sinistro leggermente concavo.

Tipo di pressione
Un pollice (destro).

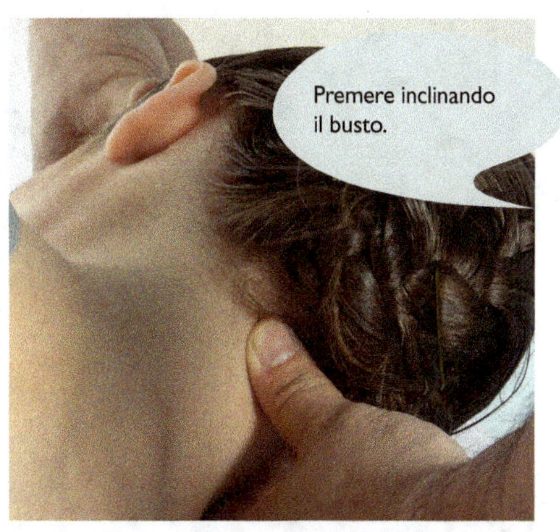

Zona di trattamento	Punti
Sotto la protuberanza occipitale esterna (ripetere 3 pressioni di 5 secondi).	I

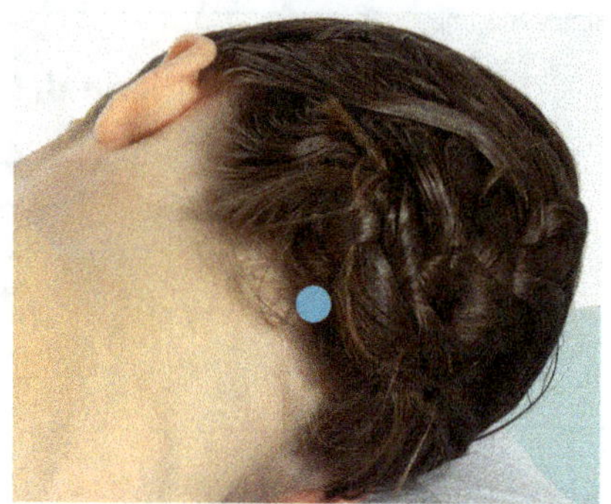

風府 16VG	
L	Appena sotto la protuberanza occipitale esterna.
I	Cefalea, epistasi, algia cervicale, singhiozzo, vomito.

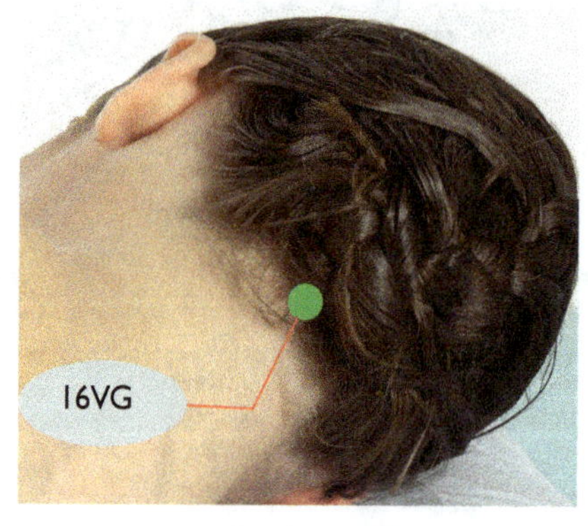

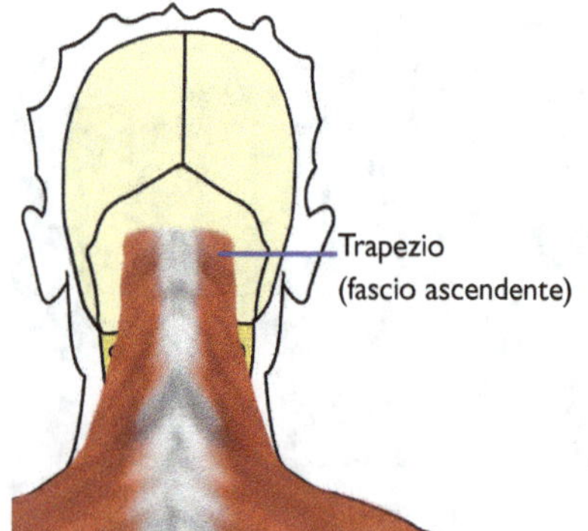

Trapezio (fascio ascendente)	
O	Linea superiore della nuca, legamento nucale, apofisi spinose C1 - 5.
I	Estremità acromiale della clavicola.
F	Elevare la scapola.

In decubito laterale, premere adeguatamente il punto medio sul bordo occipitale può essere abbastanza difficile, poiché è nascosto sotto i tendini e i legamenti dei muscoli dell'inserzione. Per questo motivo, la mano che sostiene la fronte assumerà un ruolo di coordinamento che collabora e guida la pressione.

Questa presa non deve comportare un contatto ferreo, ma qualcosa di libero e rilassato, mantenendo il palmo in forma concava. Dirigeremo la pressione, o meglio il peso del corpo del terapista, verso l'8MC, un punto situato nella zona centrale del palmo. In questo modo l'effetto della pressione si sentirà profondamente e delicato. Man mano che questa zona si rilassa, la tensione generale nel corpo comincerà a diminuire.

Compreso questo punto, qualsiasi zona cervicale richiede un'attuazione delicata, moderando il grado di inclinazione del busto per trasmettere un carico adeguato. Non dimentichiamo dettagli come tenere le unghie corte per evitare qualsiasi disagio.

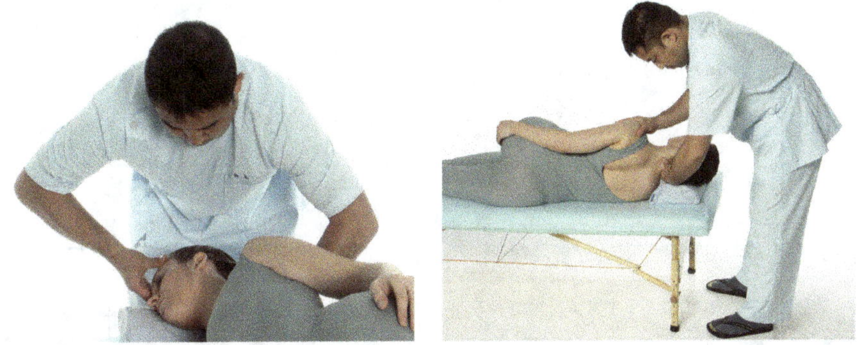

Variante posturale.

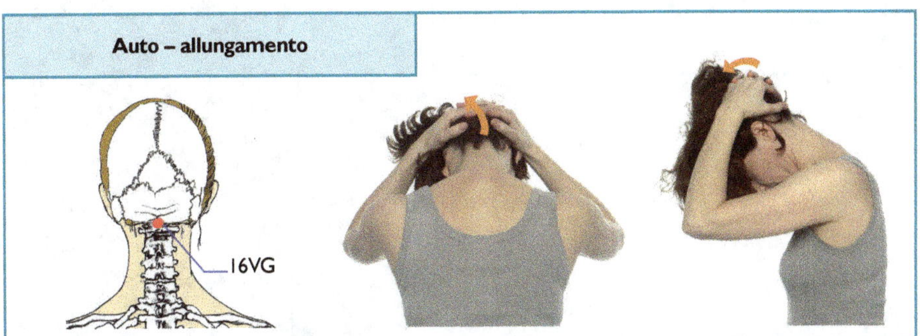

Base del collo

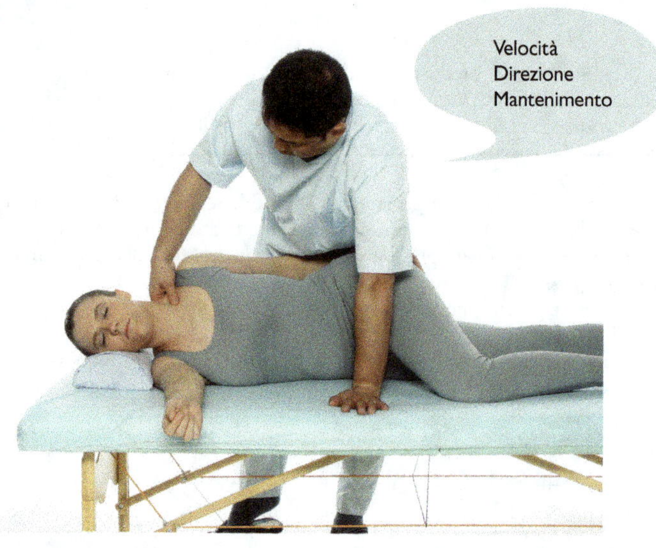

Posizione del paziente	Posizione del terapista
Decubito laterale basico.	Si posiziona dietro la zona lombare del paziente, con la mano sinistra appoggiata sul lettino (il corpo, il pollice e la mano sinistra formano un triangolo).

Preparazione
Carica il peso del corpo sulla mano sinistra per stabilizzare la posizione.

Tipo di pressione
Un pollice (destro).

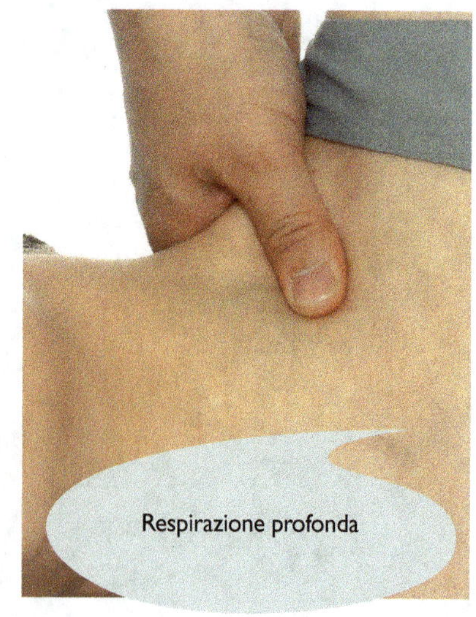

Zona di trattamento	Punti
Dalla testa clavicolare dello SCM fino all'apofisi trasversa di C7.	5

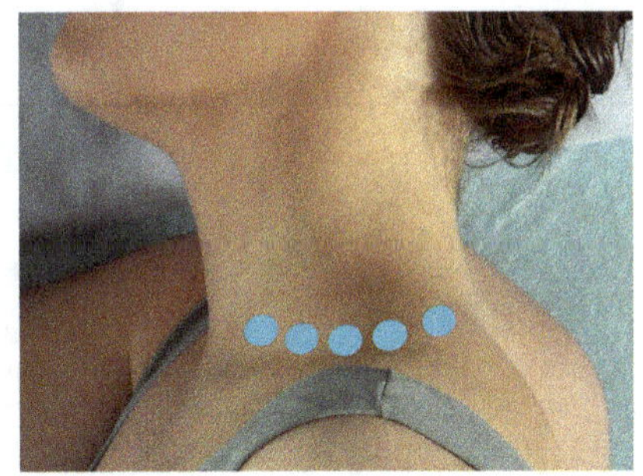

11E (vedi Shiatsu 5)

肩中兪 15ID	
L	2 cun lateralmente dal punto medio tra le apofisi spinose di C7 e D1.
I	Dolore cervicale, spalla dolorosa, cefalea.

Nella prossimità si trova il punto 14ID situato sul bordo esterno dell'angolo scapolare, punto di riferimento per alleviare il dolore alla spalla, insieme a 21VB.

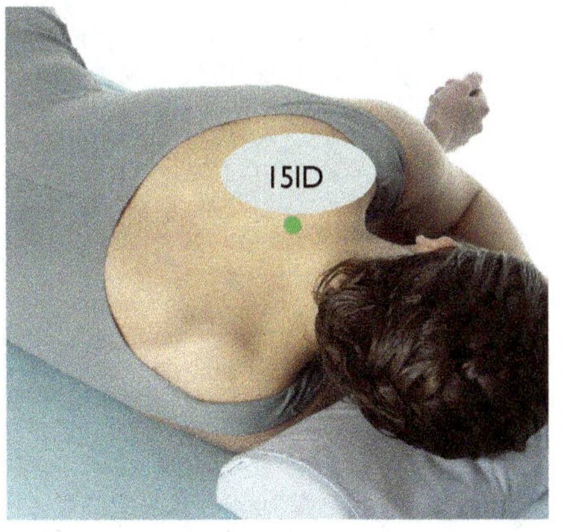

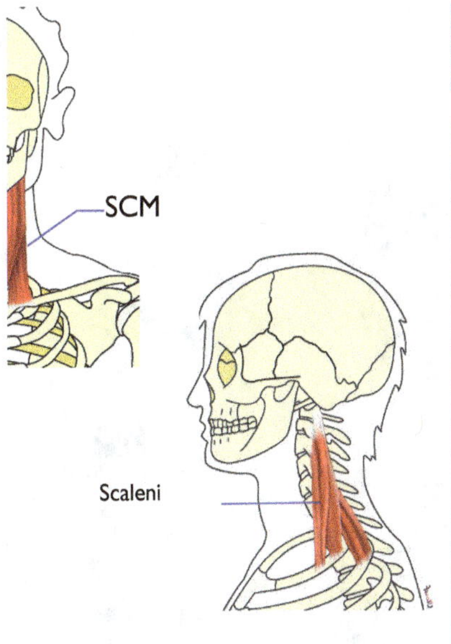

Sternocleidomastoideo (testa sternale)	

Scaleno	
O	(Anteriore) C3-C6 (apofisi trasverse).
I	1ª costola (tubercolo del muscolo scaleno anteriore).
O	(Medio) C2-C7 (apofisi trasverse).
I	1ª costola (posteriore al solco dell'arteria succlavia).
O	(Posteriore) C4-C6 (apofisi trasverse).
I	Bordo superiore della 2ª costola.

Questa regione è fondamentale nel trattamento perché contiene una serie di punti importanti. Tre regioni convergono nel terzo punto: la base del collo, la fine della regione cervicale laterale (Shiatsu 7) e l'inizio della regione soprascapolare (Shiatsu 14). Inoltre, il quinto punto (15ID) coincide con la fine della regione cervicale posteriore (Shiatsu 9).

Questi sono punti importanti che saranno lavorati con variazioni di direzione e tecnica. Cercheremo le vere contratture, dirigendo la pressione non solo verso il centro del corpo, come al solito, ma anche verso lo stomaco, la spalla, il braccio... Alterneremo la velocità e la cadenza della pressione in entrata e in uscita. Indurremo una leggera inclinazione, rotazione o flessione del collo, ecc.

Manterremo pressione profonde, specialmente sull'ultimo punto, indispensabile per alleviare i fastidi del collo e delle spalle. Il paziente, sotto l'effetto del piacevole dolore prodotto dalla pressione, respirerà con un ritmo lento e profondo.

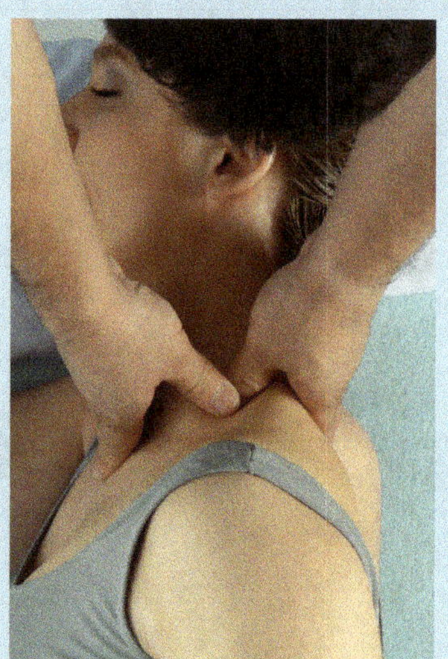

Variante posturale.

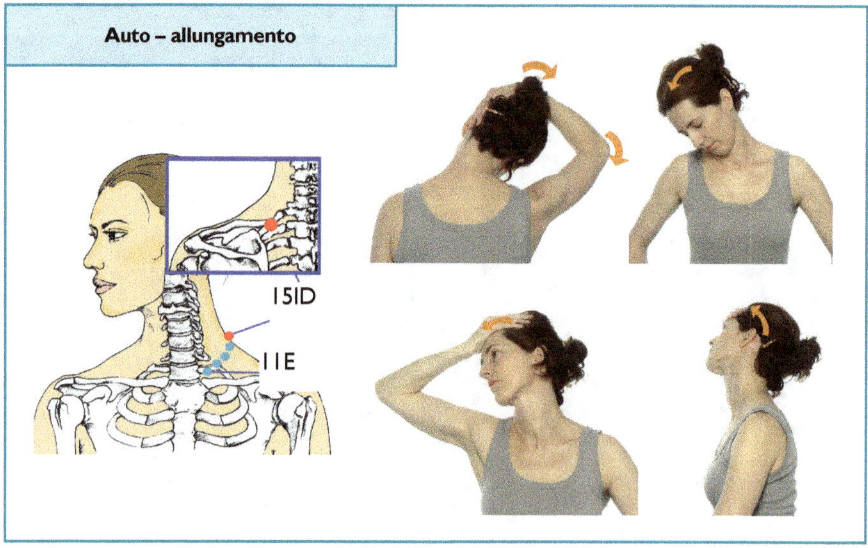

Posizione del paziente

Decubito laterale basico.

Posizione del terapista

Si posiziona dietro la testa del paziente, avanzando la gamba destra.

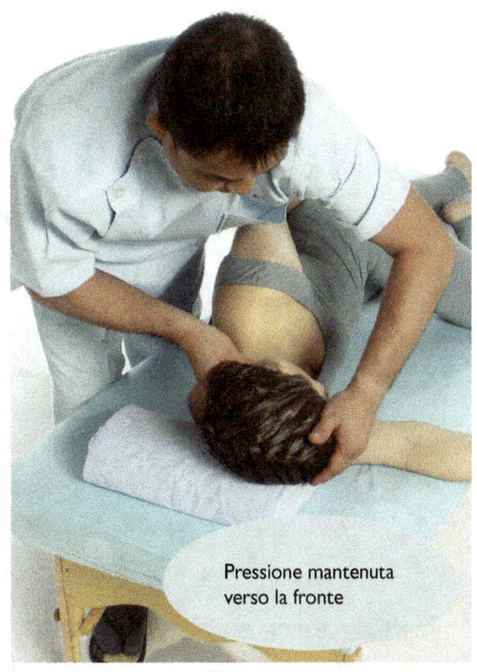

Preparazione

Sostiene la fronte con il palmo sinistro e circonda la nuca con la mano destra.

Tipo di pressione

Un pollice (destro).

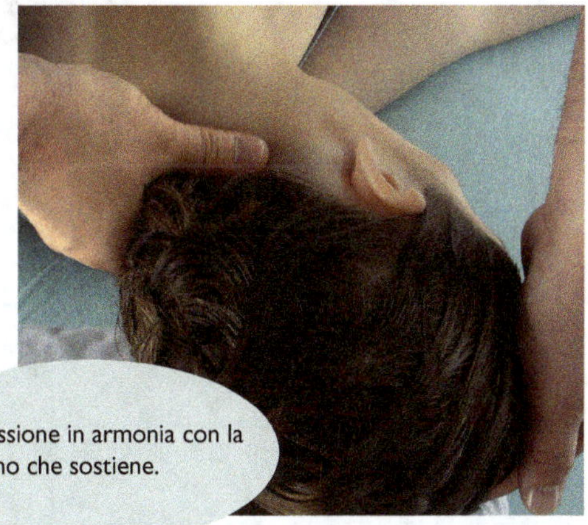

Zona di trattamento	Punti
Dal bordo posteriore della apofisi mastoide fino al punto 16VG, al centro della nuca.	5

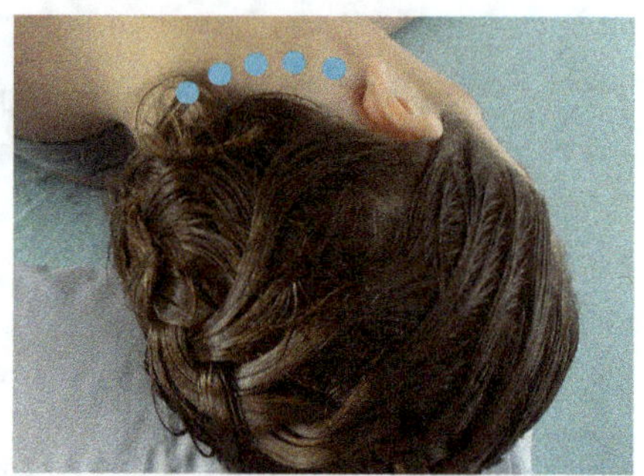

風府 **16VG (vedere Shiatsu 10)**

天柱 **10V (vedere Shiatsu 3)**

風池 **20VB (vedere Shiatsu 3)**

完骨 **12VB (vedere Shiatsu 2)**

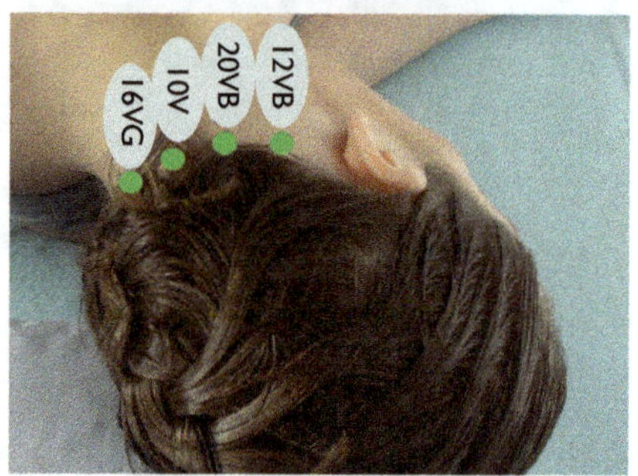

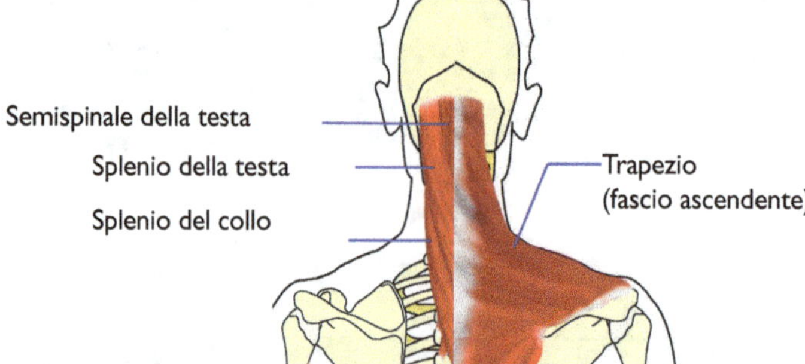

Trapezio (fascio ascendente)	
Splenio della testa	
O	Apofisi spinose C3-C7 (legamento nucale), Apofisi spinose D1-D3.
I	Apofisi mastoide, linea superiore della nuca.
F	(Unilaterale) Rotazione della testa. (Bilaterale) Estensione della testa.

Semispinale della testa	
O	Apofisi trasverse di C3-D8.
I	Tra la parte superiore e inferiore della nuca.
F	(Unilaterale) Inclinazione verso lo stesso lato. Rotazione verso il lato opposto. (Bilaterale) Estensione della testa.

Il bordo occipitale è una delle zone chiave nel lavoro diretto/locale e indiretto/olistico. Può alleviare le molestie relazionate con i muscoli delle inserzioni, comprendendo i dolori nella schiena, il collo, la testa e la spalla. Indirettamente, è un punto dove ripercuotono il dolore lombare e le molestie causate da anomalie degli apparati genitali interni situati nelle anche. È anche una zona di prevenzione di Menken.

A causa di queste caratteristiche, ripeteremo questa zona durante la sessione, variando l'intensità della pressione secondo l'evoluzione delle condizioni del paziente. Concretamente nel corso di questo secondo trattamento, il paziente stesso noterà la diminuzione del dolore che aveva notato la prima volta (Shiatsu 3).

Finora abbiamo visto il metodo basico del trattamento locale del collo, dividendolo principalmente nelle cinque linee cervicali, il contorno del collo e la zona occipitale.

Nel trattare un paziente, il terapista modificherà le linee e il numero di punti, adattandosi alla situazione specifica di ogni caso.

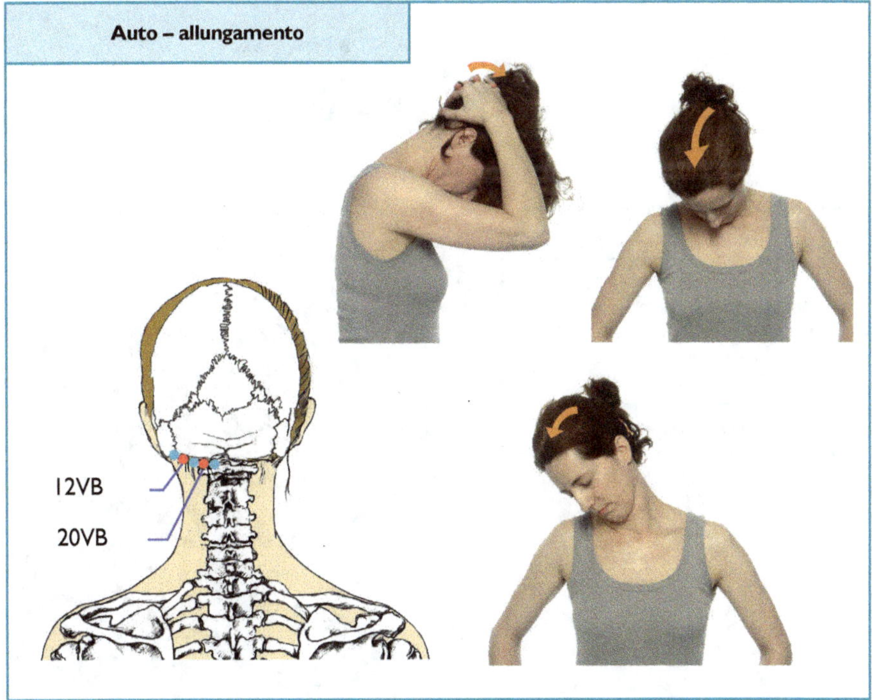

Regione soprascapolare 1 (21VB)

Posizione del paziente
Decubito laterale basico.

Posizione del terapista
Si posiziona di fronte alla testa del paziente, con le ginocchia piegate vicine al bordo del lettino, lasciando le prime dita dei piedi aderenti al suolo.

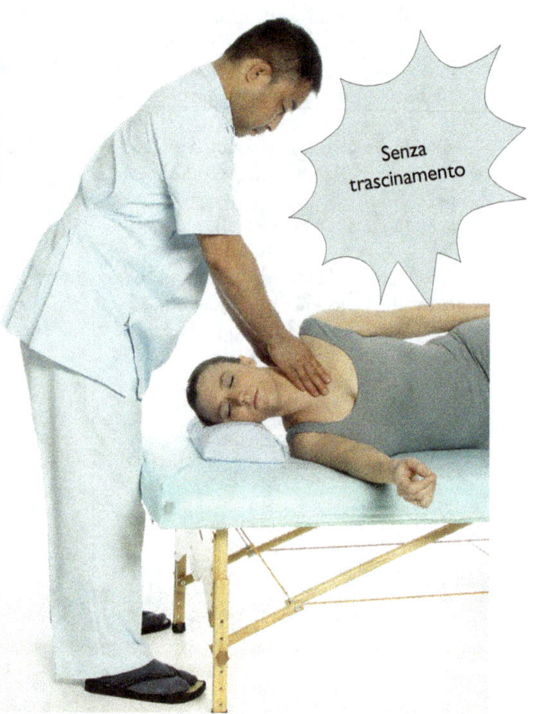

Preparazione
Posizionare le dita della mano sinistra sulla colonna vertebrale. Le dita della mano destra sono sulla zona clavicolare.

Tipo di pressione
Pollice sovrapposti (sinistro sotto). Il mignolo serve da guida.

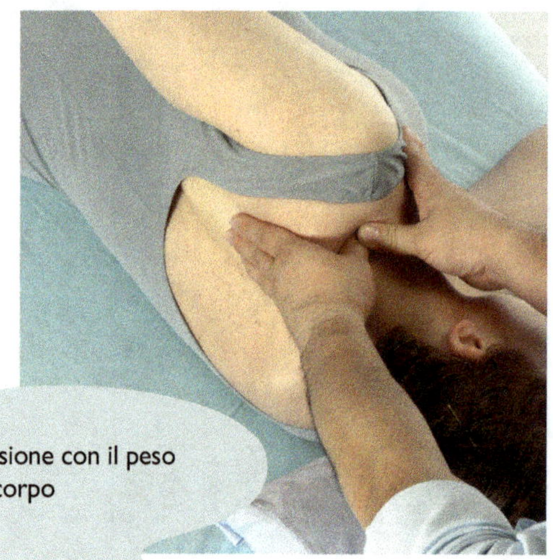

Zona di trattamento	Punti
Sul bordo del trapezio, punto medio della linea immaginaria tra l'acromion e il 14VG.	I

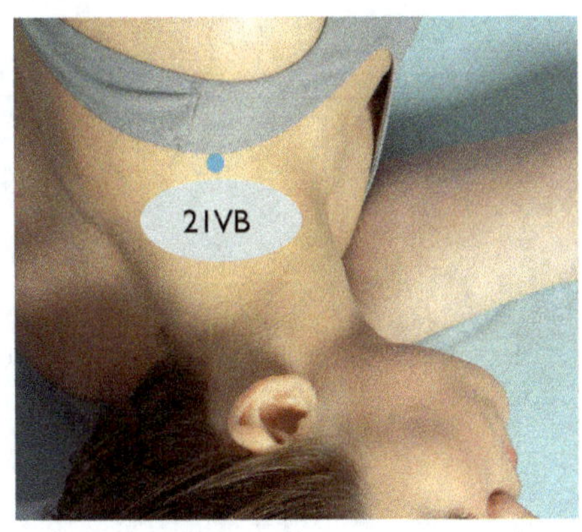

肩井 21VB	
L	Nella traiettoria ascendente della fossa sopraclavicolare sopra 12E.
I	Dolori di spalla e di testa, torcicollo, stanchezza oculare, stress emotivo.

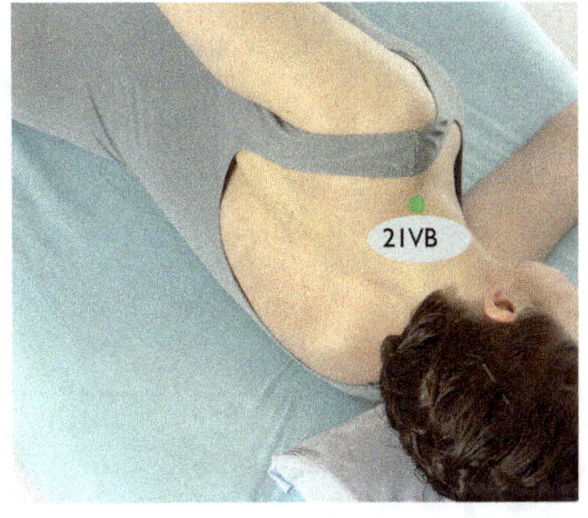

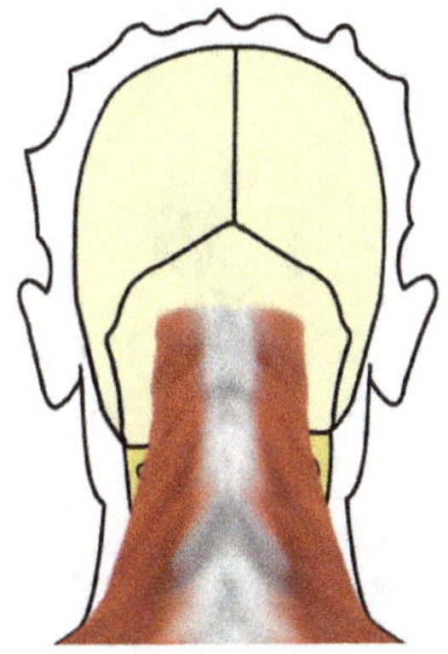

Trapezio (fascio ascendente)	
O	Linea superiore della nuca, legamento nucale, Apofisi spinose C1-C5.
I	Estremità acromiale della clavicola.
F	Elevare la scapola.

Il 21VB si trova approssimativamente due dita dalla base del collo, sopra il bordo superiore del muscolo trapezio, nel luogo dove collochiamo la mano quando soffriamo di tensione alla spalla. Questo è uno dei punti chiave che diventano uno strumento primordiale ed essenziale nella terapia Shiatsu.

Il terapista esperto, con piena padronanza della tecnica basico, sa che regolando sottilmente l'angolo di entrata o la direzione della pressione su questo punto, può ottenere una pressione penetrante, con grande azione terapeutica, senza produrre dolore acuto nel paziente. Sa anche che per raggiungere la padronanza deve fare molta strada. Nel frattempo rispetteremo le seguenti linee guida: abbandonare l'idea di "premere con il pollice". Il pollice è un semplice punto di contatto senza forza; diventa l'asse della dinamica solo quando concentriamo il peso del corpo.

Una volta effettuata la pressione, mantenerla senza muovere il dito (in questo punto non useremo mai la tecnica del trascinamento). In questo gesto, attraverso il pollice recepiamo una minuscola reazione nella profondità del tessuto molle. In caso di una forte tensione nella zona, posizioneremo prima la totalità del polpastrello e lo dirigeremo verticalmente per evitare un rifiuto del corpo.

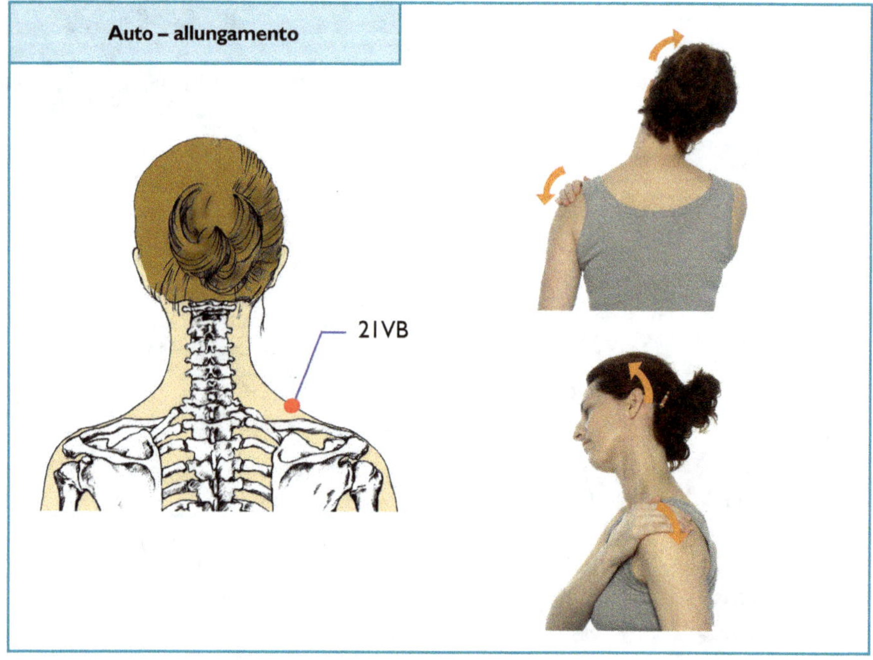

Posizione del paziente

Decubito laterale basico. Il laterale del viso è saldamente attaccato al cuscino.

Posizione del terapista

Si posiziona di fronte alla testa del paziente.

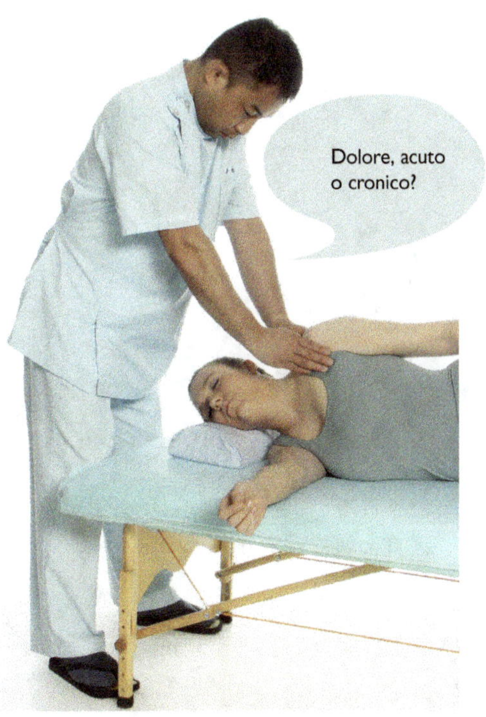

Preparazione

Posizionare le dita della mano sinistra sulla colonna vertebrale. Le dita della mano destra sono sulla zona clavicolare.

Tipo di pressione

Pollice sovrapposti (sinistro sotto). Il mignolo serve da guida.

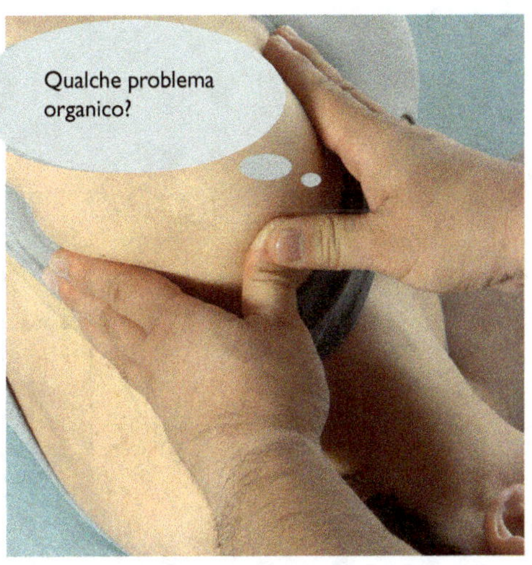

Zona di trattamento	**Punti**
Dalla base del collo fino all'acromion.	5

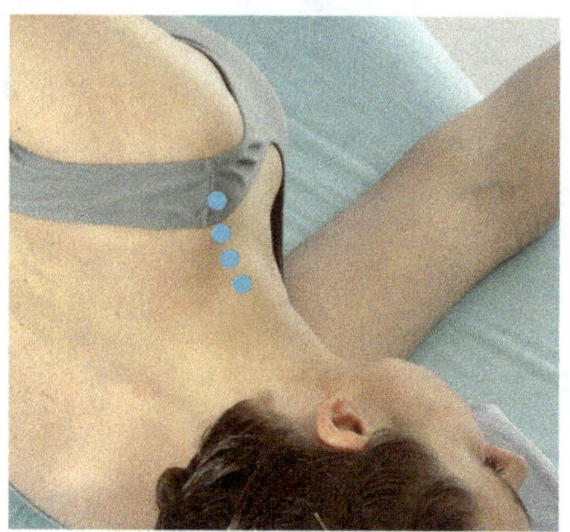

肩井 **21VB**	

巨骨 **16IG**	
L	Nella depressione tra l'estremità acromiale della clavicola e la spina scapolare.
I	Brachialgia, cervicalgia, cefalea

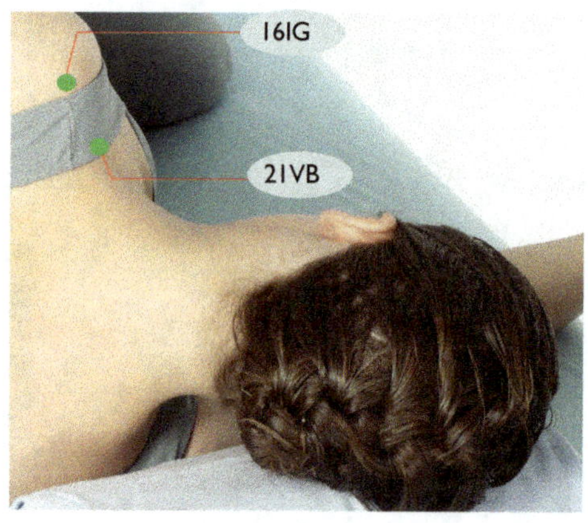

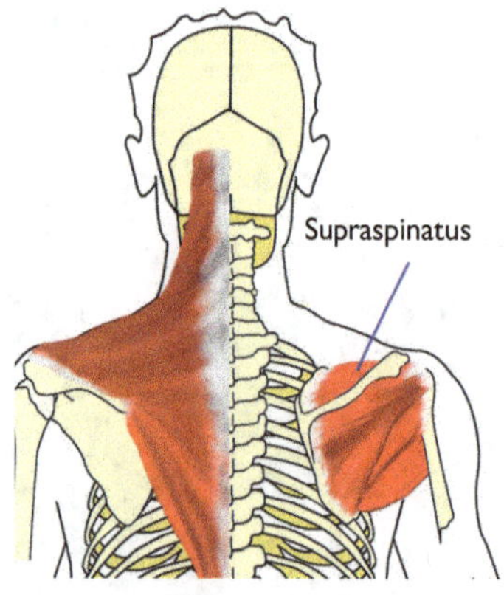

Trapezio (fascio ascendente)	
O	Linea superiore della nuca, legamento nucale, Apofisi spinose C1-5.
I	Estremità acromiale della clavicola.
F	Elevare la scapola.

Sovraspinato	
O	Fossa sovraspinata.
I	Tubercolo maggiore dell'omero.
F	Abduzione del braccio, iniziandola da 0° fino a 30°.

Questa zona, compreso il 21VB, si lavora principalmente per trattare la rigidità del collo/spalla. Sul bordo del trapezio cercheremo i punti Aze dove manterremo la pressione per un periodo di tempo più lungo. Quando questo trattamento apporta un sollievo locale, sarà imprescindibile determinare una possibile origine delle molestie, soprattutto nei casi cronici. Per questo dovremo formulare un'ipotesi tenendo conto di tutte le informazioni, come l'anamnesi, l'osservazione dell'allineamento delle articolazioni, la struttura ossea, l'abitudine posturali, ecc. e poi controlleremo il risultato di ogni trattamento.

Prendiamo come esempio un dolore forte manifestato nella zona soprascapolare destra. Il terapista, confrontando lo stato dei due lati, rileva più contratture sul lato opposto. Quando si verifica questo tipo di paradosso, si presume che la vera causa sia camuffata. Può essere che il dolore abbia avuto origine sul lato sinistro e con il tempo sia diventato una molestia cronica.

Si scopre che, per proteggere il lato debole, il corpo si mette in una posizione difensiva caricando altre zone che, a loro volta, fanno un sovraffaticamento compensativo.

Per quanto riguarda un dolore unilaterale che resiste al trattamento, si può sospettare una relazione con le seguenti patologie specifiche: digestiva sul lato destro e respiratoria o circolatoria sul lato sinistro.

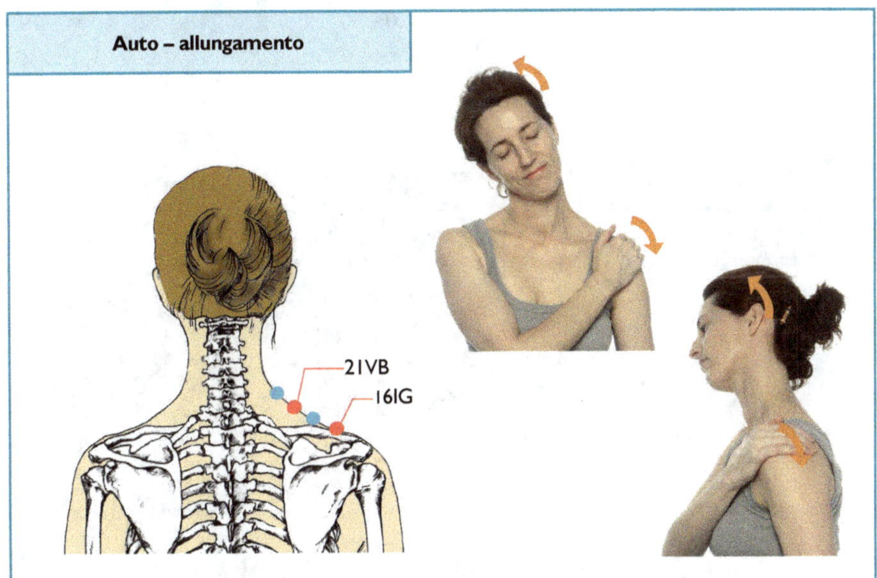

Regione interscapolare 1

Posizione del paziente

Decubito laterale con la spalla sinistra in leggera rotazione (lasciando il braccio di sopra in avanti) e il busto inclinato.

Posizione del terapista

Si posiziona di fronte alla regione dorsale.

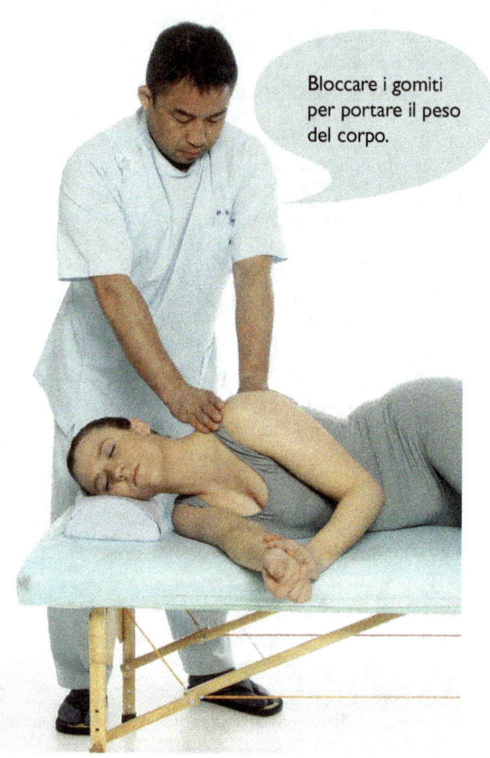

Preparazione

Lasciare le dita della mano destra sulla zona soprascapolare. Le dita della mano sinistra sono sulla scapola/ zona infrascapolare.

Type of pressure

I primi due punti si premono a forma di 人, caricando di più il pollice destro. Il resto, con i pollici sovrapposti (sinistro sotto).

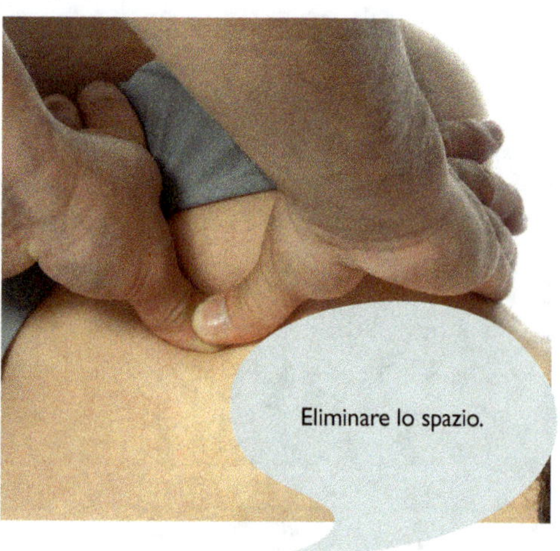

Zona di trattamento	**Punti**
Dal livello D2/D3 fino al livello D7/D8.	
1) Parte interna dei muscoli paravertebrali.	5
2) Parte esterna dei muscoli paravertebrali.	5

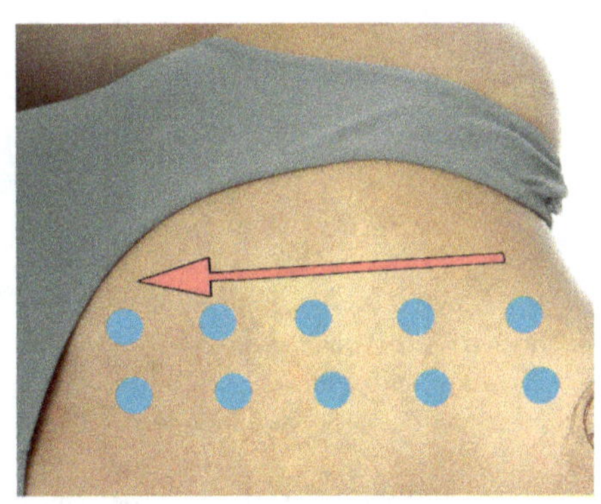

神堂 **44V**	
L	A livello di D5/D6, 3 cun fuori dalla linea mediana posteriore.
I	Nevralgia intercostale, dolore alla schiena e al petto, dispnea.

膈関 **46V**	
L	A livello di D7/D8, 3 cun fuori della linea mediana posteriore.
I	Sensazione di pesantezza nella gabbia toracica.

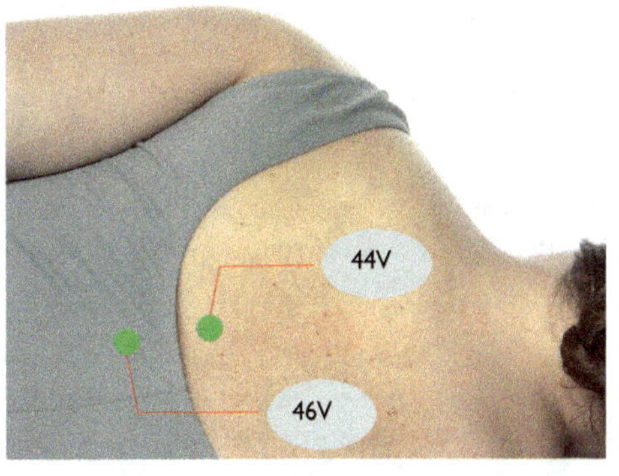

Muscoli paravertebrali Insieme di muscoli profondi che percorrono lungo entrambi i lati della colonna vertebrale.	
Ileocostale (esterno)	Ileocostale cervicale. Ileocostale del torace. Ileocostale lombare.
Lunghissimo (medio)	Lunghissimodella testa. Lunghissimo del collo. Lunghissimo del torace.
Spinale (interno)	Spinale della testa. Spinale cervicale Spinale del torace.

Romboidi

Trapezio

Il trattamento della zona interscapolare si effettua dividendola in due linee. La prima linea si lavora con l'intenzione di "staccare" la massa muscolare dei muscoli paravertebrali che sono rigidi e attaccati alla spina dorsale, mentre nella seconda linea, si introduce una pressione "scavando" in direzione alla colonna.

In decubito laterale, fare attenzione quando si applica la pressione. Non sarà lo sufficientemente profonda se il busto del paziente è inclinato quando si applica la pressione. Pertanto, la pressione si sviluppa in due fasi: prima si spinge il busto fino a renderlo immobile, poi si trasmette il peso del corpo mantenendo i gomiti estesi e tendendo i mignoli. La stabilità non si riferisce solo alla posizione del paziente, ma anche a quella del terapista, che deve avere una buona base di appoggio nell'emicorpo inferiore.

Mantenendo la pressione per alcuni secondi, una sottile reazione sarà trasmessa ai pollici. Questo sarà il momento di allontanare progressivamente il corpo dal terapista; in questo modo il peso smette di trasmettere pressione e questa non si ritira in maniera brusca.

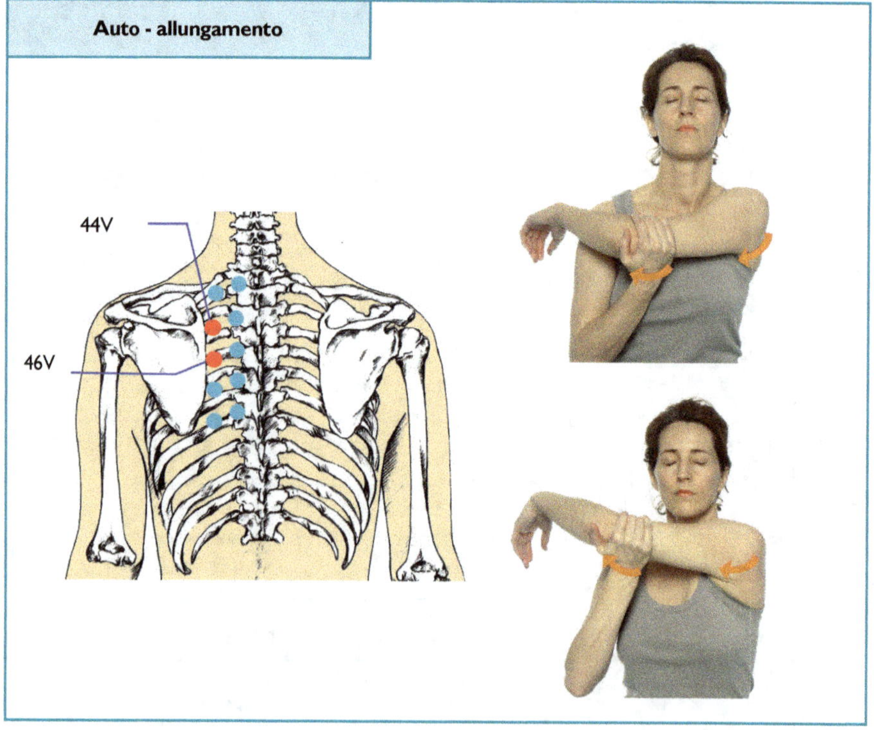

Posizione del paziente

Decubito laterale con la spalla in leggera rotazione (lasciando il braccio di sopra in avanti) e il busto inclinato.

Posizione del terapista

Si posiziona di fronte alla regione dorsale.

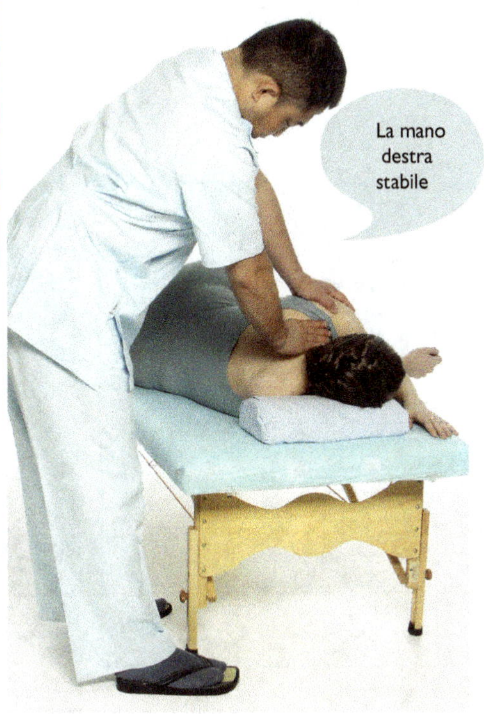

Preparazione

Sostenere la spalla (deltoide) con la mano sinistra. La mano destra tiene la zona soprascapolare.

Tipo di pressione

Un pollice (destro).

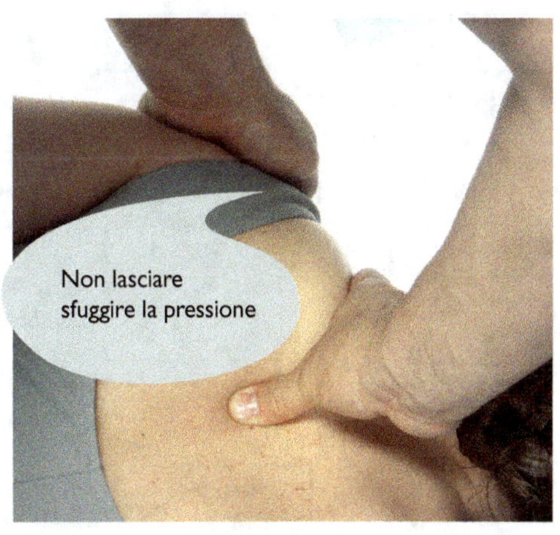

Zona di trattamento	Punti
Dal livello D7/8 fino al livello D2/3. Tra la colonna vertebrale e i muscoli paravertebrali.	5

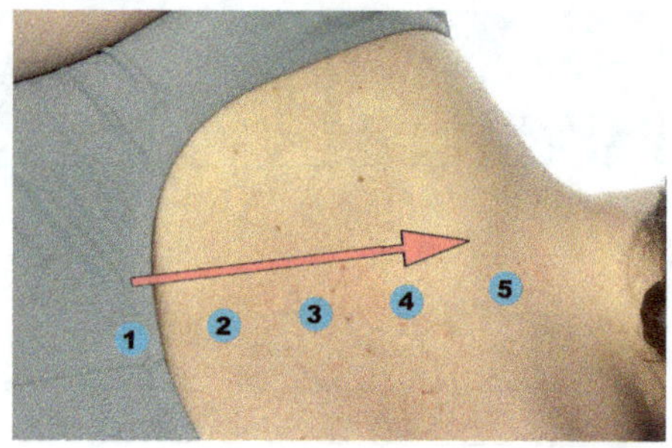

肺俞 I3V	
L	A livello di D3/D4, 1,5 cun fuori dalla linea mediana posteriore.
I	Problemi di respirazione, tensione alla schiena, sensazione di stanchezza.

厥陰俞 I4V	
L	A livello di D4-D5, 1,5 cun fuori della linea mediana posteriore.
I	Sintomi di problemi circolatori/respiratori, ansia.

心俞 I5V

膈俞 I7V

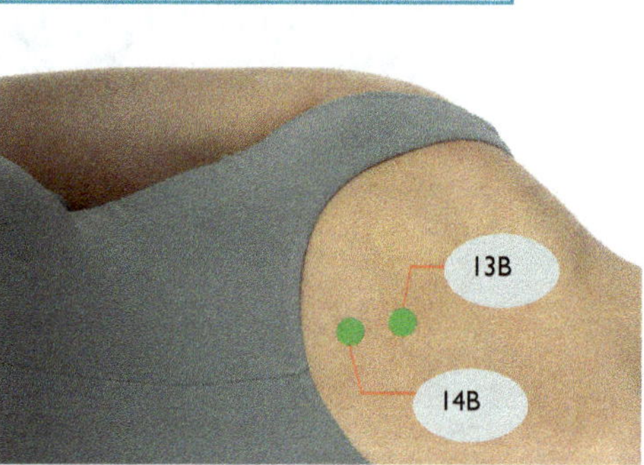

Lunghissimo del torace	
O	Apofisi trasverse lombari, parte anteriore della fascia toraco - lombare.
I	Apofisi trasverse delle vertebre dorsali, le ultime 9 o 10 costole, tra l'apofisi spinosa e l'angolo di ogni costola.

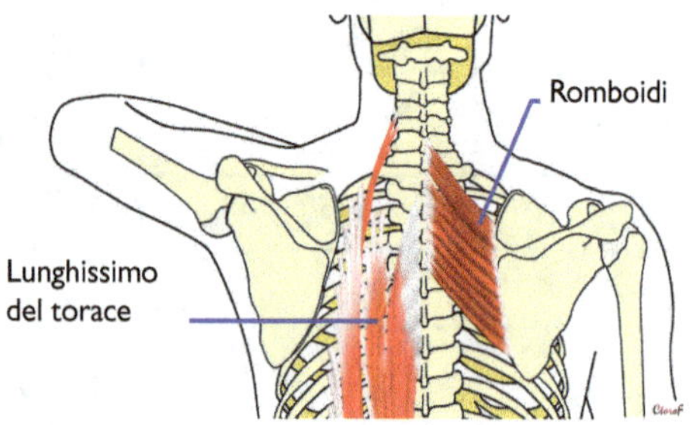

Trapezio

Romboidi

Dopo aver lavorato entrambe le linee, premeremo solo la linea interna con un pollice.

Come nel trattamento precedente, la chiave per ottimizzare la qualità della pressione è stabilizzare il busto del paziente. La mano che sostiene la spalla svolge questo ruolo di stabilizzazione e di guida, agendo come antagonista al braccio che esegue la pressione.

Per controllare l'intensità e la profondità della pressione, il braccio sinistro tira la spalla del paziente verso il terapista. Usando la pressione di trascinamento, cercheremo le contratture e manterremo la pressione "con il corpo" per circa cinque secondi. Questo sarà ripetuto diverse volte per ottenere un buon rilassamento.

Dal punto di vista della medicina orientale, gli ultimi tre punti della zona interscapolare destra sono legati al meridiano del fegato, e gli altri tre punti sul lato sinistro con il meridiano dello stomaco.

Auto – allungamento

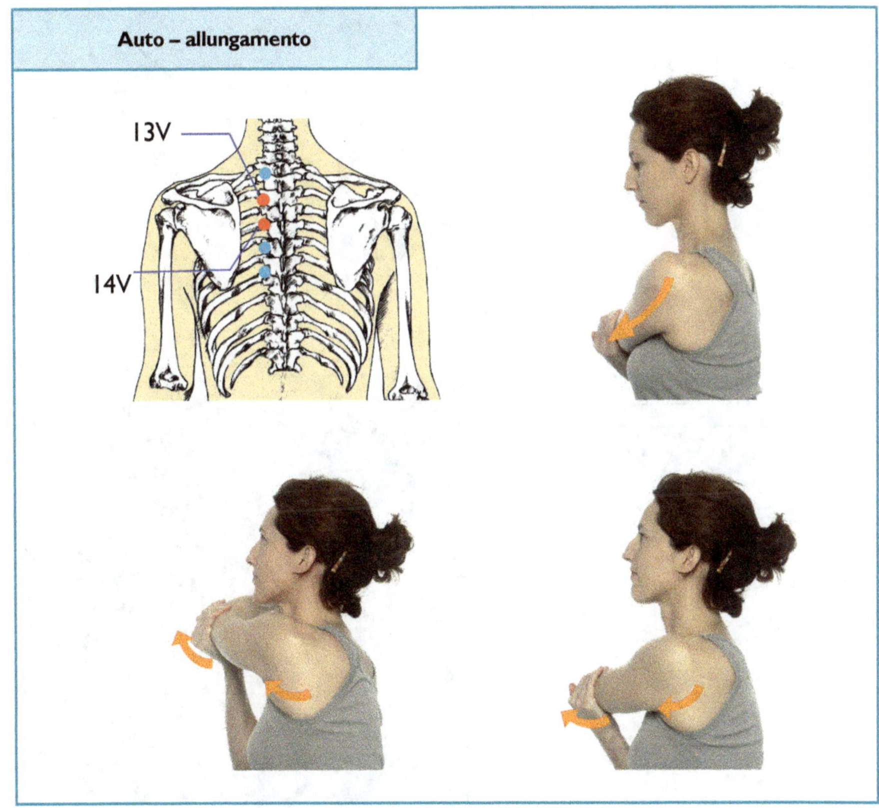

Posizione del paziente

Decubito laterale con la spalla in leggera rotazione e il busto inclinato.

Posizione del terapista

Si posiziona di fronte alla regione dorsale.

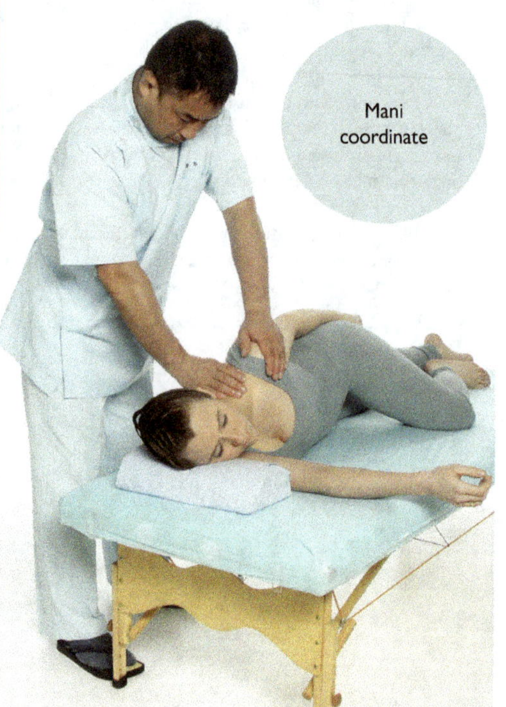

Preparazione

Sostenere la spalla con la mano sinistra.

Tipo di pressione

Un pollice (destro). Pressione di trascinamento.

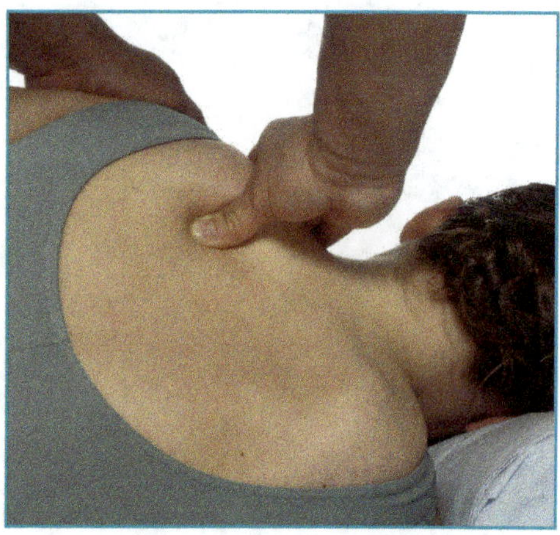

Zona di trattamento	**Punti**
Sul bordo mediale della scapola, dall'angolo superiore fino all'angolo inferiore.	5

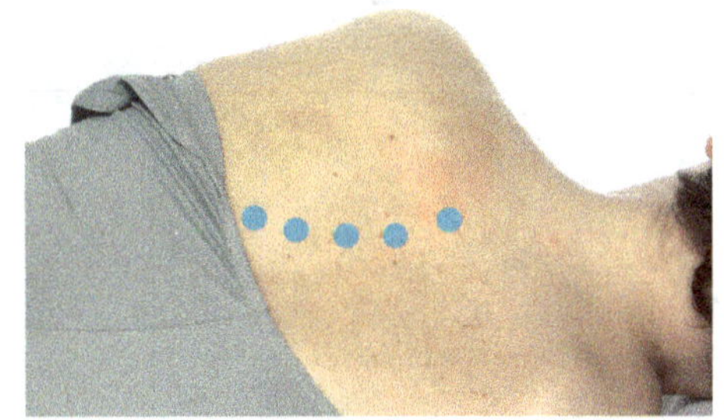

附分 **41V**	
L	A livello di D2/D3, 3 cun fuori della linea mediana posteriore.
I	Cervicalgia, problemi respiratori, mal di schiena.

魄戶 **42V**	
L	A livello di D3/D4, 3 cun fuori della linea mediana posteriore.
I	Tosse, mal di gola, dolore al collo, spalla congelata.

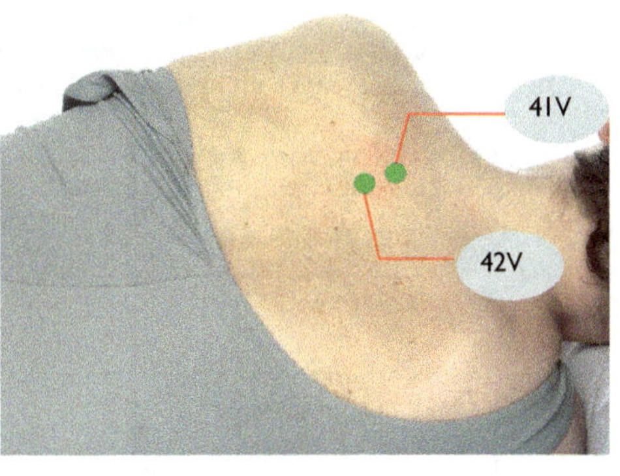

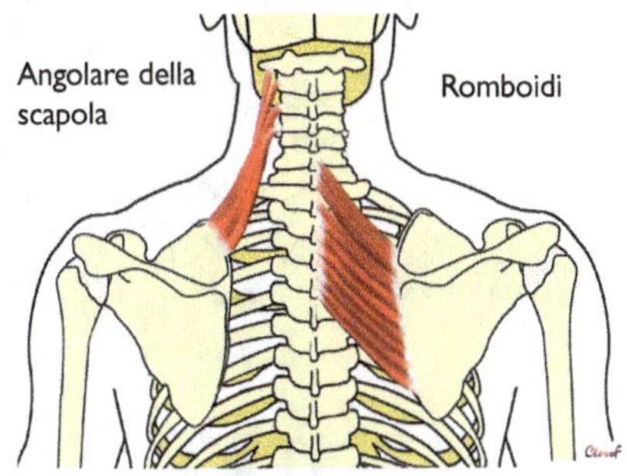

Angolare della scapola	
O	Apofisi trasverse delle prime quattro o cinque vertebre cervicali.
I	Angolo superiore della scapola.
F	Elevare la scapola.

Romboidi	
O	(Maggiore) Apofisi spinose delle prime quattro o cinque vertebre toraciche. (Minore) Apofisi spinose delle ultime due vertebre cervicali inferiori.
I	(Maggiore) Bordo mediale della scapola, caudale alla spina scapolare. (Minore) Bordo mediale della scapola, craniale alla spina scapolare.
F	Adduzione ed elevazione della scapola

Trapezio (fascio ascendente)

Nel bordo mediale della scapola si trovano di solito le contratture croniche, soprattutto intorno al secondo punto. Le lavoreremo "scavando" a poco a poco, con la tecnica del trascinamento. La morfologia della scapola e la posizione di decubito laterale rendono la manovra difficile, poiché c'è poco spazio in questo bordo scapolare. Questo spazio sarà minimo nelle persone la cui scapola manca di mobilità, dando la sensazione di essere incollata alla gabbia toracica. Pertanto, è necessaria una perfetta coordinazione tra la mano protagonista e l'altra mano, che collabora tirando la spalla per creare uno spazio dove la pressione può essere applicata.

Una zona così sensibile come questa ha bisogno di un'attenzione speciale per non causare un dolore acuto e un rifiuto nel paziente.

Quando questo bordo scapolare è adeguatamente rilassato, noterete il cambiamento nel ritmo del respiro, che sarà molto più calmo.

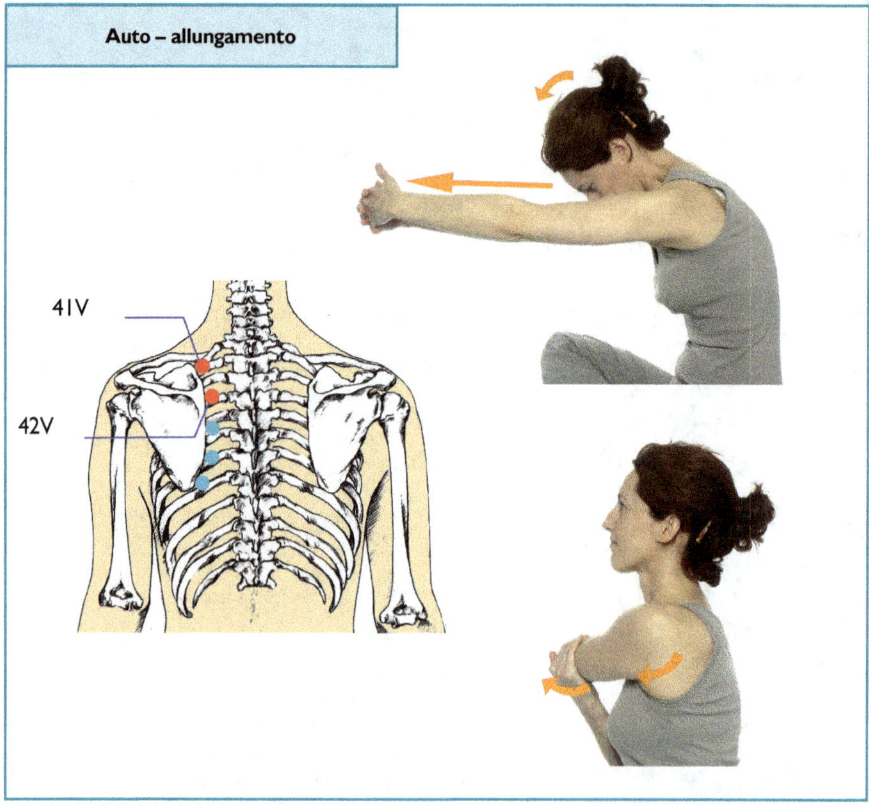

Regione del bordo vertebrale della scapola 2 (43V)

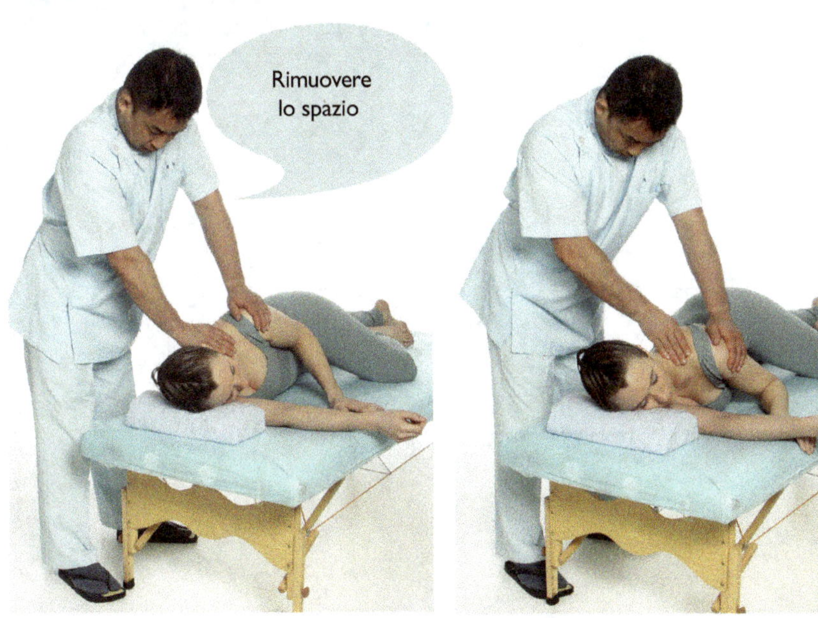

Posizione del paziente	Posizione del terapista
Decubito laterale con la spalla in leggera rotazione, riposando il braccio di sopra sul lettino e il busto inclinato.	Si posiziona dietro, di fronte alla regione dorsale.

Preparazione

La mano sinistra sostiene la spalla (deltoide). La pressione realizza la rotazione della spalla. La mano destra sostiene la regione soprascapolare.

Tipo di pressione

Un pollice (destro).

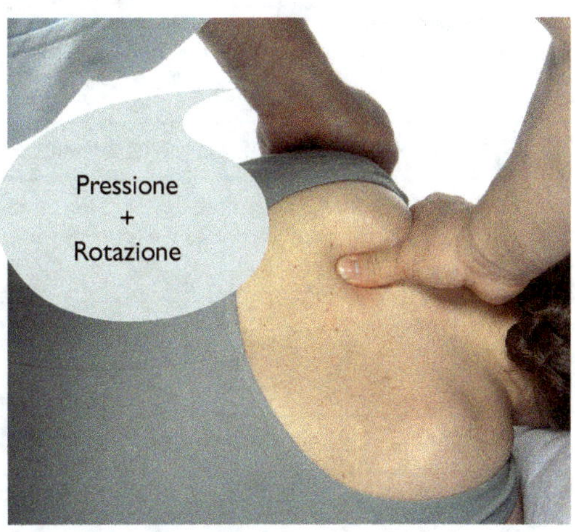

Zona di trattamento	**Punti**
3 cun lateralmente alla linea mediana, leggermente sotto l'apofisi spinosa della D4.	I

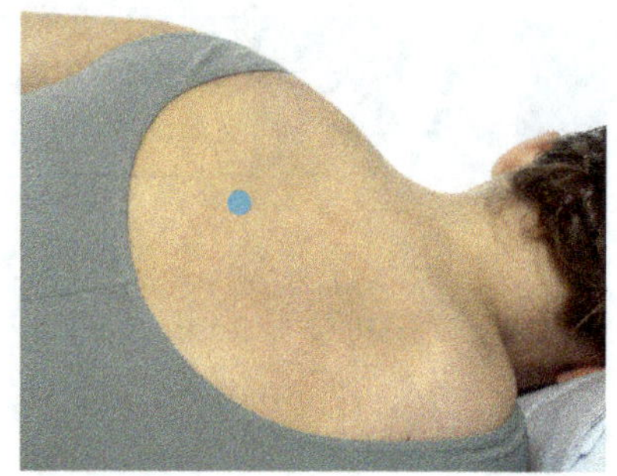

膏肓 **43V**	
L	A livello di D4/D5, 3 cun fuori dalla linea mediana della colonna vertebrale.
I	Problemi respiratori e cardiovascolari, problemi di digestione cronica.

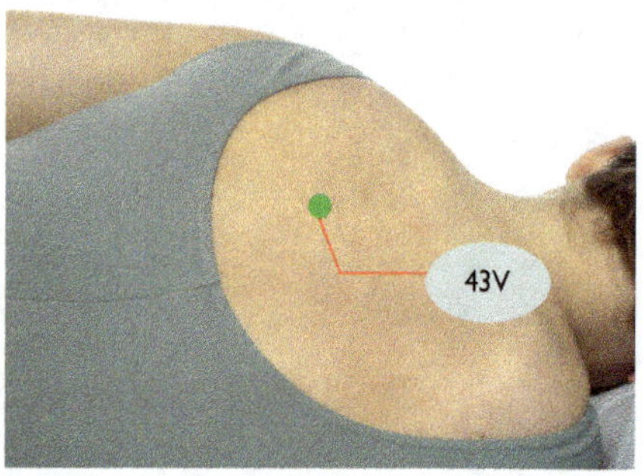

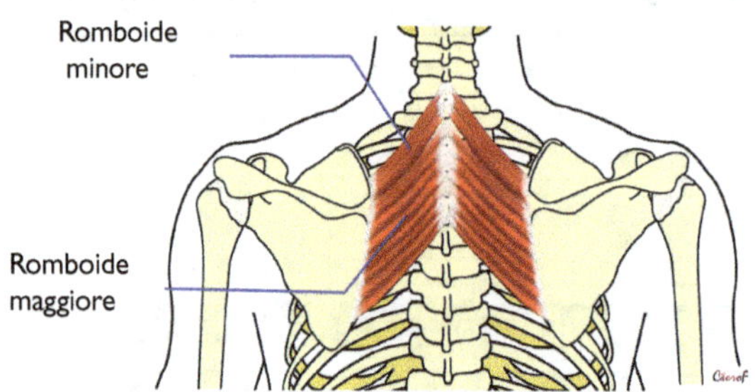

Romboidi	
O	(Maggiore) Apofisi spinose delle prime quattro o cinque vertebre toraciche. (Minore) Apofisi spinose delle ultime due vertebre cervicali inferiori.
I	Maggiore) Bordo mediale della scapola, caudale alla spina scapolare. (Minore) Bordo mediale della scapola, craniale alla spina scapolare.
F	Avvicinare la scapola alla colonna vertebrale.

La consistenza del tessuto molle sul bordo interno della scapola di solito indica lo stato fisico del nostro corpo. Generalmente, una contrattura sul lato destro è relazionata con un'alterazione digestiva e sul lato sinistro con un'alterazione circolatoria.

Dividendo il bordo in cinque punti dall'angolo superiore a quello inferiore, i primi due punti riflettono soprattutto la funzione respiratoria. Rispettando lo stesso metodo menzionato sopra, prima premeremo accompagnando gradualmente l'inclinazione del busto fino alla sua completa immobilizzazione.

Successivamente regoleremo la direzione della pressione e caricheremo un poco più il peso corporeo nel pollice. Mantenendo questa posizione, realizzeremo una rotazione della spalla del paziente dieci volte consecutive in ogni direzione.

Man mano che la rotazione si amplia gradualmente, il pollice penetrerà, ogni volta con meno resistenza, e arriverà a rilassare la contrattura.

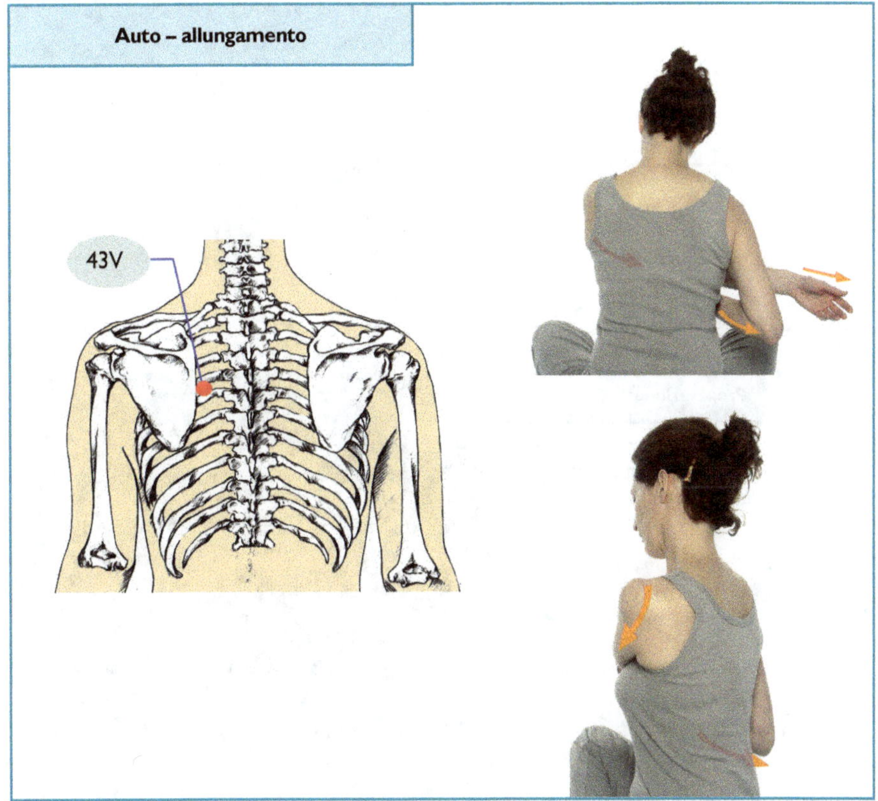

Punto centrale della fossa infraspinata scapolare

Posizione del paziente
Decubito laterale con le spalle in rotazione interna.

Posizione del terapista
Si posiziona dietro il paziente, di fronte alla regione dorsale.

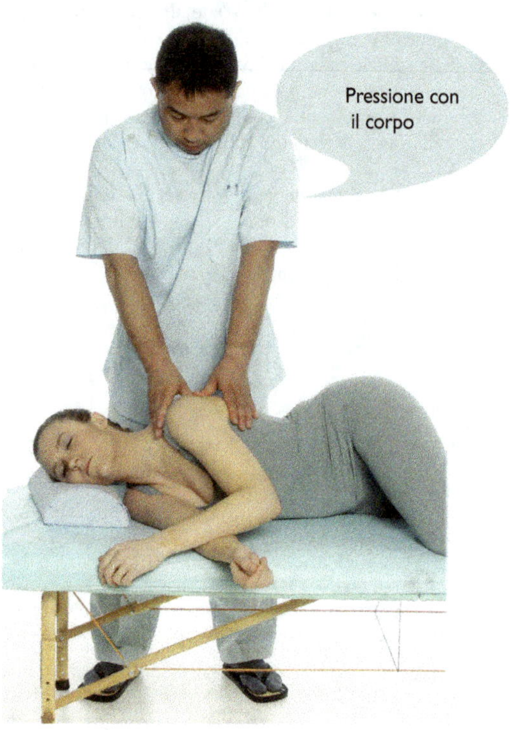

Preparazione
La mano destra sostiene la regione soprascapolare e la mano sinistra sostiene il bordo laterale della scapola/laterale delle costole.

Tipo di pressione
Pollice sovrapposti (destro sotto).

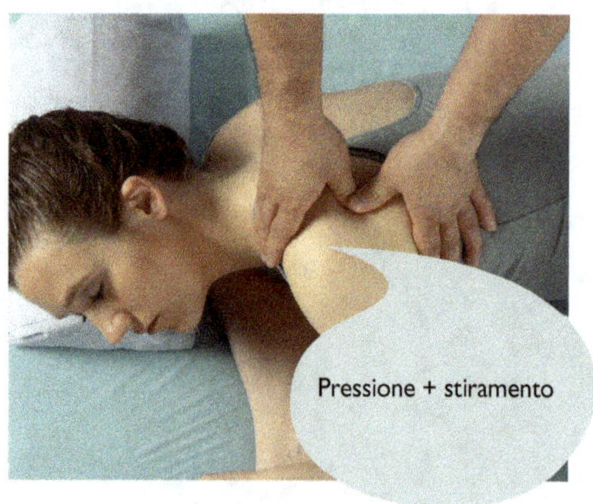

Zona di trattamento	**Punti**
Punto centrale della fossa infraspinata	I

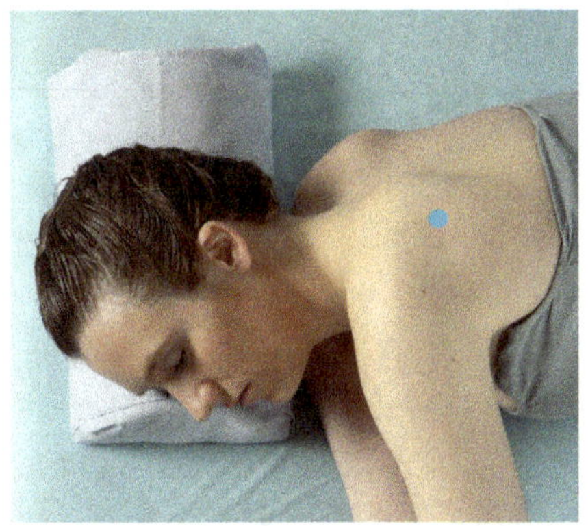

天宗 IIID	
L	Centro della fossa infraspinata.
I	Dolore alla scapola, spalla congelata, ipertensione, difficoltà a sollevare il braccio, dolore al gomito, nevralgia intercostale.
	Il punto destro è in relazione con patologie del fegato e il sinistro con problemi circolatori.

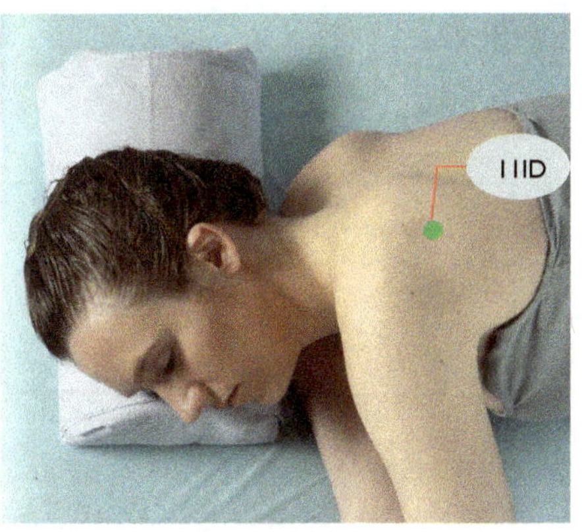

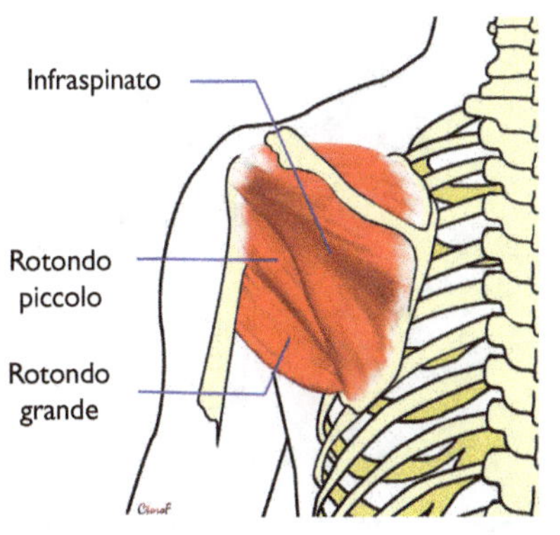

Infraspinato	
O	Bordo caudale della spina scapolare, fossa infraspinata.
I	Zona mediale del tubercolo maggiore dell'omero. Capsula articolare della spalla.
F	Rotazione esterna, estensione del braccio.
	Può causare dolore riflesso nella zona antero - laterale del braccio.

La zona centrale della scapola soffre lesioni dovute alle rotazioni ripetitive della spalla. Le attività sportive eccessive, come lanciare una palla o realizzare il servizio nel tennis, produce una sovraccarica sulla cuffia dei rotatori *, stabilizzatori dell'articolazione scapolo-omerale. Uno di questi muscoli, chiamato infraspinato, copre la fossa infraspinata con una sottile struttura muscolare. Dovuto alla sua alta sensibilità, non deve essere premuto solo con le dita, ma caricando il peso del corpo dalla zona addominale (Hara) del terapista. La pressione entrerà ancora meglio mantenendo i gomiti in estensione.

———————————————

*La cuffia dei rotatori è un gruppo di quattro muscoli: sovraspinato, infraspinato, rotondo piccolo e sottoscapolare. Stabilizza l'articolazione della spalla, che è dotata di un'ampia gamma di movimenti a scapito della stabilità.

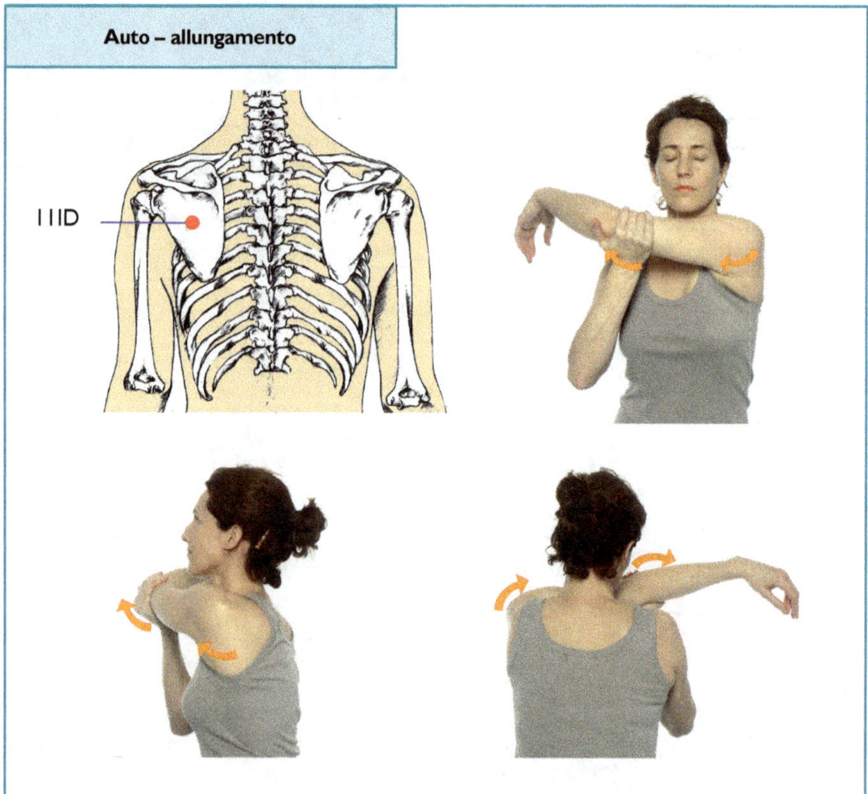

Posizione del paziente

Decubito laterale con le spalle in rotazione interna e il busto inclinato.

Posizione del terapista

Si posizione di fronte alla regione dorsale, portando il piede destro in avanti di mezzo passo e appoggiandosi al lettino.

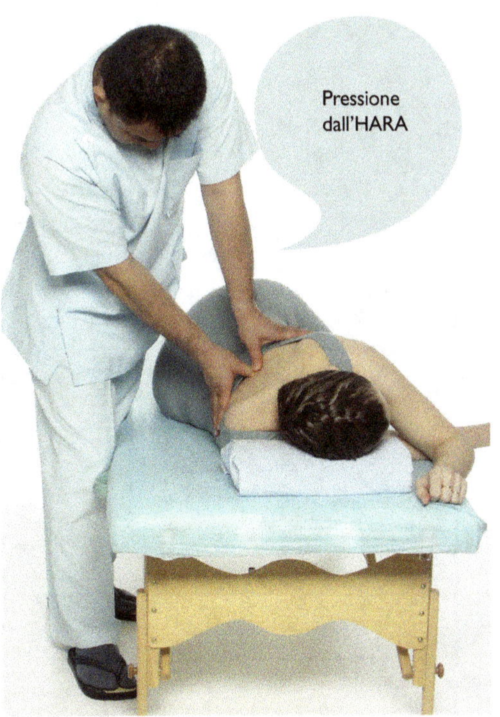

Preparazione

Le quattro dita di entrambe le mani riposano sulle costole e sulla zona lombare, controllando la pressione con il mignolo.

Tipo di pressione

Pollice sovrapposti (destro sotto).

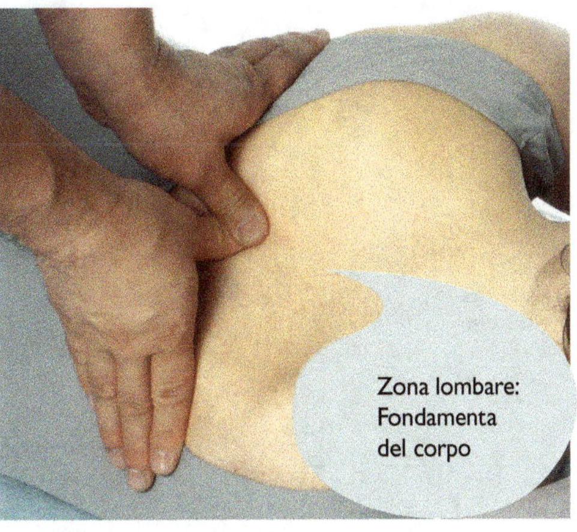

Zona di trattamento	Punti
Dal livello D8/D9 fino a L5/S1, nel borde interno dei muscoli paravertebrali.	10

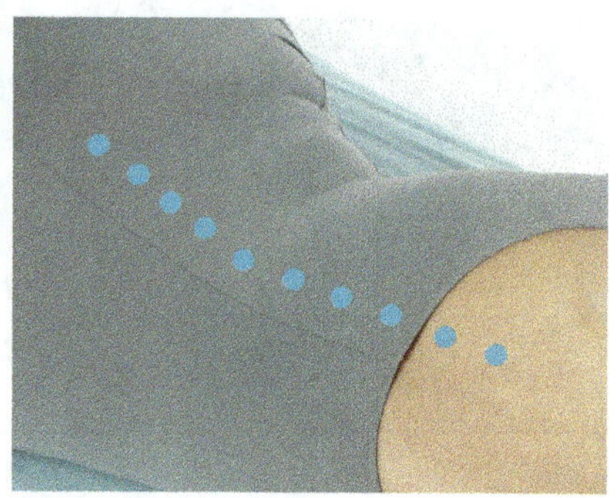

腎兪 **23V**	
L	A livello di L2/L3, 1,5 cun fuori dalla linea mediana posteriore.
I	Sintomi legati a patologie digestive o pancreatiche.

関元兪 **26V**	
L	1,5 cun dalla linea mediana posteriore, sotto della L5.
I	Lombalgia, sensazione di freddo nelle estremità.

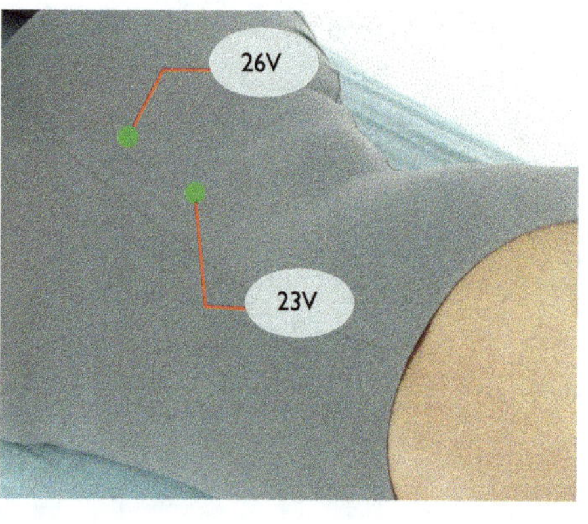

23V e 26V coincidono rispettivamente con il 7° e il 10° punto della 1a linea.

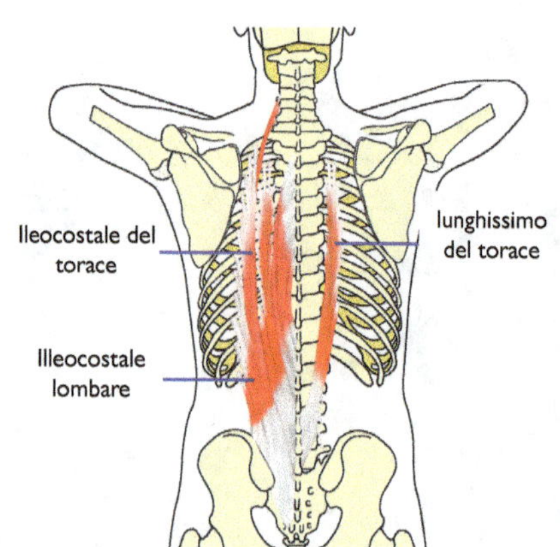

Lunghissimo del torace	
O	Apofisi trasverse lombare, zona anteriore della fascia toraco - lombare.
I	Apofisi trasverse delle vertebre dorsali, le ultime 9 o 10 costole tra l'apofisi spinosa e l'angolo di ogni costola.
F	Estensione della colonna vertebrale.

Ileocostale lombare **Ileocostale del torace**

Multifidi

Il segreto di tutti i trattamenti si localizza nella zona lombare, o centro del corpo, poiché ho verificato che molti fastidi alla schiena e al collo migliorano quando si risolve il dolore lombare. È necessario scoprire quale parte della zona lombare sta squilibrando il corpo e come si manifesta nella posizione e nei movimenti del corpo. Per questo motivo, la colonna vertebrale sarà trattata in dettaglio dividendola in tre linee.

I muscoli paravertebrali sono l'insieme dei muscoli profondi che coprono entrambi i lati della colonna, dal sacro al collo. Questi soffrono cariche in misura maggiore o minore, non solo quando sono in piedi, ma anche quando sono in decubito. Sono principalmente responsabili del sostegno della colonna e della sua estensione, e nella posizione sdraiata servono a cambiare la posizione del corpo. In una persona con scarsa forma fisica, questi muscoli perdono il loro tono e affettano la corretta curvatura della colonna vertebrale e l'equilibrio dell'emicorpo. La pressione si realizza trascinando in linea: i gomiti del terapista sono tenuti vicino al corpo e la pressione è diretta più obliquamente che perpendicolarmente, come se stesse staccando la massa muscolare dalla colonna vertebrale, senza toccarla direttamente.

Il decimo punto viene premuto per cinque secondi, tre volte, e sempre in direzione verso il "Tanden".

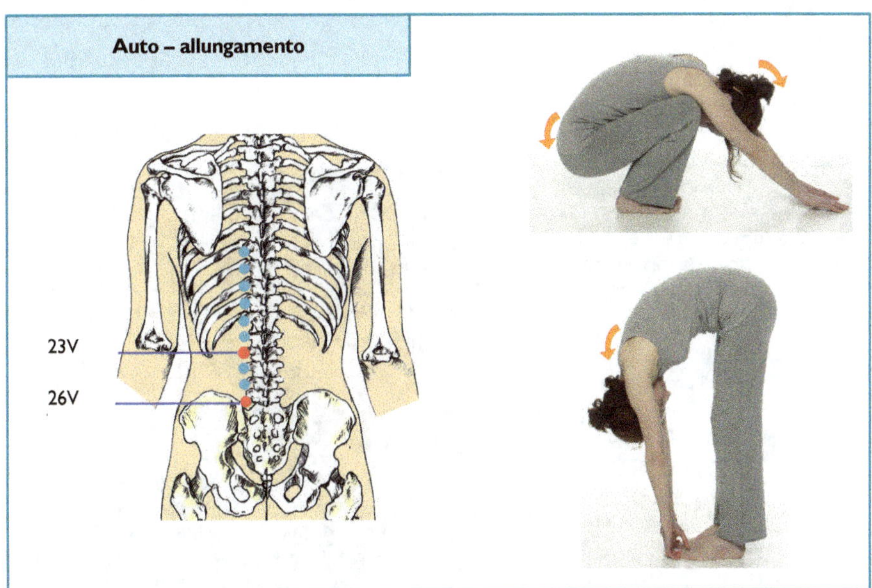

Posizione del paziente

Decubito laterale con le spalle in rotazione interna e il busto inclinato.

Posizione del terapista

Si posiziona di fronte alla regione lombare, avanzando la gamba destra medio passo e appoggiandosi nel lettino.

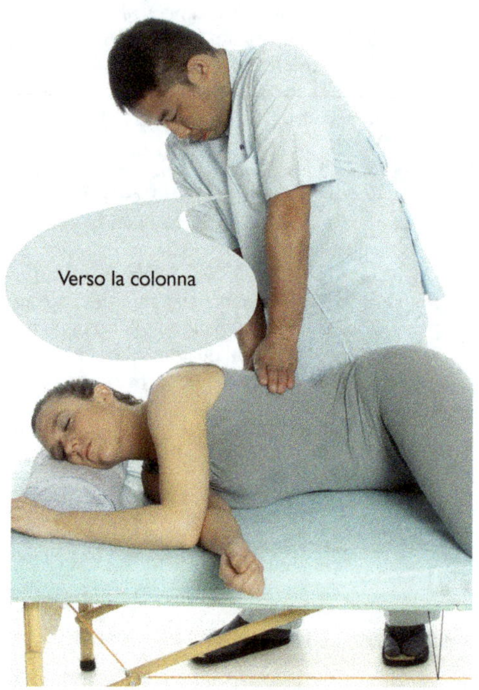

Preparazione

Le quattro dita di entrambe le mani riposano nelle costole e la zona lombare, controllando la pressione con il mignolo.

Tipo di pressione

Pollice sovrapposti (destro sotto).

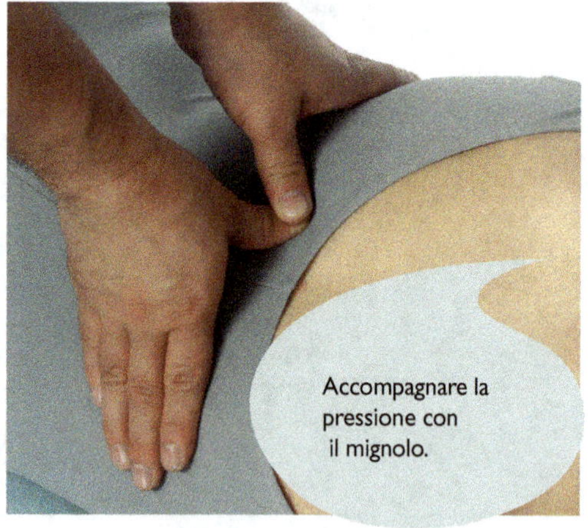

Zona di trattamento	**Punti**
Dal livello D7/D8 fino a L4/L5, nel bordo esterno dei muscoli paravertebrali.	10

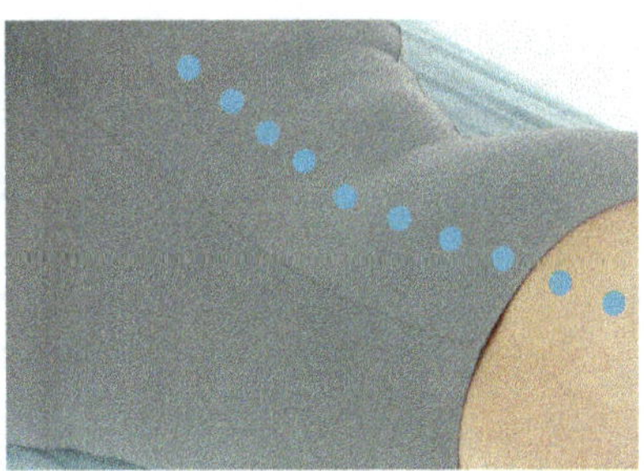

魂門 **47V**	
L	All'altezza della depressione inferiore della apofisi spinosa di D9, 3 Tsun lateralmente alla linea mediana dorsale.
I	Sintomi relazionati con patologie epatiche e pancreatiche, insonnia, problemi oftalmologici, disautonomia.

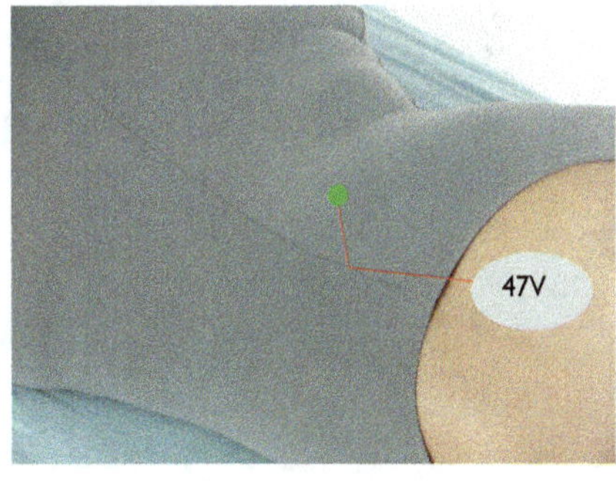

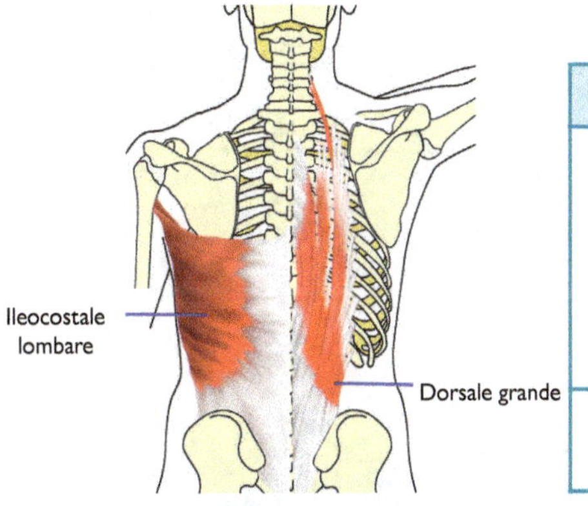

Grande Dorsale	
O	Apofisi spinose da D7 alla L5, zona dorsale del sacro, cresta iliaca, fascia toraco - lombare, angolo inferiore della scapola.
I	Tubercolo minore dell'omero.
F	Estensione, rotazione interna e adduzione del braccio.

Ileocostale del torace	
O	Fasci separati dalla 12ª alla 7ª costola.
I	Tendini fini dall'angolo della 1 a alla 6ª costola.
F	Estensione, lateralizzazione e rotazione della colonna dorsale.

Ileocostale lombare	
O	Zona dorsale del sacro, cresta iliaca, fascia toraco - lombare.
I	Angoli delle costole 7-12. Con tendine craniale e inserzione carnosa nella porzione caudale.
F	Estensione, lateralizzazione e rotazione della colonna lombare.

Il bordo esterno dei muscoli paravertebrali si preme dirigendosi verso la colonna in direzione opposta alla prima linea. Il controllo della forza e della stabilità della pressione del pollice si esercita tendendo il flessore del mignolo. Quando la tensione eccessiva trasforma la catena muscolare in una struttura che sembra un "tronco di legno", è meglio lavorare prima coscienziosamente su entrambi i lati in modo che la pressione entri poi più facilmente nel ventre muscolare al suo livello più alto.

Gli ultimi tre punti di entrambe le linee sono rilevanti per migliorare il mal di schiena, l'accumulo di "sangue sporco" (squilibrio ormonale) nelle anche o la circolazione del sangue negli arti inferiori. Entriamo e usciamo piano, mantenendo la pressione il tempo sufficiente.

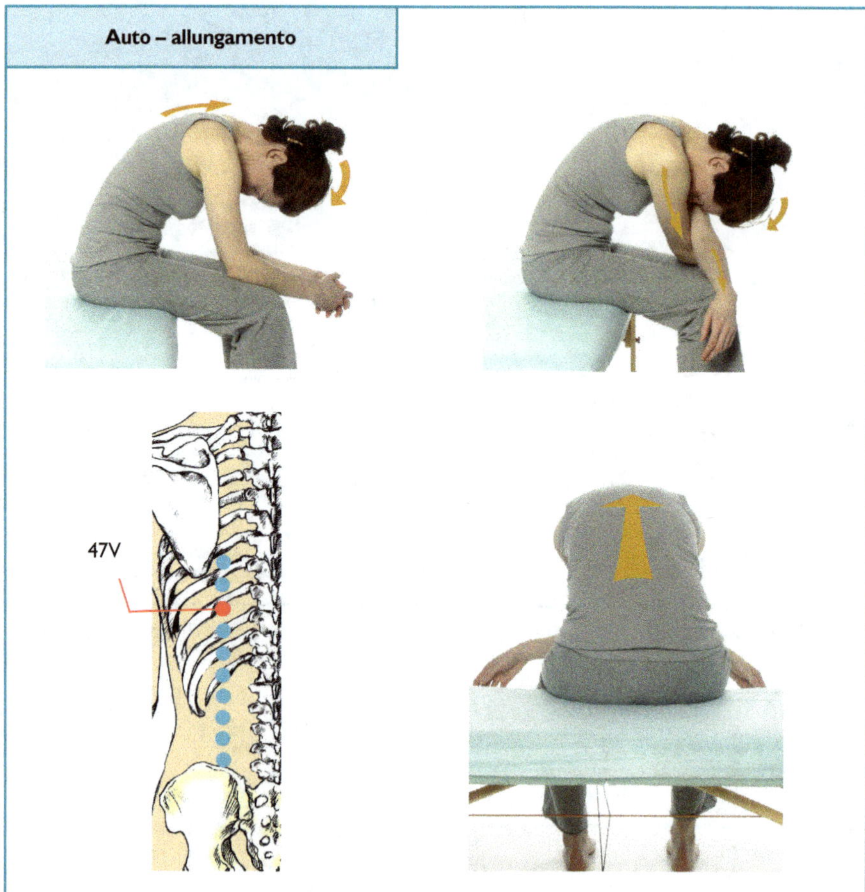

Posizione del paziente

Decubito laterale con le spalle in rotazione interna e il busto inclinato.

Posizione del terapista

Si posizione di fronte alla regione dorsale, portando il piede destro in avanti di mezzo passo e appoggiandosi al lettino.

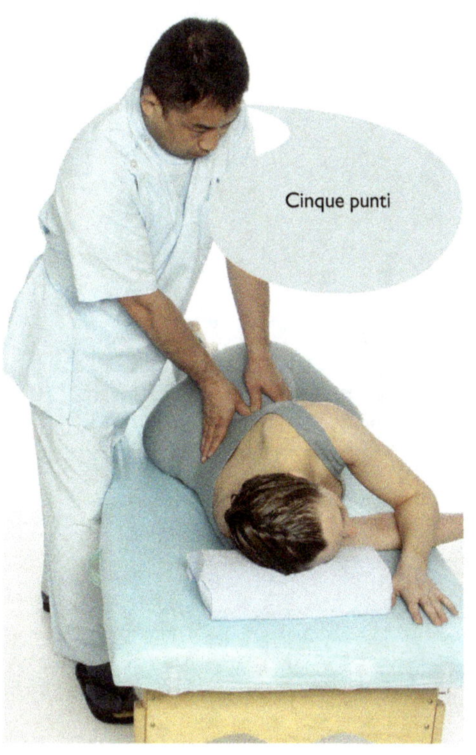

Preparazione

Le quattro dita di entrambe le mani coprono la zona lombare.

Tipo di pressione

Pollice sovrapposti (destro sotto). Coordinare con il mignolo.

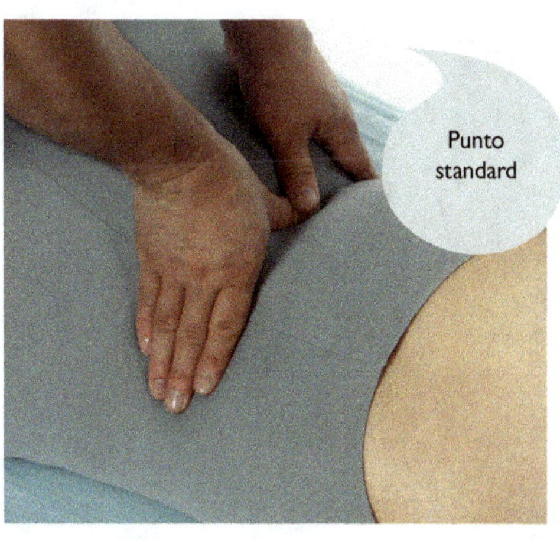

Zona di trattamento	**Punti**
Tra la 12ª costola e la cresta iliaca.	5

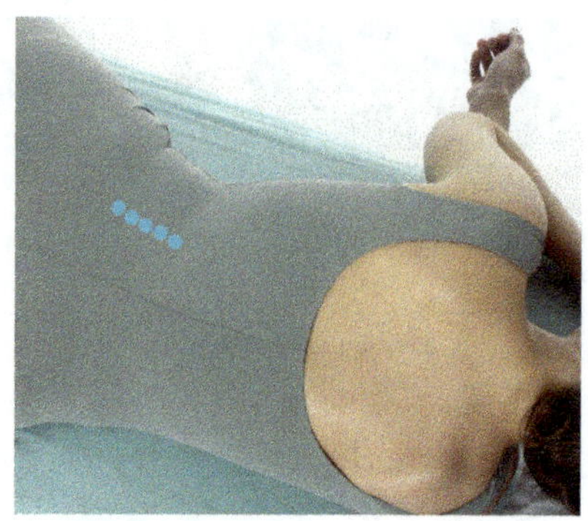

志室 **52V**	
L	A livello di L2/L3, 3 cun fuori dalla linea mediana posteriore.
I	Problemi ginecologici e urinari, lombalgia, sensazione di freddo nelle estremità.

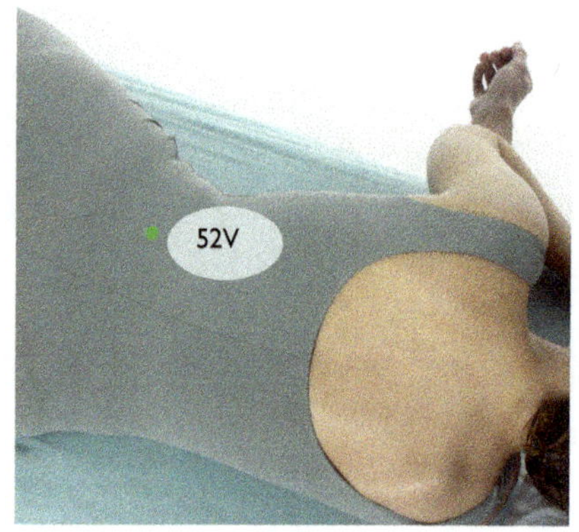

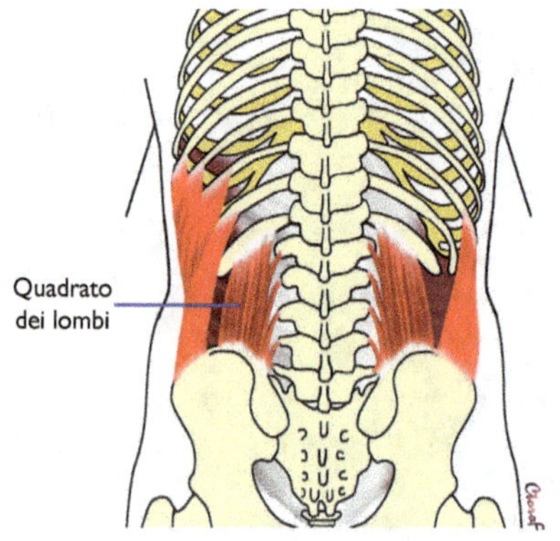

Quadrato dei lombi	
O	Labbro interno della cresta iliaca, legamento ileolombare.
I	12° costola, apofisi costiformi di L1-L4.
F	Scendere la 12ª costola, lateralizzazione del busto.

Obliqui

Localizziamo la terza linea tra la dodicesima costa e la cresta iliaca, che può offrire poco spazio a seconda della morfologia del paziente. Benché la distanza tra ogni punto sia molto ridotta, è necessario trattare cinque punti. Nelle persone magre si percepiscono facilmente contratture di dimensioni considerevoli, sulle quali mettiamo in contatto tutto il polpastrello del pollice e carichiamo il peso del corpo accompagnando l'espirazione del paziente. Ricordiamo che la costola fluttuante ha una struttura fragile perché è fissata solo alla colonna vertebrale. Pertanto, premere su di esso potrebbe avere gravi conseguenze, soprattutto negli anziani.

Nei pazienti obesi, le cui contratture sembrano più diffuse, lavoriamo ad un ritmo più lento e siamo attenti a ciò che i pollici percepiscono.

Il 52V, il terzo punto della linea, è indispensabile insieme con il 36E per trattare i sintomi cronici. Dopo aver premuto perpendicolarmente, insistiamo con varie pressioni cambiando la direzione o l'intensità.

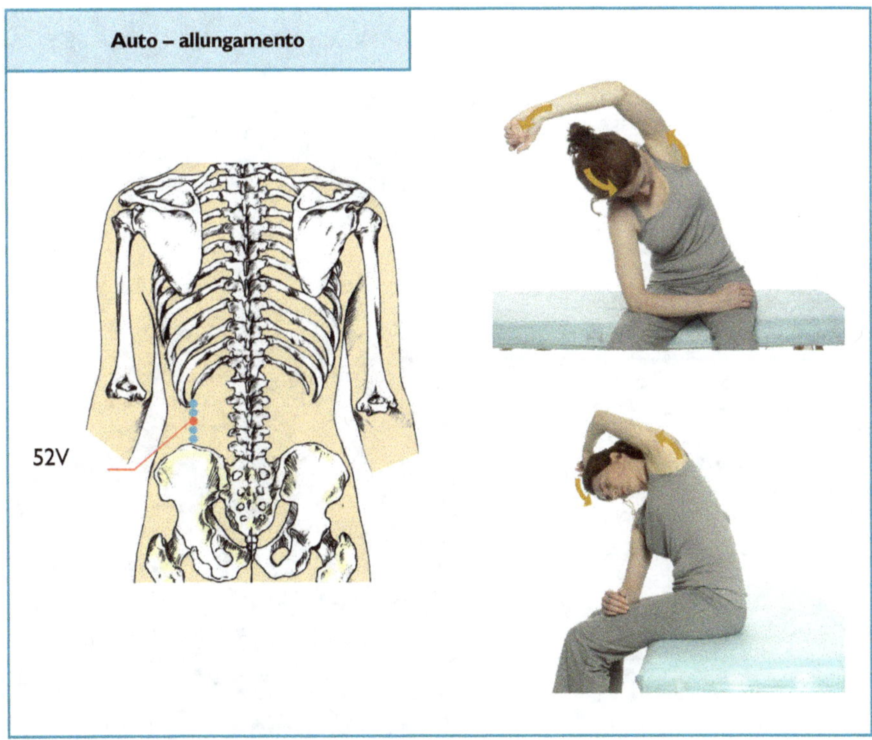

Regione della cresta iliaca

Posizione del paziente

Decubito laterale con il busto inclinato.

Posizione del terapista

Si posiziona di fronte alla regione lombare, facendo mezzo passo in avanti. Appoggia le gambe contro il lettino.

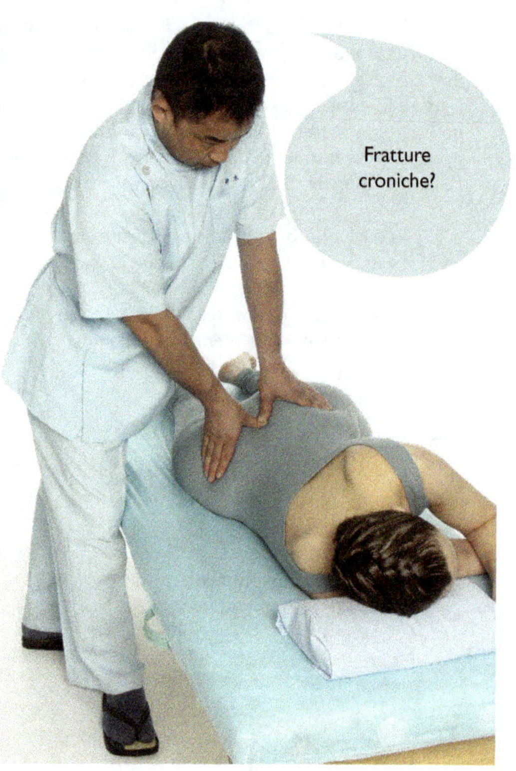

Preparazione

Le quattro dita di entrambe le mani coprono le anche.

Tipo di pressione

Pollici sovrapposti (destro sotto).

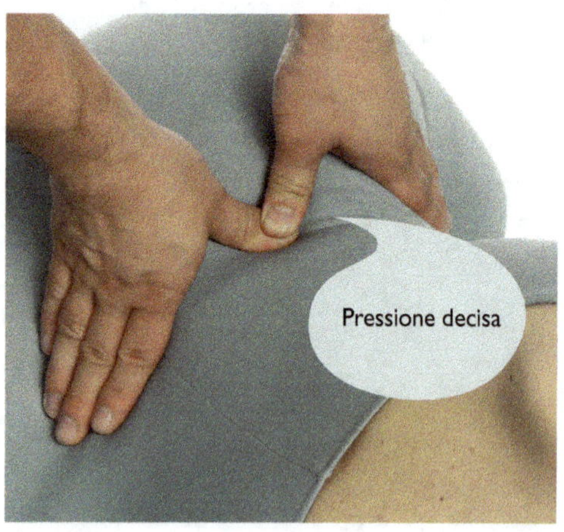

Zona di trattamento	**Punti**
Dalla spina postero - superiore verso la spina antero – superiore: 1°: Bordo della cresta iliaca (pressione perpendicolare). 2°: 1 cm sopra il bordo (45° di pressione verso il basso). 3°: 1 cm sotto il bordo (pressione perpendicolare).	5 5 5

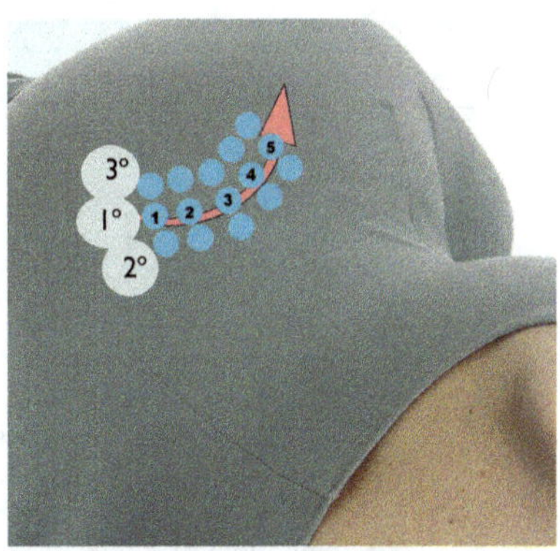

Punto dell'ovaia	
L	Punto appena sopra il livello più elevato della cresta iliaca.
I	Problemi ginecologici, dolore addominale.

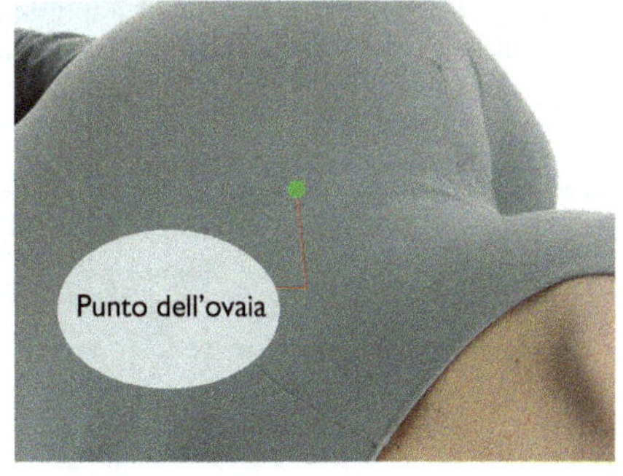

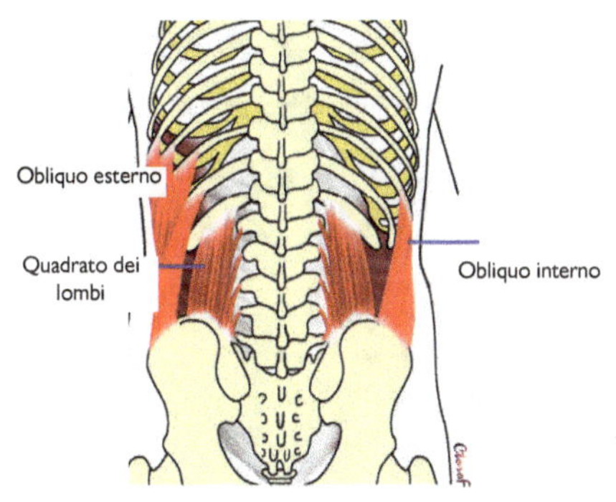

Obliquo esterno dell'addome	
O	5°-12° costola.
I	Labbro esterno della cresta iliaca, legamento inguinale, guaina del muscolo retto.
F	(Bilaterale) Flessione della colonna. (Unilaterale) Lateroflessione verso lo stesso lato.

Paravertebrale

Quadrato dei lombi

Obliquo interno dell'addome	
O	Linea intermedia della cresta iliaca, fascia toraco - lombare, legamento inguinale.
I	10ª-12ª costola, tendine alla linea alba.
F	Lateralizzazione, flessione del busto, rotazione sullo stesso lato (contrazione unilaterale).

Lavoriamo la regione della cresta iliaca dove si inserisce il muscolo quadrato dei lombi. Le persone che soffrono di problemi lombari presentano numerose contratture croniche nel bordo interno della cresta iliaca; queste attivano un dolore acuto o sordo quando i bioritmi fisici e/o emotivi sono in fase bassa o negativa. Un punto importante per alleviare gli squilibri ormonali si trova in questa regione; coincide con il punto centrale della linea Shiatsu.

L'accesso alla zona di inserzione non è semplice, quindi lavoriamo tre linee di cinque punti per coprire l'intera zona. È importante cercare le contratture nascoste e i punti Aze. Applichiamo pressioni di trascinamento e di una certa intensità, poiché questo lavoro raramente provoca la reazione di Menken.

Auto – allungamento

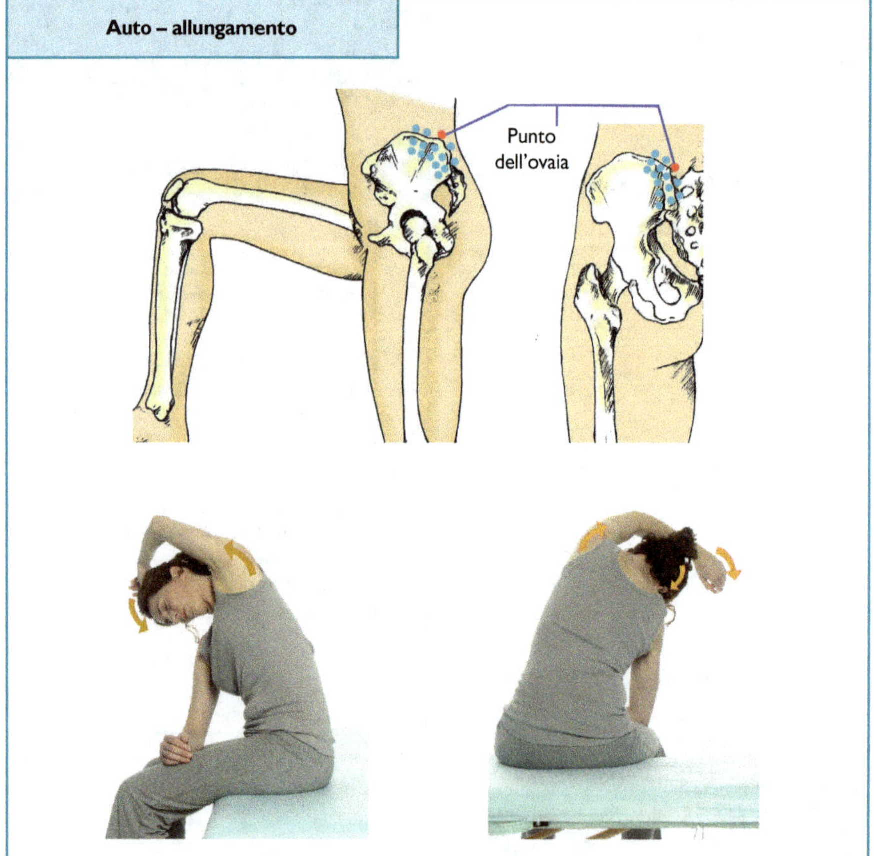

Regione del sacro e dell'articolazione sacroiliaca

Posizione del paziente

Decubito laterale con il busto inclinato.

Posizione del terapista

Si posiziona di fronte alla regione lombare, facendo avanzare la gamba destra di medio passo e appoggiando le gambe contro il lettino.

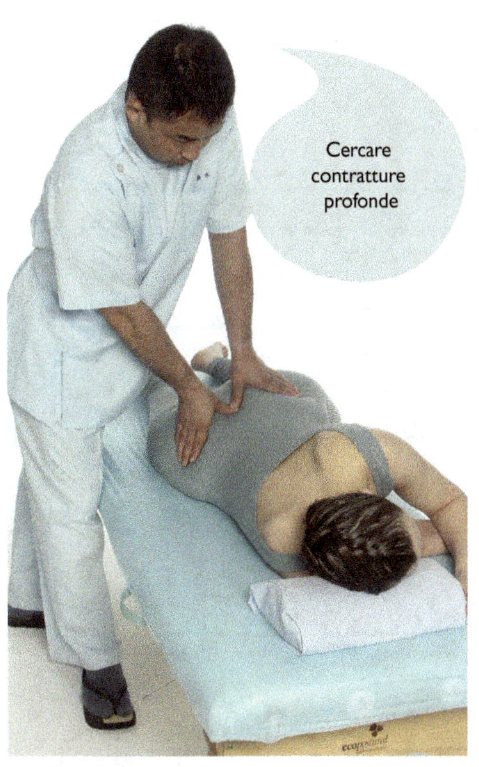

Preparazione

Le quattro dita di entrambe le mani si appoggiano sui glutei.

Tipo di pressione

Pollice sovrapposti (destro sotto).

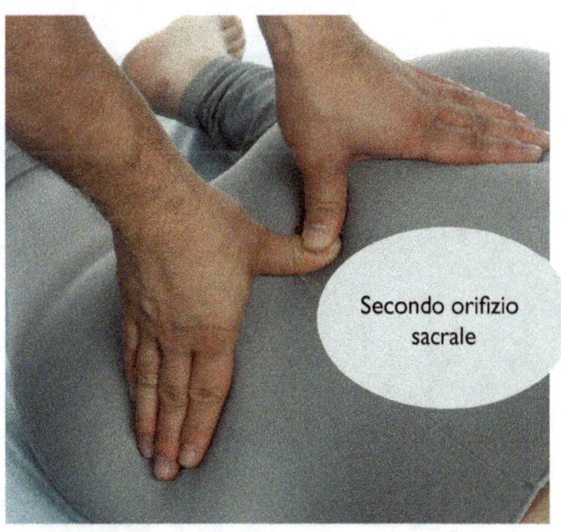

Zona di trattamento	Punti
1ª. Orifizi sacrali, destro.	5
2ª Articolazione sacroiliaca destra (legamento sacroiliaco posteriore).	5
3ª Articolazione sacroiliaca sinistra (legamento sacroiliaco posteriore).	5
4° Orifizio sacrale, sinistro.	5

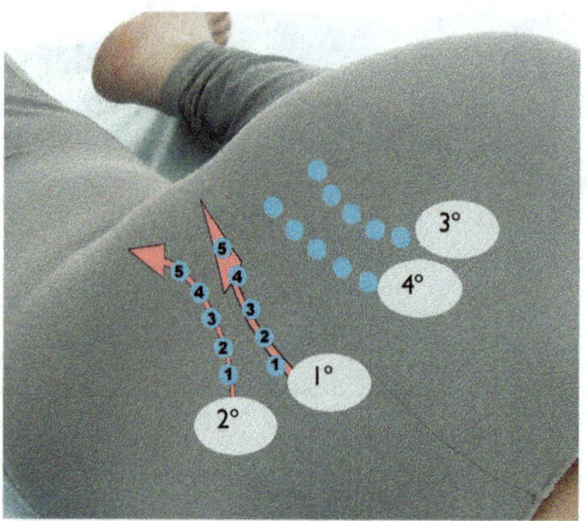

次髎 **32V**	
L	2° orifizio sacrale.
I	Dolori lombari, dolori sciatici, anomalie del colon sigmoide o del retto, dismenorrea.

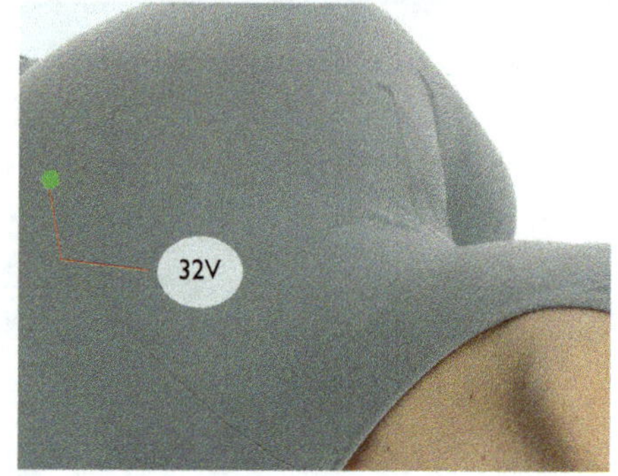

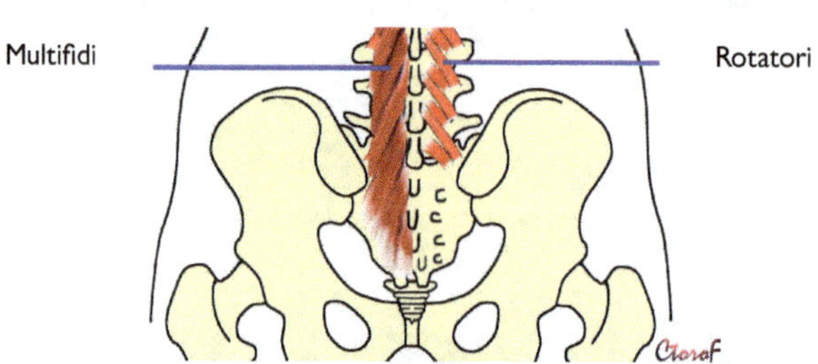

Multifidi	
O	Zona dorsale del sacro, Apofisi trasverse delle vertebre lombari, toraciche e cervicali inferiori.
I	Apofisi spinose delle vertebre lombari, toraciche e cervicali fino all'epistrofeo.
F	Estensione, inclinazione laterale, stabilizzatori della colonna.

Paravertebrali

Prima di lavorare questa regione, controlliamo se il busto del paziente è nella posizione giusta per eseguire una pressione perpendicolare. Durante la sessione, la posizione si rilassa e il busto si appoggia sempre di più sul lettino. Una volta assicurata la posizione, osserviamo la posizione delle spine iliache postero superiori e l'angolo di entrambe le articolazioni sacroiliache.

Le contratture o i punti Aze sono di solito nascosti sotto il tessuto adiposo. Per facilitare la ricerca, il pollice è posto sull'articolazione sacroiliaca mentre si mobilizza l'articolazione dell'anca; il percorso muscolare si apprezza meglio con il movimento articolare.

Un punto efficace per le patologie ginecologiche, la sensazione di freddo nelle estremità e la lombalgia si localizza nel secondo orifizio sacrale. Nelle donne in gravidanza ci limitiamo a premere delicatamente e perpendicolarmente senza molta stimolazione. La medicina cinese lo dichiara controindicato in questi casi.

Auto – allungamento

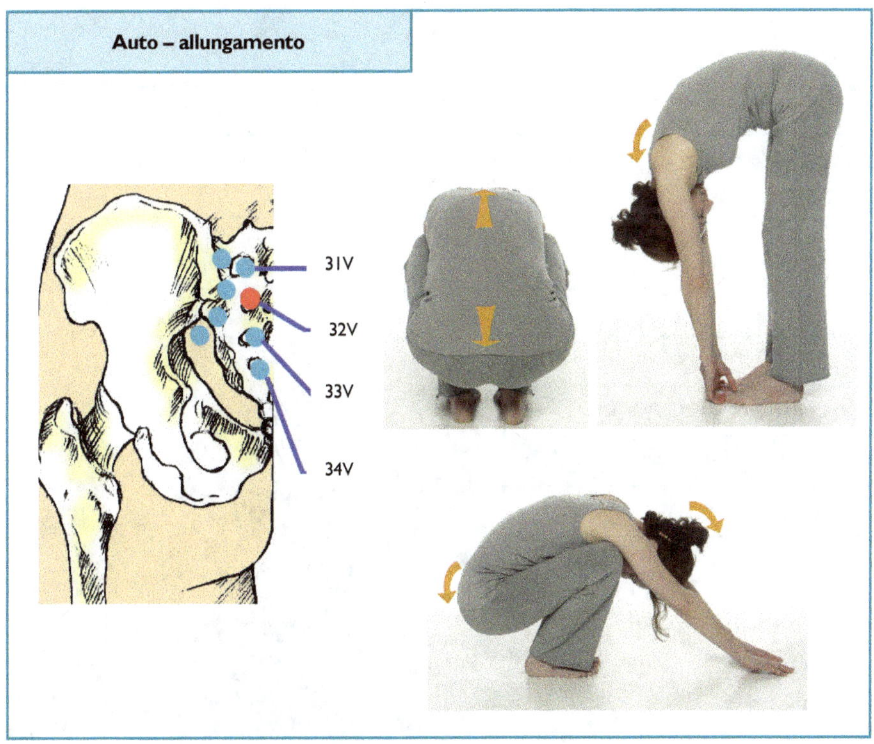

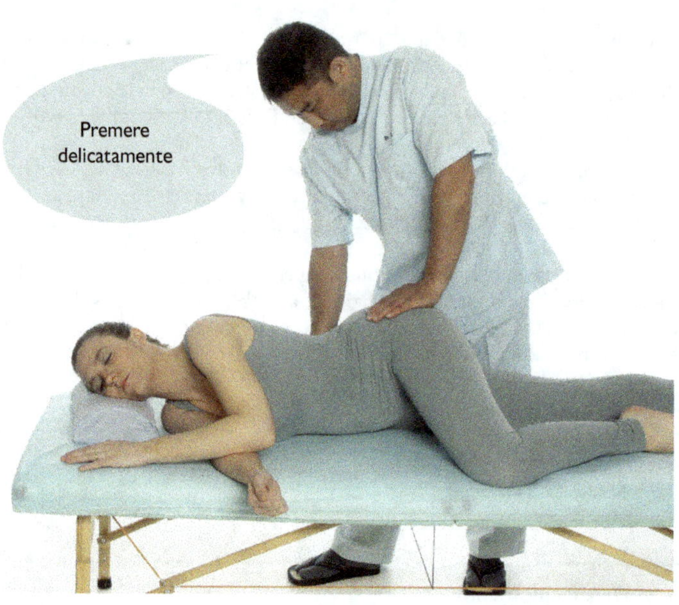

Posizione del paziente	**Posizione del terapista**
Decubito laterale.	Si posiziona di fronte alla regione lombare, facendo mezzo passo in avanti.

Preparazione
Lasciare la mano sinistra nella pelvi.
Tipo di pressione
Pressione palmare.

Zona di trattamento	Punti
Lungo la colonna vertebrale dalla zona interscapolare fino all'osso sacro. 1) Pressione palmare. 2) Frizione	 5 5

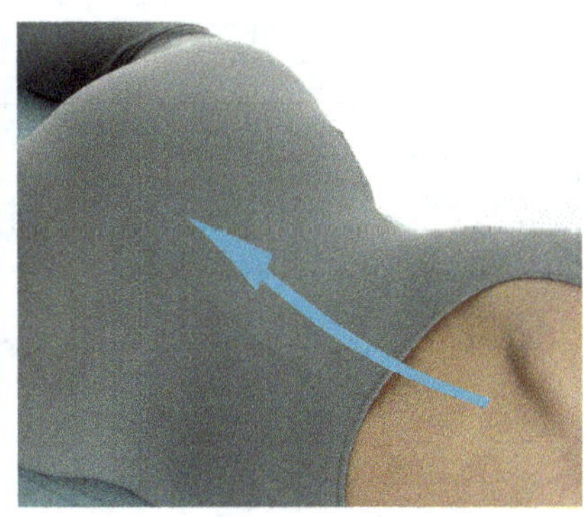

Muscoli paravertebrali	
Tratto laterale, sistema longitudinale.	Ileocostale lombare. Ileocostale del torace. Ileocostale cervicale.
Tratto laterale, sistema longitudinale	Lunghissimo del torace. Lunghissimo del collo. Lunghissimo della testa.
Tratto mediale, sistema obliquo	Semispinale del torace. Semispinale del collo. Semispinale della testa.
Tratto mediale, sistema longitudinale	Spinale del torace.
Tratto mediale, sistema obliquo	Multifidi. Rotatori del collo. Rotatori del torace. Rotatori lombari.

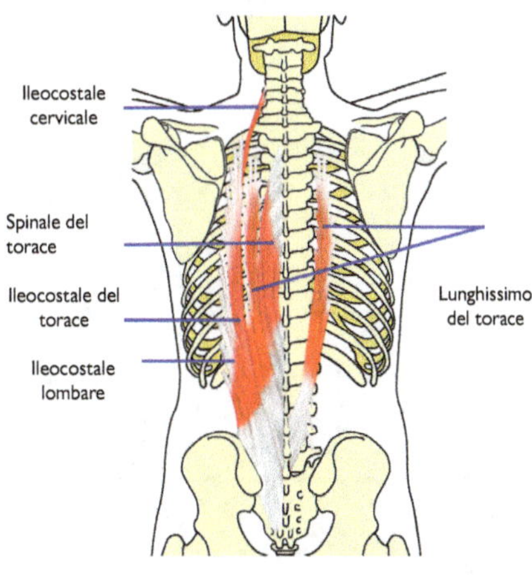

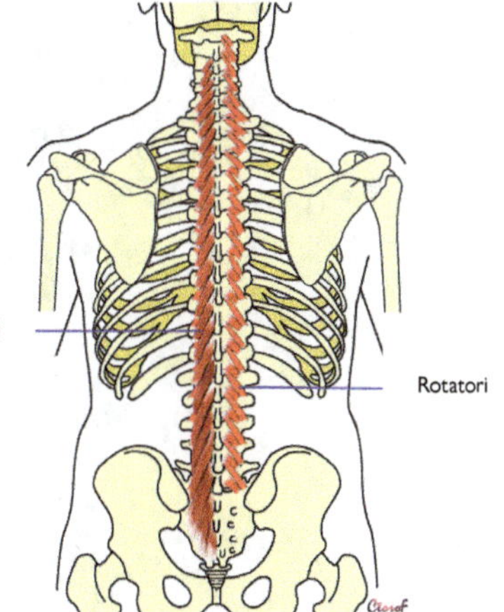

Auto - allungamento

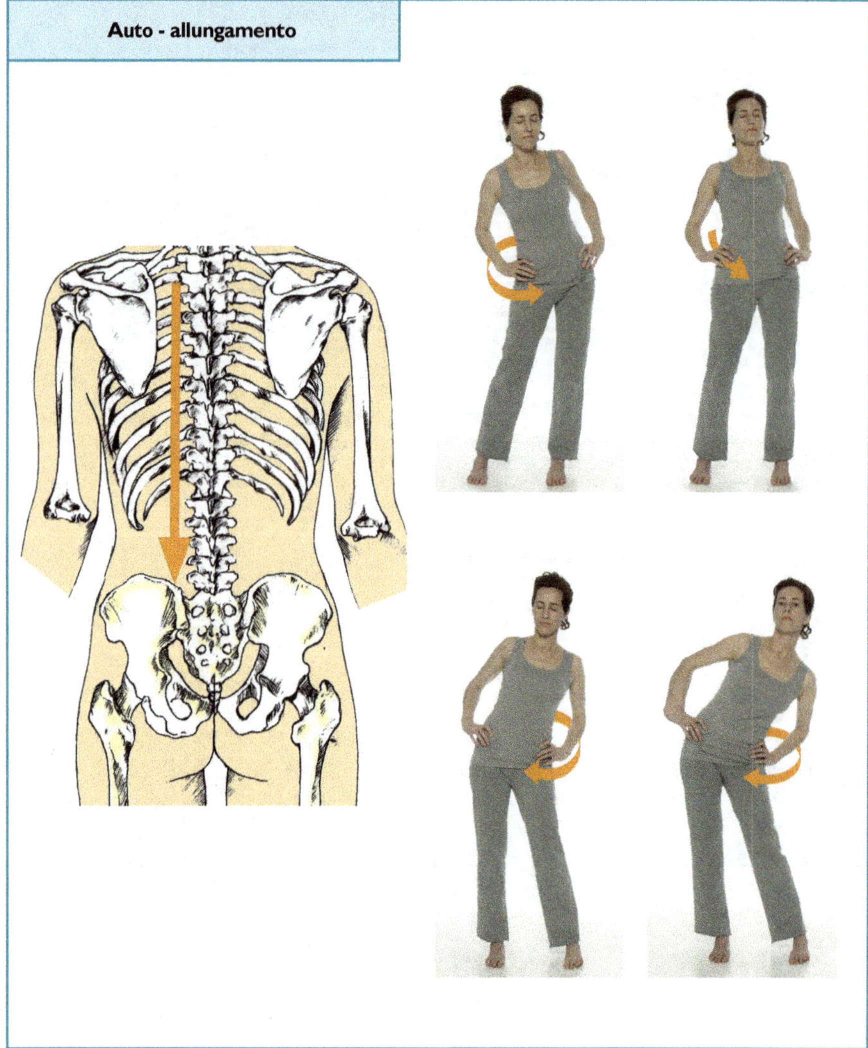

Regione laterale del gluteo 1

Posizione del paziente

Decubito laterale con il busto inclinato.

Posizione del terapista

Si posiziona dietro l'anca, facendo un mezzo passo in avanti.

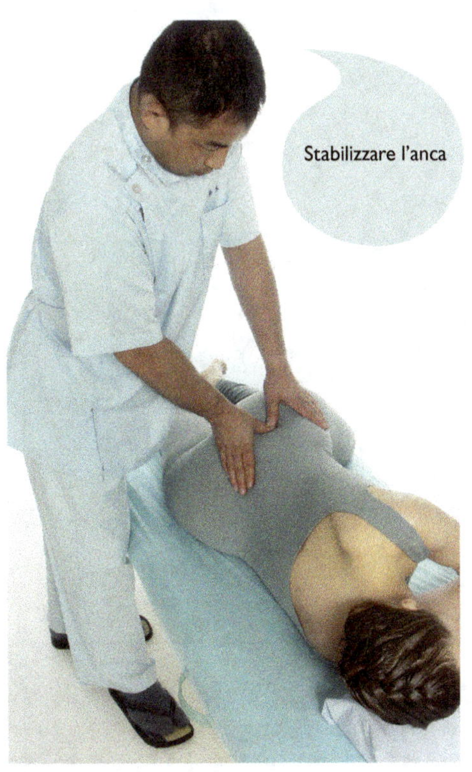

Preparazione

Fissare le mani nella pelvi.

Tipo di pressione

Pollici sovrapposti (destro sotto).

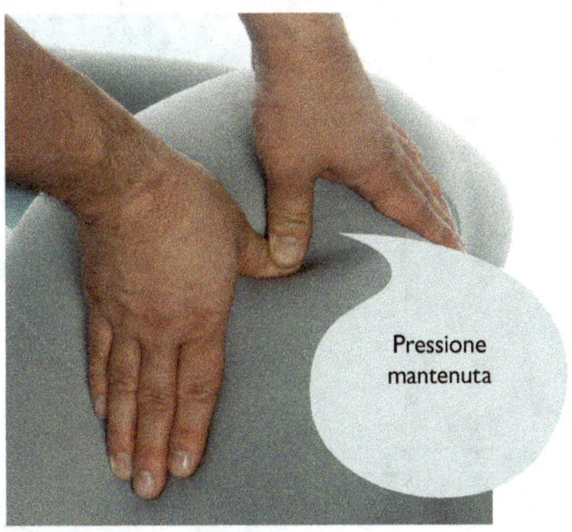

Zona di trattamento	Punti
Dividendo la linea tra EIAS e EIPS in cinque punti e da questi cinque punti scendere verso il grande trocantere.	5x5

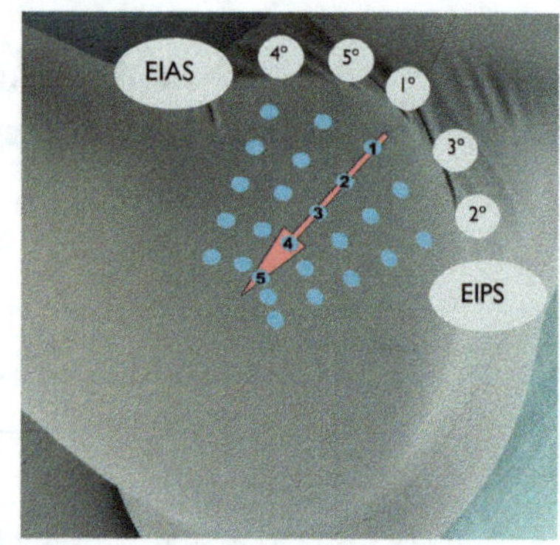

Punto Namikoshi	
L	A circa 5 cm dall'EIAS sulla linea immaginaria che lo unisce al vertice del sacro, vicino al forame sciatico maggiore.
I	Mal di schiena, dolore sciatico.

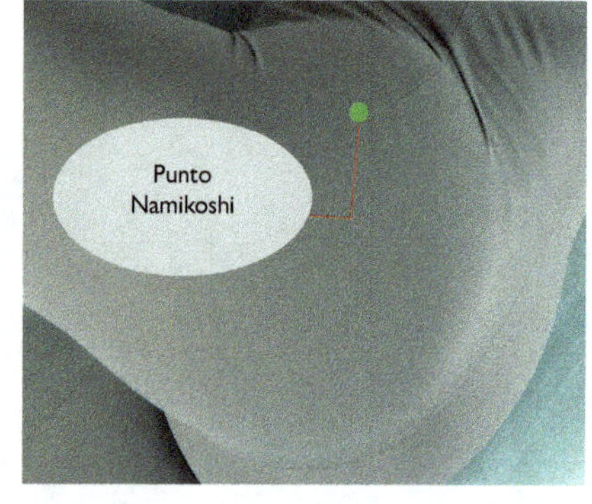

Gluteo medio	
O	Zona del gluteo dell'ala dell'ilio (tra la cresta iliaca e le linee glutee posteriori e anteriori).
I	Bordo laterale del grande trocantere.
F	L'abduzione, la rotazione della gamba, stabilizza la pelvi.

Gluteo piccolo	
O	Zona del gluteo dell'ala dell'ilio (tra le linee glutee anteriori e inferiori).
I	Trocantere maggiore.
F	Abduzione, rotazione interna della gamba.

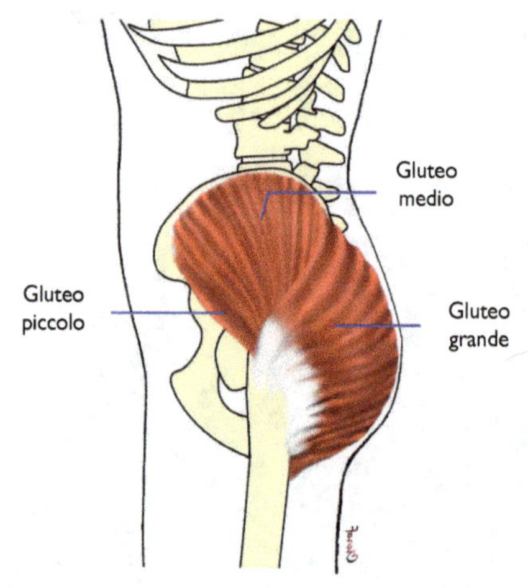

Tensore della fascia lata

Il muscolo gluteo medio, l'abduttore del femore insieme al gluteo piccolo, mantiene l'equilibrio della cintura pelvica al passeggiare/camminare/correre. Quando è debilitato, l'anca si abbassa, provocando la cosiddetta andatura di Trendelenburg. Una tensione eccessiva può causare dolore non solo nella zona lombare, ma anche intorno all'articolazione sacroiliaca, all'osso sacro e alla testa del femore, che è la sua zona di inserzione.

Per portare sollievo, lavoriamo l'insieme dei muscoli glutei senza dimenticare il punto Namikoshi, sul quale esercitiamo una pressione lenta e sostenuta.

Il muscolo gluteo piccolo, nonostante le sue dimensioni relativamente piccole, può causare notevoli problemi come il dolore simile alla sciatica. È quindi necessario lavorare tutta la regione laterale del gluteo e ancora di più nelle persone obese che soffrono di sovraccarico muscolare e articolare.

Auto - allungamento

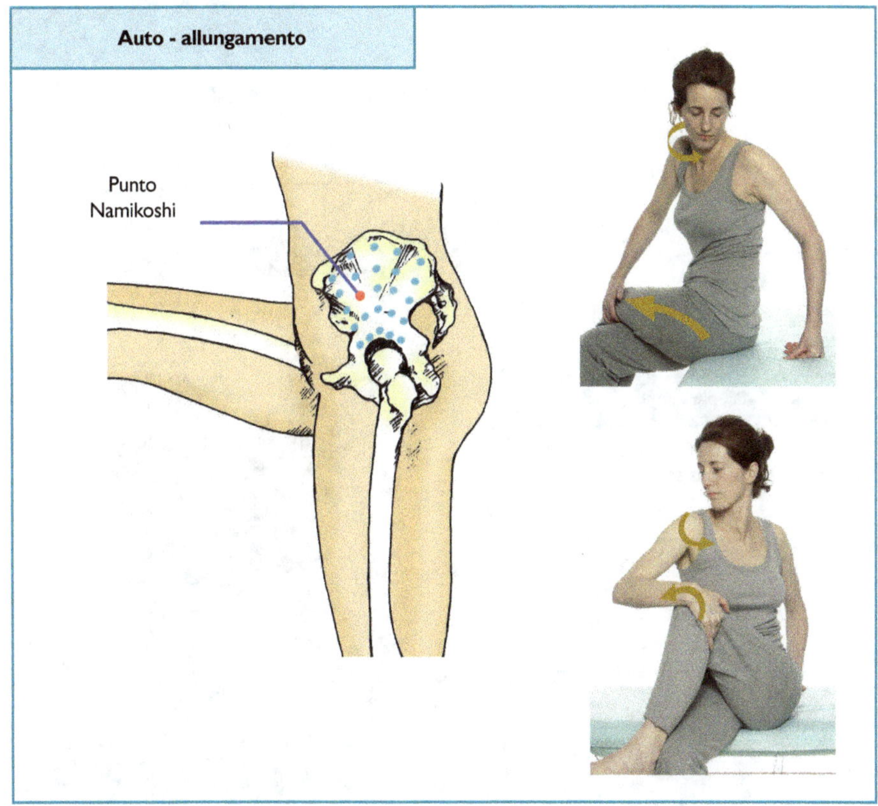

Posizione del paziente

Decubito laterale.

Posizione del terapista

Posizionato dietro i fianchi.

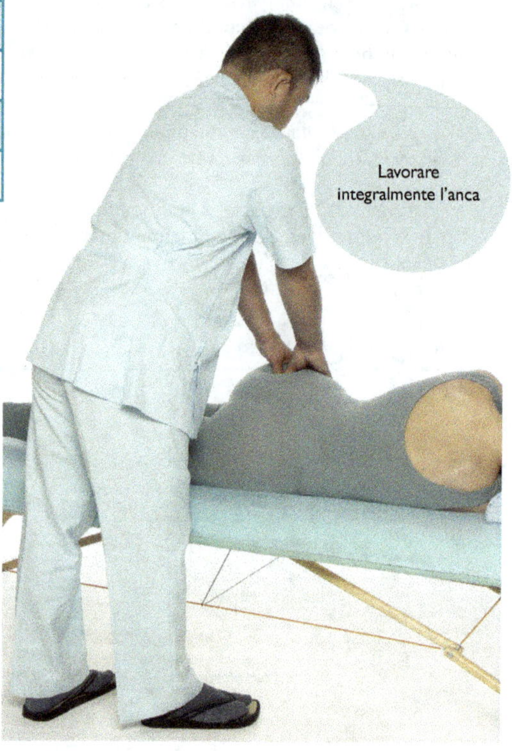

Preparazione

Sostenere la spina iliaca anteriore superiore con le mani una sopra l'altra.

Tipo di pressione

Pollici sovrapposti (sinistro sotto), o a forma di V.

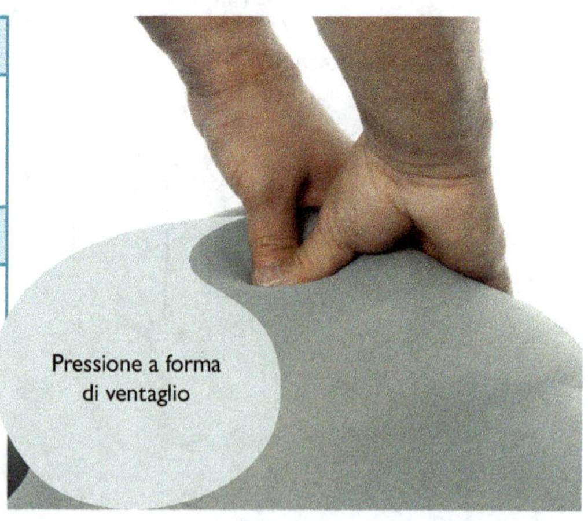

Zona di trattamento	Punti
Dalla zona anteriore dell'ilio verso l'osso sacro e il coccige.	5×5

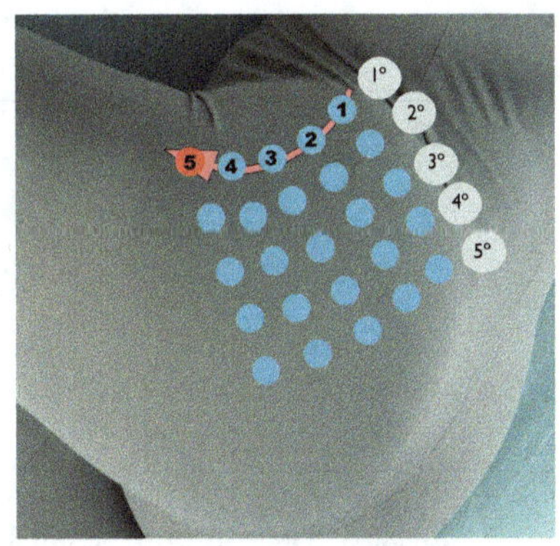

環跳 30VB	
L	In decubito laterale e con l'anca flessa, nella zona di transizione tra i terzi medi e laterali della linea di unione tra il grande trocantere del femore e lo iato sacrale.
I	Lombalgia, sciatica, mal di schiena (parte bassa).

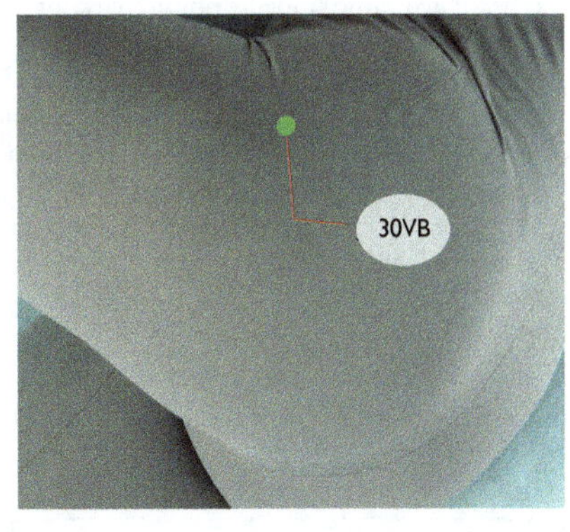

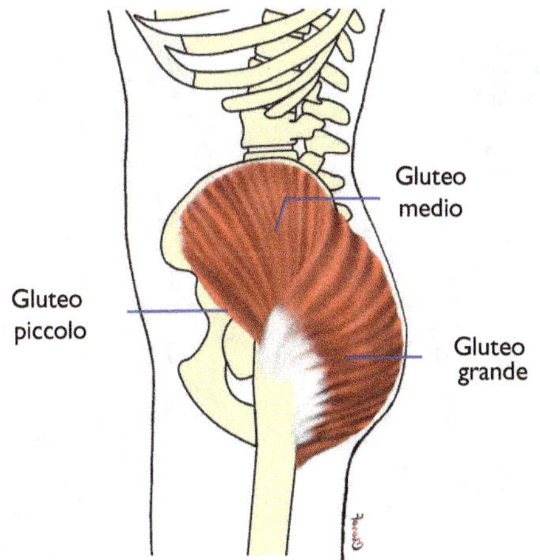

Gluteo grande	
O	Ala dell'ileo dietro la linea glutea posteriore, fascia toraco - lombare, fascio dorsale del sacro, legamento sacrotuberoso.
I	Tuberosità glutea del femore, allungamento ileotibiale.
F	Estensione e rotazione esterna dell'articolazione dell'anca, stabilizzazione del busto, retroversore della pelvi.

Tensore della fascia lata

Gluteo medio

Ripetiamo la regione del gluteo, ma questa volta lavoriamo fino alla zona posteriore dell'ilio con le mani una sopra l'altra sull'EIAS. Per non trascurare le piccole contratture, spostiamo i nostri pollici da un punto all'altro facendoli scorrere sulla superficie, senza staccarli dal corpo del paziente. La tensione del muscolo tensore della fascia lata, che si trova nella prima linea, è una delle cause del dolore lombare insieme alla tensione dei muscoli retto femorale, psoas e gluteo grande (il suo partner antagonista e il motore primario dell'estensione dell'anca).

Il gluteo grande di solito accumula tensione nella sua zona di origine, la linea glutea posteriore.

Lavoriamo fino alle minuscole contratture che si sentono sotto forma di vetro o filo attaccato all'osso o ai tendini.

I muscoli che avvolgono le anche, oltre ad eseguire i movimenti articolari ed essere antigravitazionali, hanno una funzione protettiva per gli organi interni. Stimolando adeguatamente la circolazione sanguigna di questi muscoli, il dolore legato a emorroidi, dismenorrea, sciatica, ritenzione di liquidi o una sensazione di stanchezza e pesantezza nelle gambe può essere alleviato.

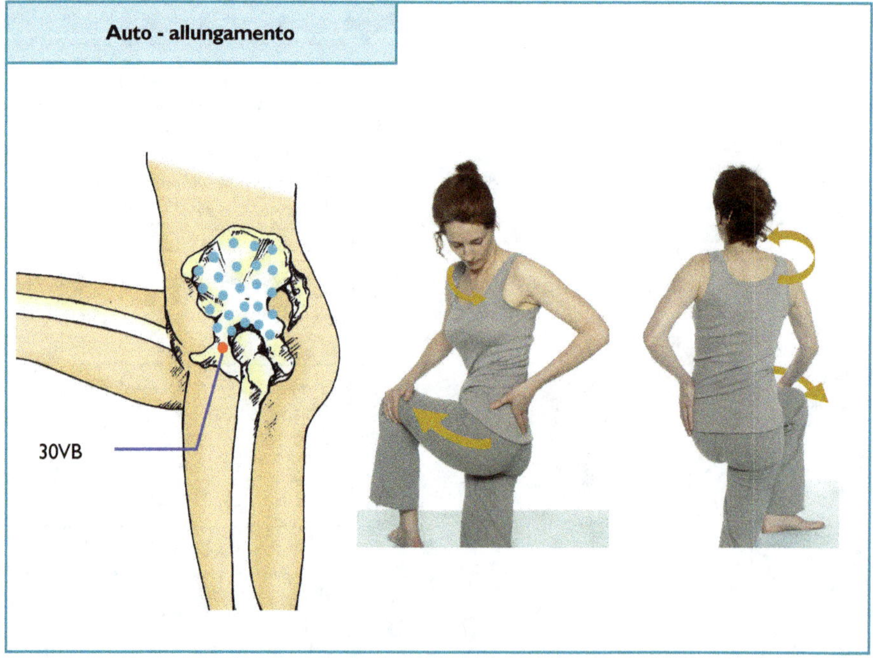

Regione laterale del gluteo 3

Posizione del paziente
Decubito laterale.
Posizione del terapista
È posizionato dietro le anche.

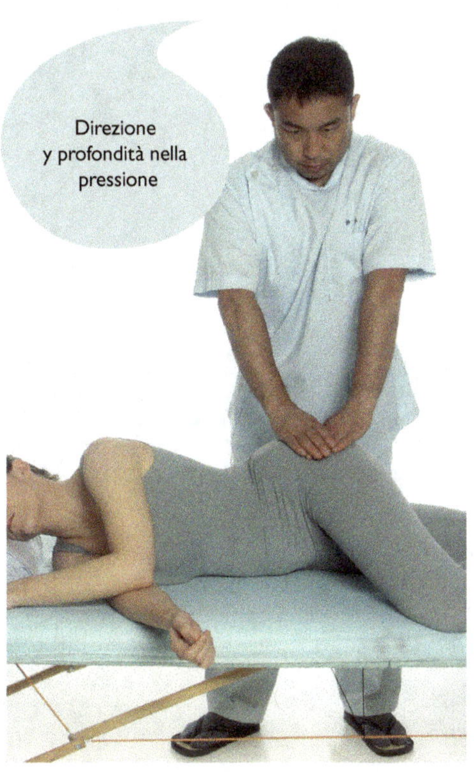

Preparazione
Sostenere la parte anteriore del gluteo con le mani poste una sopra l'altra.
Tipo di pressione
Pollici sovrapposti (sinistro sotto).

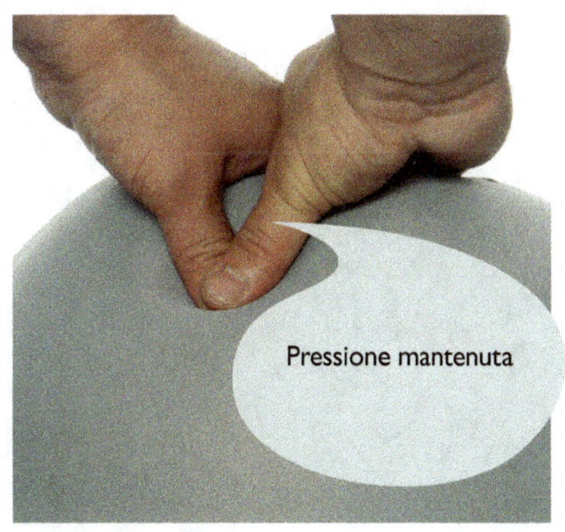

Zona di trattamento	Punti
Dal grande trocantere vero l'osso sacro.	5×5

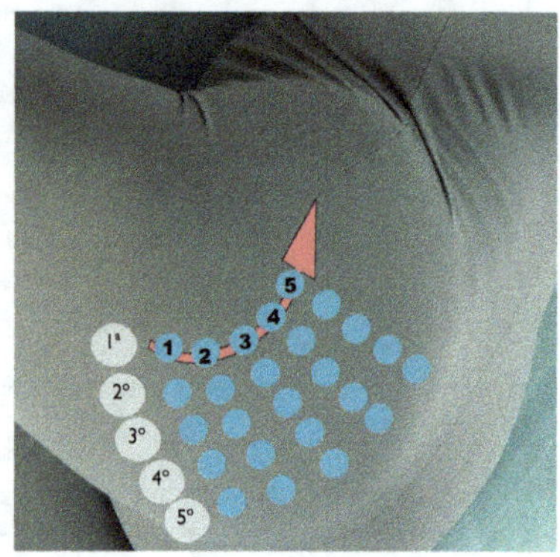

秩辺 54V	
L	A livello del quarto orifizio sacrale, 3 cun lateralmente alla linea mediana posteriore.
I	Patologie relazionate al sistema riproduttivo, dolore sciatico, dolore lombare.

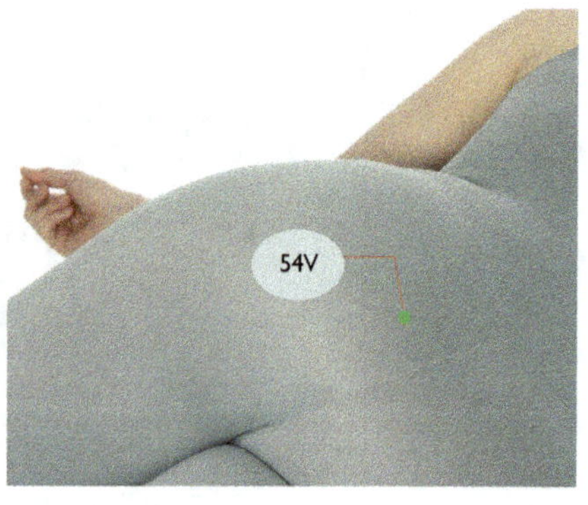

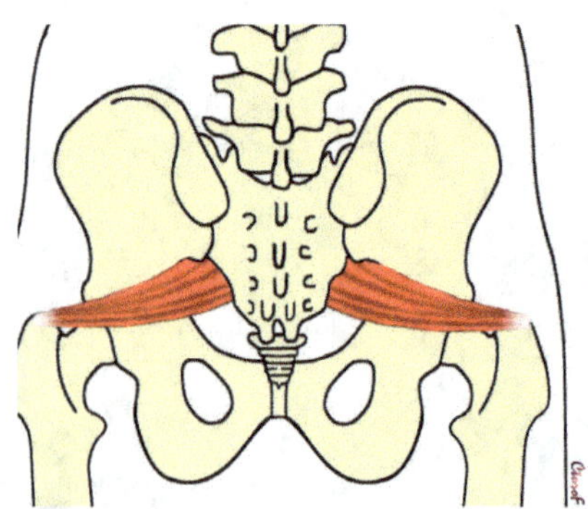

Piramidale/Piriforme	
O	Zona pelvica del sacro.
I	Tendine lungo sulla superficie interna dell'estremità del grande trocantere.
F	Abduzione e rotazione esterna della coscia.

Gluteo grande

Il muscolo piriforme, un abduttore importante nonostante le sue dimensioni, provoca facilmente lo stress sia quando si sta in piedi che quando si sta seduti. Quando la sua tensione è al massimo, comprime il nervo sciatico, che scorre sotto o dentro il ventre del muscolo, e può causare la cosiddetta sindrome del piriforme. Per questo motivo, cerchiamo tutte le contratture che si possono trovare nella regione legata a questo muscolo e al percorso del nervo sciatico.

Abbiamo ripetuto attentamente le pressioni nella regione glutea, variando la direzione della linea di trattamento. Tuttavia, nonostante il fatto che i muscoli siano voluminosi, non si deve esercitare una forte pressione, perché questo potrebbe stancare il massaggiatore e disturbare il paziente. Lo scopo del massaggio è quello di promuovere l'omeostasi regolando i processi inibitori o stimolatori. Un buon stimolo meccanico produce reazioni fisiologiche e nervose sul tessuto epiteliale e connettivo, migliora la circolazione del sangue e aiuta ad eliminare le sostanze nocive. Eccitando in modo consono i propriocettori, come i fusi muscolari o gli organi tendinei presenti alla giunzione di tendini e muscoli, i muscoli si rilassano e riacquistano il tono vitale.

Anche se ci sono molti elementi sconosciuti nel meccanismo intrinseco della funzione analgesica del nostro corpo, si sa che la stimolazione di vari tipi di recettori tattili inibisce la sensazione di dolore.

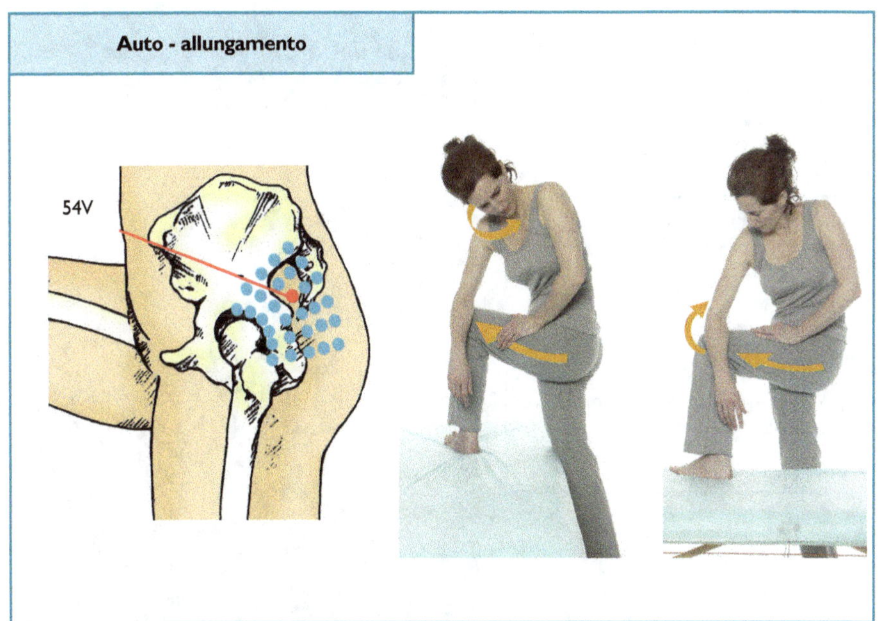

Regione femorale posteriore

Posizione del paziente
Decubito laterale.

Posizione del terapista
Si posiziona dietro la coscia destra.

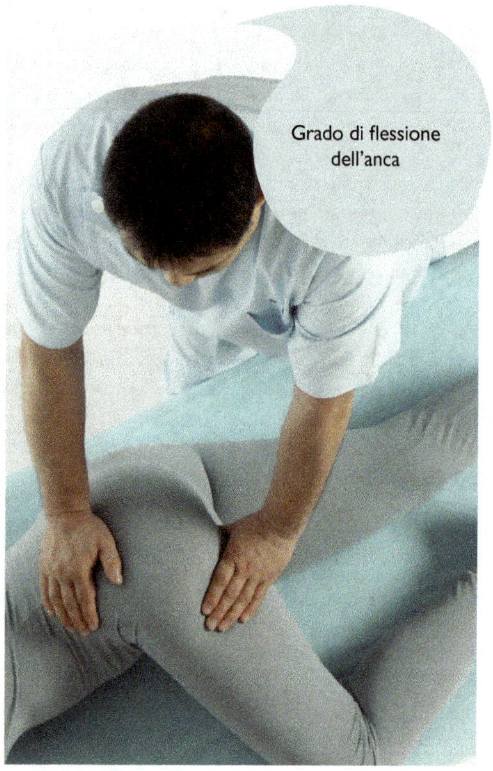

Preparazione
La mano destra sostiene l'osso iliaco.

Tipo di pressione
Un pollice (sinistro). Il resto delle dita copre la regione femorale laterale.

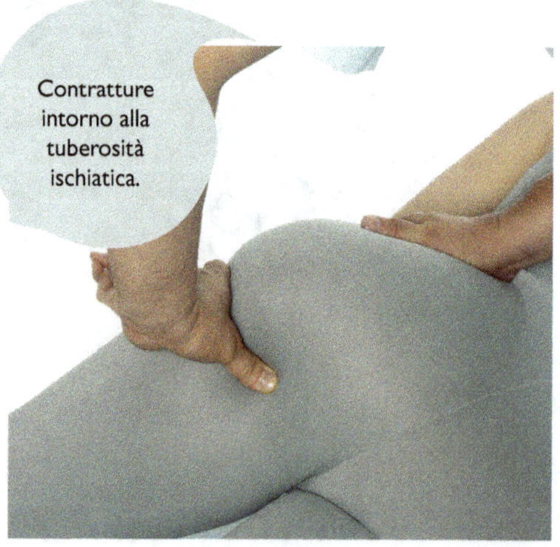

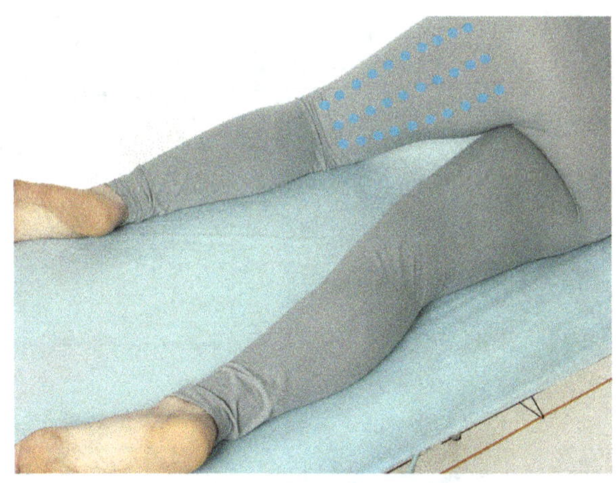

Zona di trattamento	**Punti**
Dalla piega del gluteo verso la fossa poplitea.	3×10

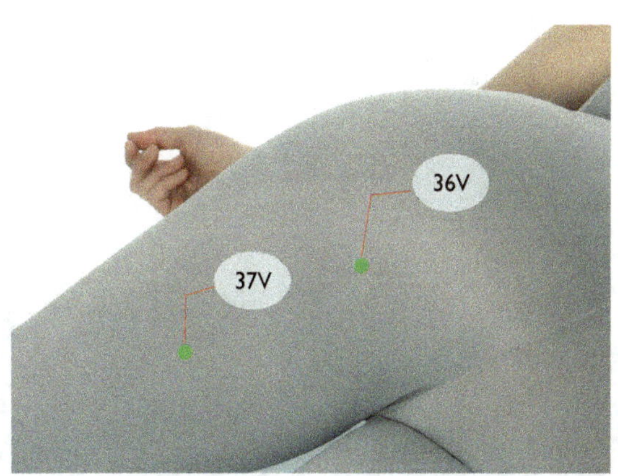

承扶 **36V**	
L	Punto medio della piega del gluteo tra i muscoli bicipite femorale e semitendinoso.
I	Dolore sciatico, dolore lombare, paraplegia.

殷門 **37V**	
L	Livello mediale del femorale posteriore, tra i muscoli bicipite femorale e semitendinoso.
I	Dolore sciatico, dolore lombare, paraplegia.

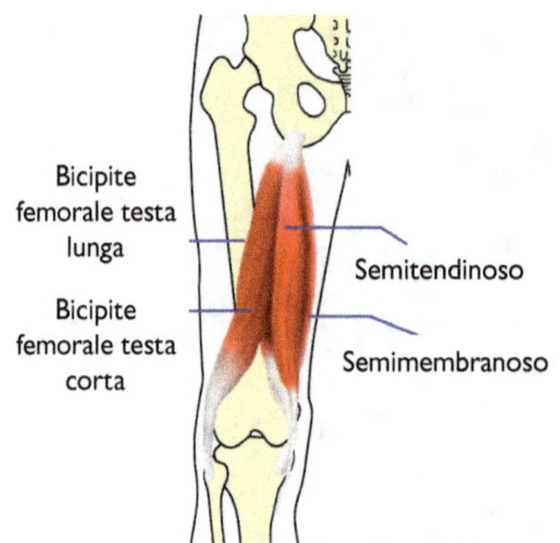

Bicipite femorale	
O	Testa lunga del bicipite femorale. Tuberosità ischiatica. Testa corta del bicipite femorale. Metà distale del labbro laterale della linea ruvida del femore.
I	Testa del perone.

Semimembranoso	
O	Tendine della tuberosità ischiatica larga.
I	Condilo mediale della tibia.
F	Estensione dell'anca, flessione e rotazione interna del ginocchio.

Semitendinoso	
O	Tendine corto della tuberosità ischiatica.
I	Tendine lungo sul bordo mediale della tuberosità della tibia.
F	Estensione dell'anca, flessione e rotazione interna del ginocchio.

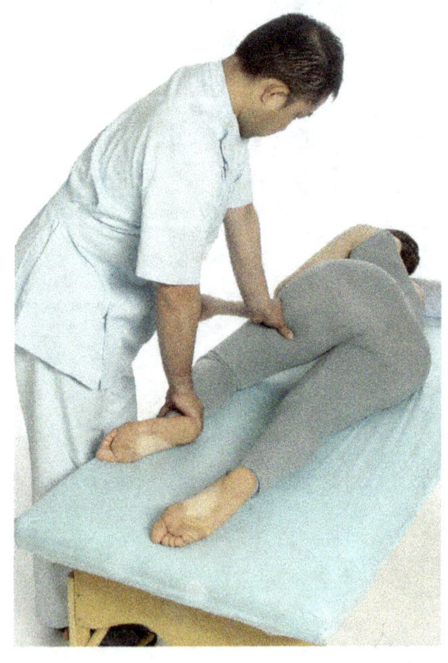

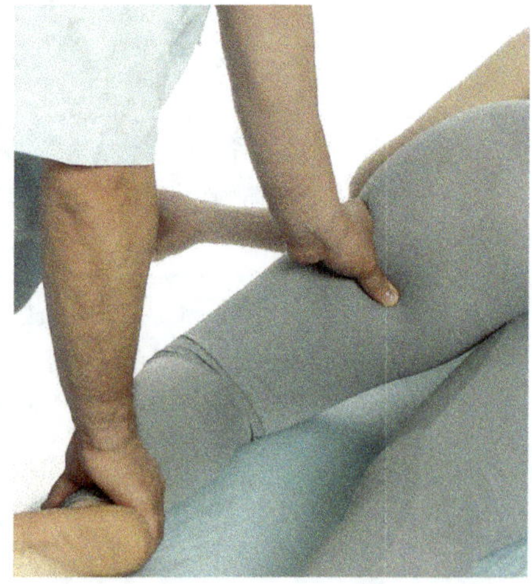

COMMENTI DEL MAESTRO ONODA

Nella pratica degli sport di velocità e di accelerazione, gli ischiotibiali del sono sovraccaricati e tendono a diventare ipertonici, pertanto il loro strappo muscolare è molto frequente, così come lo strappo del polpaccio. La causa si attribuisce a diversi elementi: mancanza di flessibilità muscolare, squilibrio muscolare tra le due gambe o sproporzionalità di potenza tra quadricipiti e ischiotibiali nella contrazione simultanea (l'anca e il ginocchio sono in flessione). Sono muscoli biarticolari (tranne la testa corta del muscolo bicipite femorale) e assicurano l'estensione dell'anca e la flessione del ginocchio. Questa caratteristica fa che controllino le azioni di camminare o di correre proteggendo il ginocchio nei movimenti improvvisi. La sua rigidità, a sua volta, impedisce l'estensione del ginocchio, causando un sovraffaticamento del quadricipite. È anche importante il suo fattore di stabilizzazione del corpo.

Sono potenti muscoli posturali e il loro accorciamento contribuisce, a lungo termine, alla retroversione pelvica (accorciamento bilaterale) o alla rotazione della pelvi (accorciamento unilaterale).

Nella vita quotidiana, è importante evitare uno stile di vita sedentario, soprattutto nelle persone che hanno un grado limitato di flessione del busto con le gambe estese. Se l'ipertonia somiglia a una sindrome sciatica, trattiamo, dopo aver rilassato i glutei, alcuni primi punti intorno alla protuberanza ischiatica nella posizione in cui l'anca e il ginocchio sono sottoposti a una leggera flessione.

Auto – allungamento

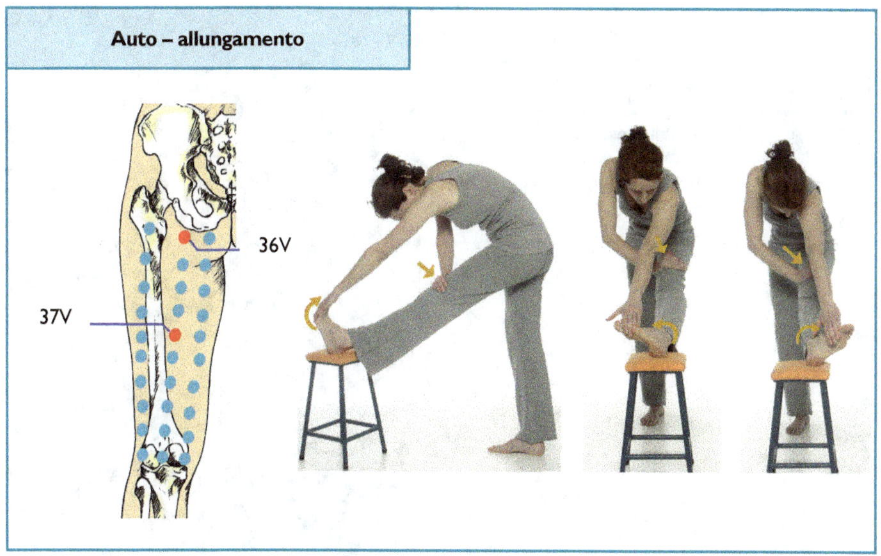

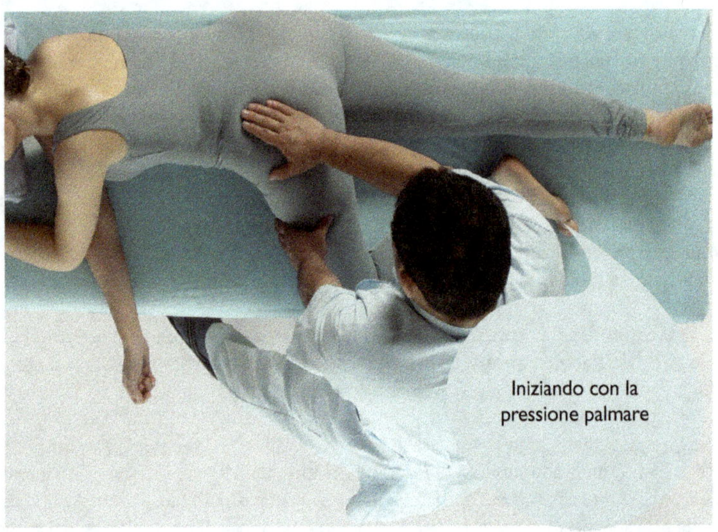

Posizione del paziente	Posizione del terapista
Decubito laterale.	Si posiziona di fronte alla gamba.

Preparazione
La mano destra tiene l'osso dell'anca.
Tipo di pressione
Un pollice (sinistro). Il resto delle dita copre la parte anteriore del femorale.

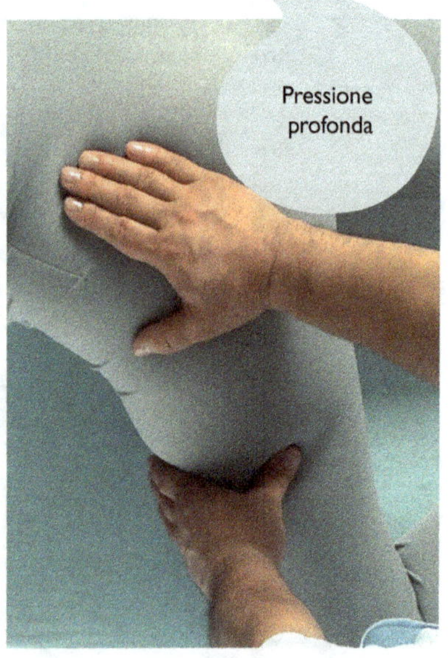

Zona di trattamento	Punti
Da sotto il grande trocantere verso la parte laterale del ginocchio.	10

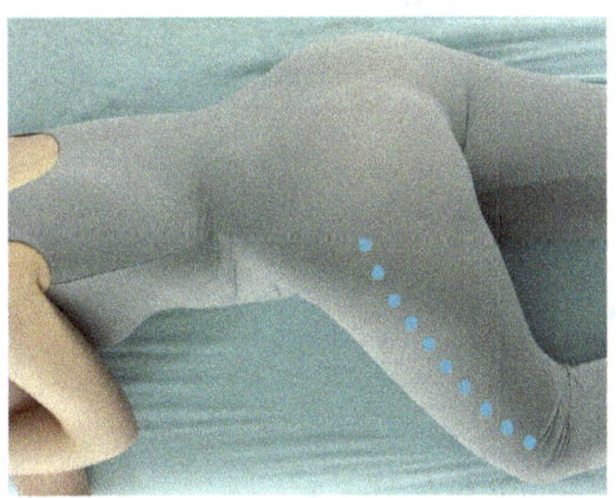

風市 31VB	
L	Nel punto medio della faccia laterale della coscia, 7 cun sopra la piega del ginocchio (stando in piedi, il punto in cui tocca la punta del dito medio).
I	Dolore dal gluteo verso la parte laterale della coscia, sciatica, ipertensione.

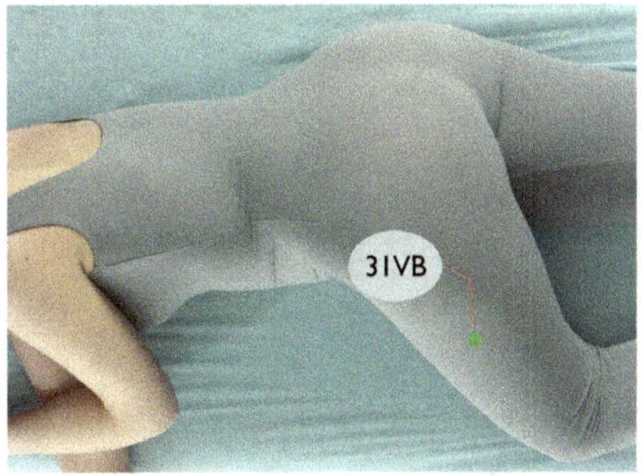

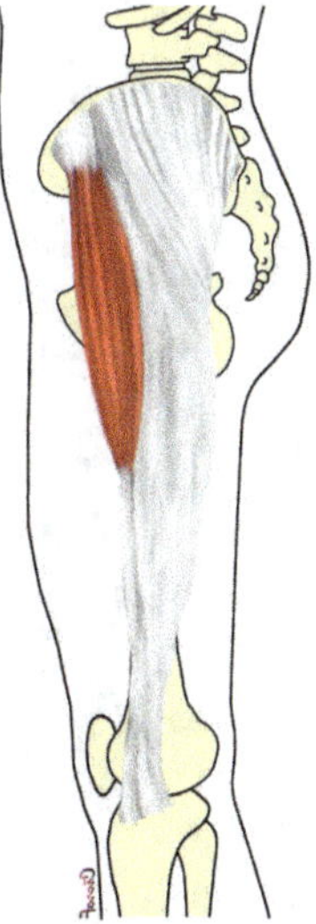

Tensore della fascia lata	
O	Bordo esterno della spina iliaca antero - superiore.
I	Piatto tibiale esterno, attraverso l'allungamento ileotibiale.
F	Tende la fascia lata, flessione e ABD dell'anca, stabilizzazione dell'appoggio monopodalico.

Vasto laterale

Le pressioni applicate lungo il muscolo tensore della fascia lata e del tratto dell'ileotibiale trasmettono al pollice una sensazione di rigidità e resistenza dura, come se stessimo percuotendo direttamente contro l'osso. Il modo migliore per realizzare lo stimolo, quando il corpo del paziente mostra segni di rigetto, è quello di iniziare il trattamento con il palmo.

Ripetiamo un paio di pressioni palmari sulla linea laterale della coscia, dividendola in cinque zone. Quando sentiamo che si sta rilassando, l'andremo a sostituire dalla pressione con il pollice. Delle volte optiamo anche per una pressione obliqua dall'angolo posterolaterale della banda ileotibiale, cercando una migliore profondità, anche se normalmente dobbiamo rispettare la perpendicolarità.

Quando l'eccessiva tensione in questa regione si comincia a dissipare, l'anca recupera la sua corretta funzione articolare in flessione, abduzione e rotazione. Il miglioramento si apprezzerà meglio combinando il lavoro Shiatsu con esercizi di rotazione della caviglia, così come l'allungamento del tendine d'Achille.

Auto – allungamento

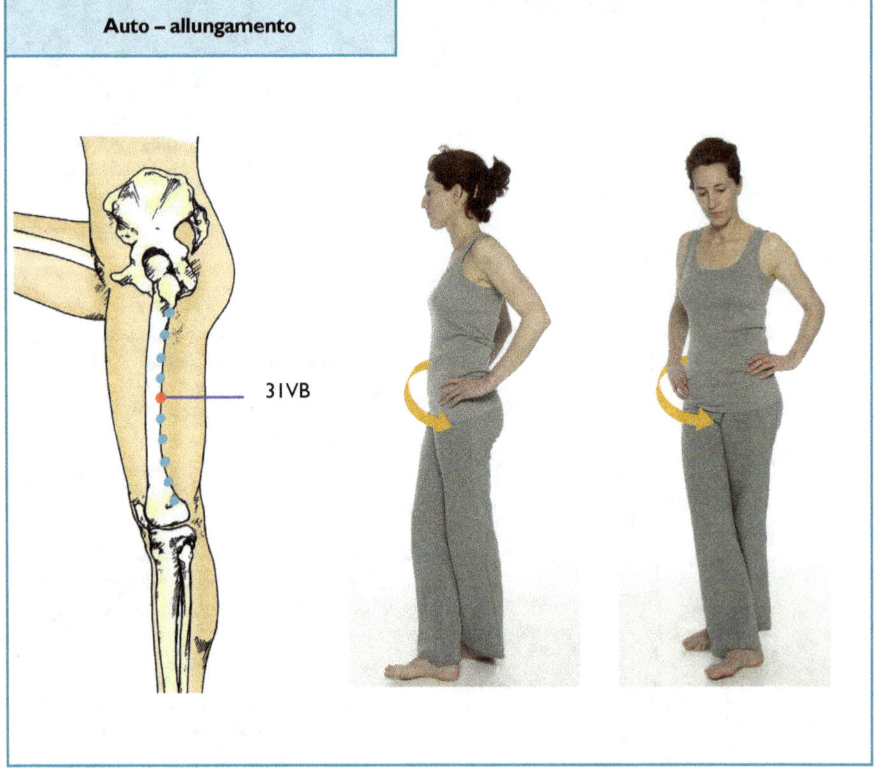

Posizione del paziente

Decubito laterale.

Posizione del terapista

Si posiziona di fronte alla gamba del paziente, facendo mezzo passo in avanti.

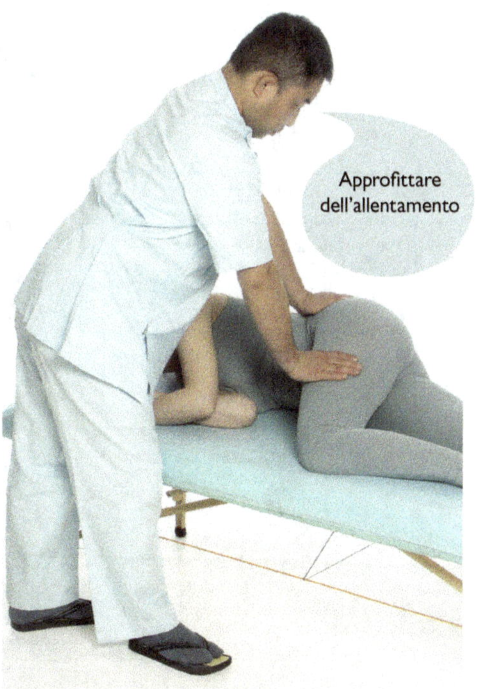

Preparazione

La mano sinistra sostiene la cresta iliaca, collocando il punto 8MC sopra l'EIAS.

Tipo di pressione

Un pollice (destro). Il resto delle dita copre la regione femorale laterale.

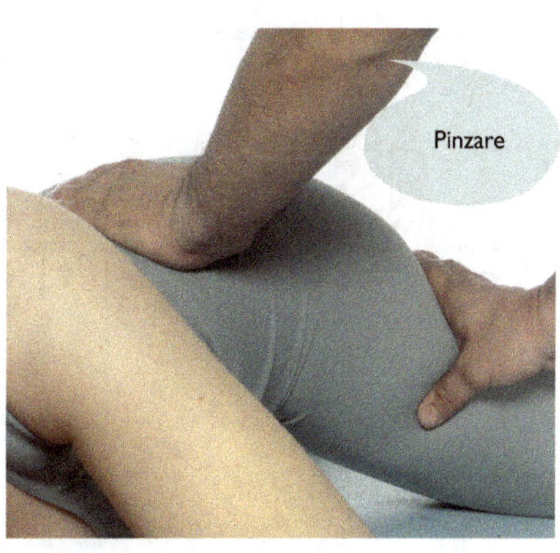

Zona di trattamento	Punti
La zona anteriore della coscia divisa in tre linee. Da sotto l'EIAS verso la rotula.	3×10

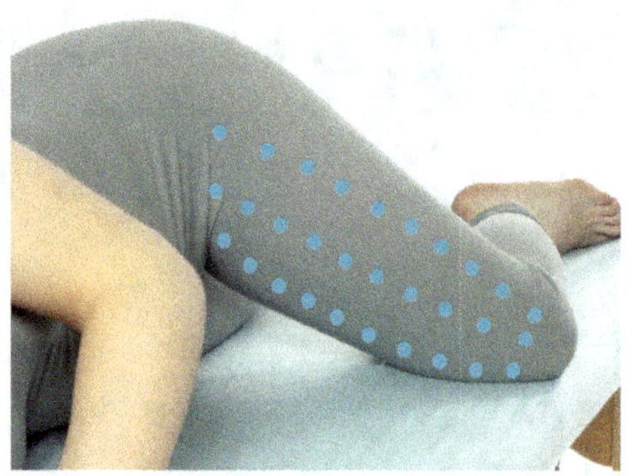

伏兎 32E	
L	Nella zona anteriore della coscia, a 7 cun dalla piega del ginocchio.
I	Dolore dal gluteo verso il lato della coscia, sciatica, ipertensione.

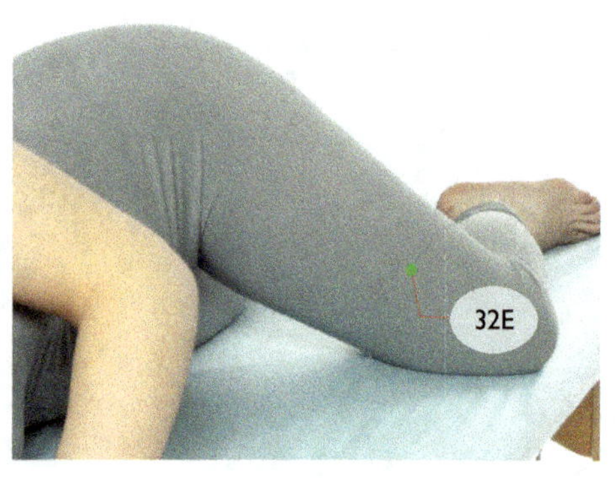

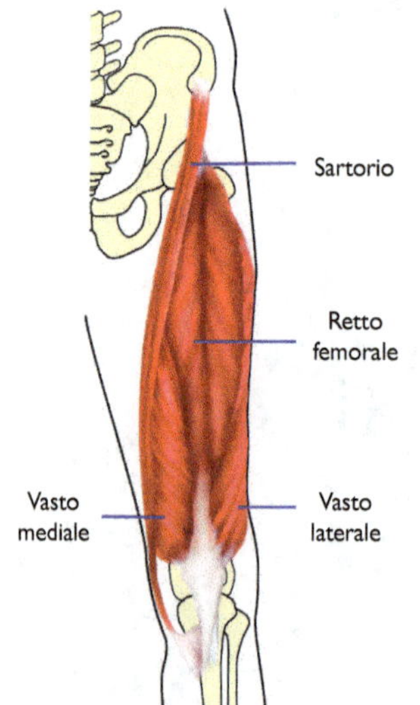

Sartorio	
O	Spina iliaca antero - superiore.
I	Bordo mediale della tuberosità tibiale.
F	Flessione, ABD, rotazione esterna della coscia (posizione del sarto). Flessione e rotazione interna del ginocchio.

Retto femorale	
O	Fascio retta: spina iliaca antero-inferiore. Fascio riflessa: bordo craniale dell'acetabolo.
I	Si inserisce nella rotula e nella tibia attraverso il tendine rotuleo.
F	Estensione del ginocchio, flessione dell'articolazione coxofemorale.

Lavoriamo questa regione dividendola in tre linee per coprire la maggior parte del quadricipite. Dopo aver percorso l'inizio del muscolo sartorio con i suoi primi tre punti, la linea centrale scende per il retto femorale, un muscolo bi-articolare. Le linee mediale e laterale percorrono rispettivamente il vasto interno e il vasto esterno.

Il passo del pollice da un punto all'altro è scivolato, quasi senza staccarsi dalla superficie della coscia. Affinché la pressione sia profonda, non usiamo la forza, bensì facciamo un movimento a pinza con l'aiuto del resto delle dita.

Nel decubito laterale, con la flessione dell'anca, la massa muscolare è meno contratta e questo facilita la percezione dei punti Aze mediante la tecnica del trascinamento.

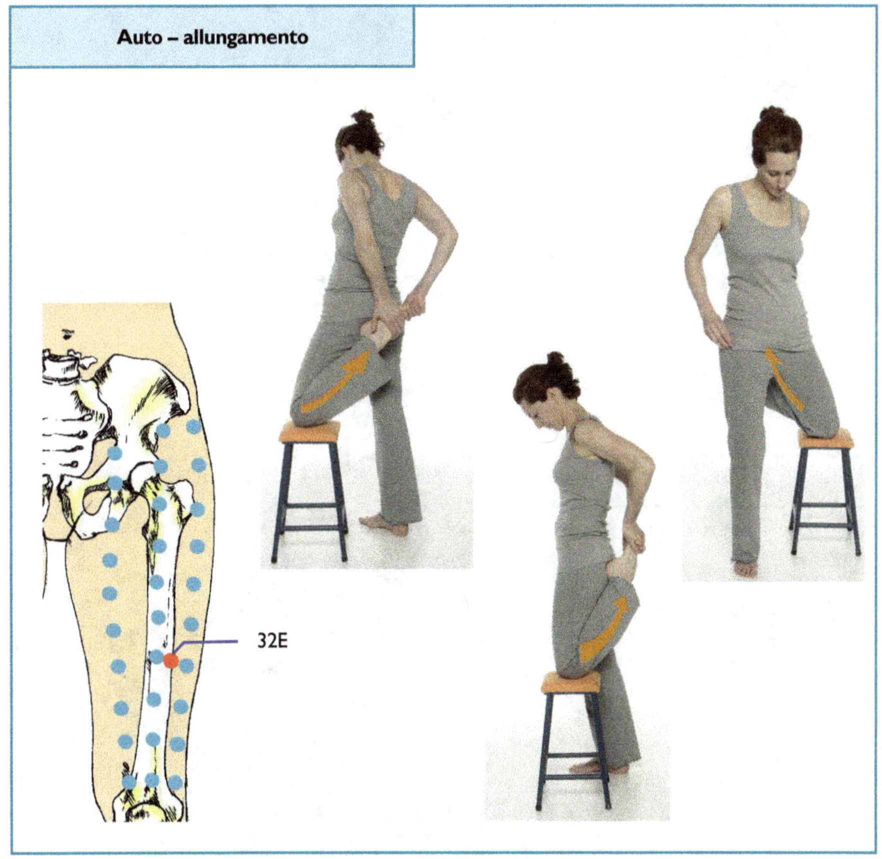

Regione laterale del ginocchio

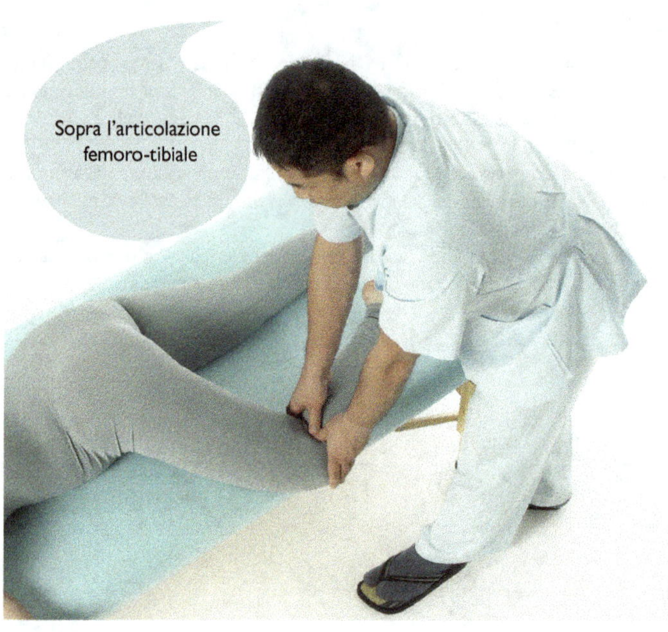

Posizione del paziente	Posizione del terapista
Decubito laterale.	Si posiziona di fronte alla regione surale.

Preparazione
Entrambe le mani coprono la rotula e la fossa poplitea.

Tipo di pressione
Pollici sovrapposti (sinistro sotto).

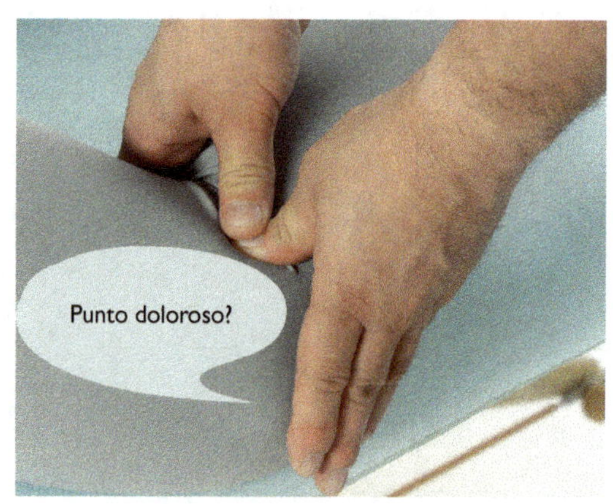

Zona di trattamento	Punti
Dalla fossa poplitea verso la rotula.	5

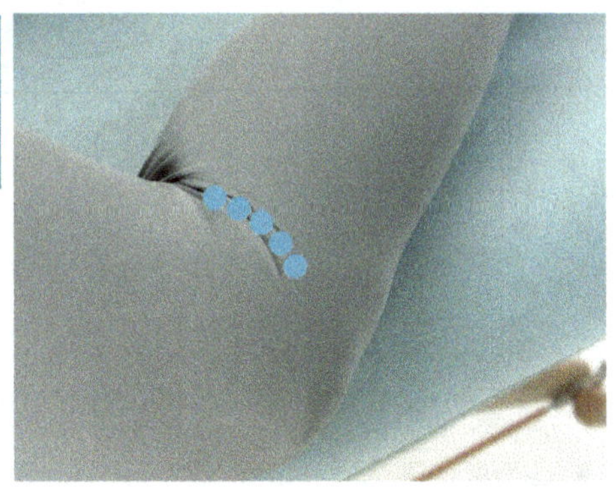

犢鼻 35E	
L	Nella depressione dell'angolo esterno della rotula (in posizione semiflessa).
I	Disturbi articolari delle ginocchia.

外膝眼 Punto extra	
L	Nella depressione dell'angolo esterno della rotula.
I	Dolore nella zona laterale del ginocchio.

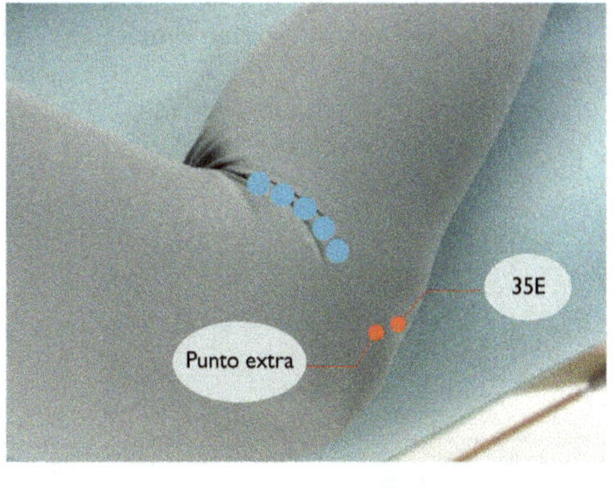

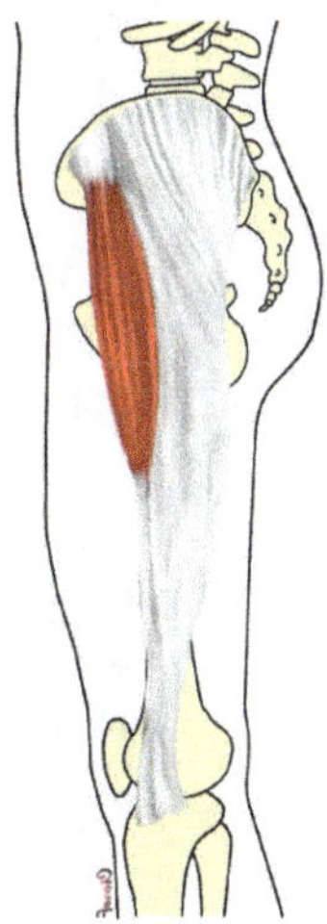

Tensore della fascia lata Allungamento ileotibiale	
O	Bordo esterno della spina iliaca antero-superiore.
I	Piatto tibiale esterno.
F	Flessione dell'anca e ABD, stabilizzazione dell'appoggio monopodalico.

Dietro questo tipo di dolore, localizzato in un punto molto specifico, può esistere un'origine lontana senza relazione apparente con la zona colpita. Lungi dall'accontentarsi di un trattamento locale, dobbiamo osservare tutto il corpo sotto un'ipotesi: Esiste in zone lontane alcuna causa promotrice del dolore riflesso o del movimento compensatorio? Possiamo osservare e confrontare, per esempio, gli arti inferiori. Una differenza nella lunghezza delle gambe, un'irregolarità dell'anca, una deformità strutturale, una lesione cronica, persino un callo o una piccola ferita irritante, possono offrire indizi per ipotizzare una relazione causa-effetto. Il dolore nella regione laterale del ginocchio spesso deriva da problemi cronici o deformità nella caviglia e nella pianta del piede, come una distorsione mal guarita o un haluxvalgus (alluce valgo). Una volta determinata la causa, prepariamo un piano di trattamento per eliminare il dolore nel modo più efficace possibile.

La regione laterale del ginocchio non ha punti di riferimento, quindi di solito è esclusa dal trattamento; tuttavia, alcune persone si lamentano di un dolore acuto nella zona laterale del ginocchio. All'esercitare la pressione, sostenendo bene la rotula, si percepiscono piccole contratture filiformi attaccate al tendine o al legamento.

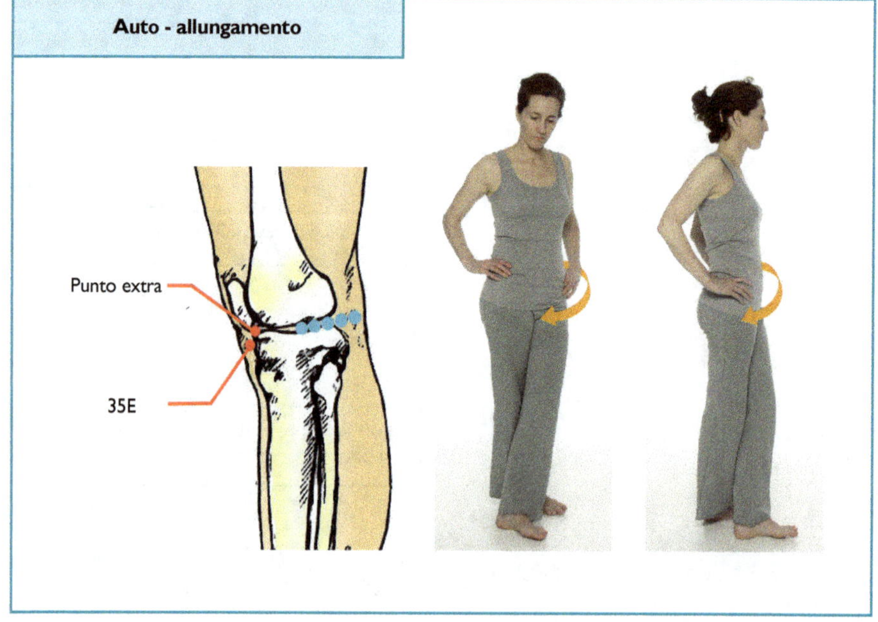

Regione surale laterale

Posizione del paziente
Decubito laterale.

Posizione del terapista
Si posiziona di fronte alla regione surale.

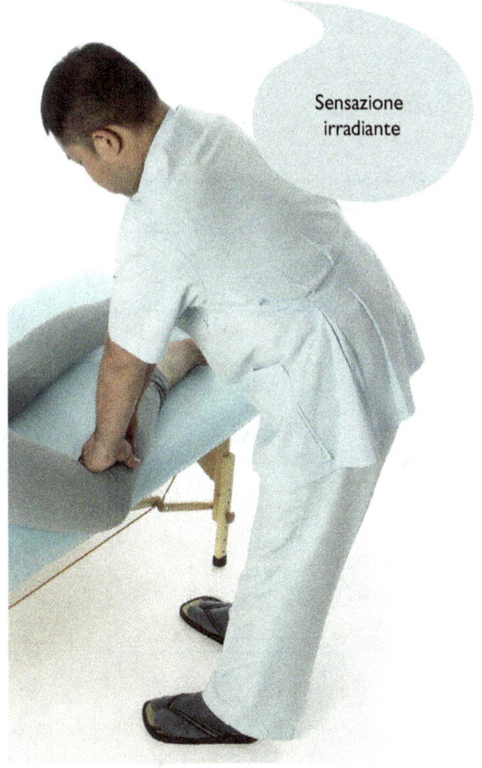

Preparazione
Entrambe le mani coprono il polpaccio.

Tipo di pressione
1° punto: Pollici sovrapposti (destro sotto); il resto a forma di 人.

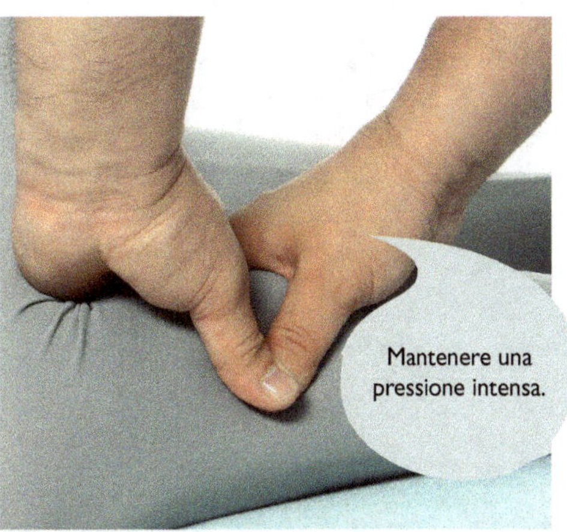

Zona di trattamento	Punti
Da sotto la tuberosità tibiale verso la caviglia. 3 linee che coprono la tibia e il perone e 1 linea laterale del perone.	4x8

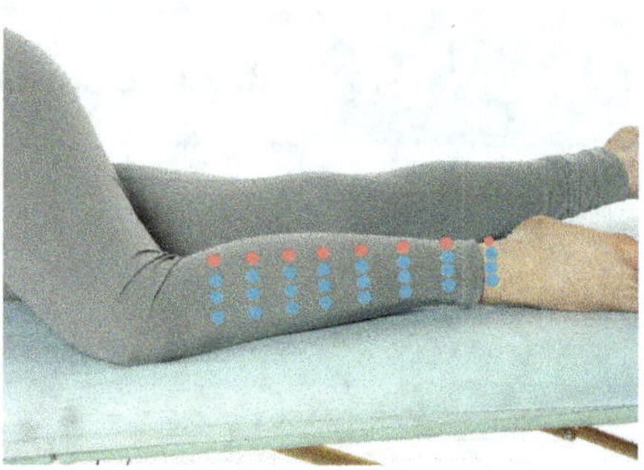

足の三里 **36E**	
L	3 cun sotto 35E e 1 cun fuori dalla tuberosità della tibia.
I	Problemi digestivi, stanchezza, dolore sciatico.

陽陵泉 **34VB**	
L	Sotto e davanti alla testa del perone.
I	Disturbi muscolari e tendinei (rilassamento dei tendini), colecistopatia.

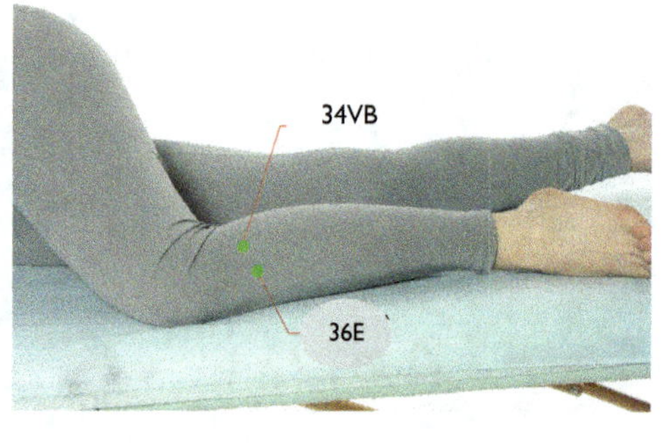

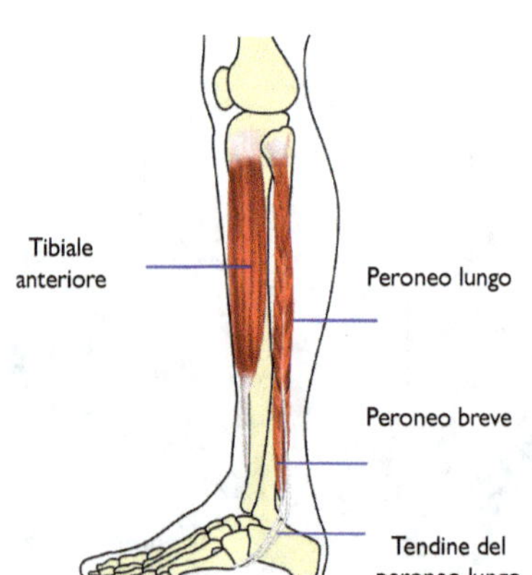

Tibiale anteriore	
O	Epicondilo laterale e 2/3 superiori della zona laterale della tibia, membrana interossea.
I	1° metatarso e cuneo mediale.
F	Flessione dorsale della caviglia e inversione del piede.

Peroneo lungo	
O	Testa del peroneo, 2/3 prossimali della zona laterale e bordo posteriore del perone.
I	Cuneo mediale, 1° metatarso.
F	Realizza l'eversione del piede e aiuta nella flessione plantare della caviglia.

COMMENTI DEL MAESTRO ONODA

Parte del percorso dei meridiani dello Stomaco e della Cistifellea si localizza in questa regione. Per un lavoro adeguato, si divide in quattro linee dalla zona antero-laterale a quella laterale del surale lungo la tibia e il peroneo. Fornendo una pressione leggermente diretta al punto 36E, situato sul muscolo tibiale anteriore e sul nervo peroneo profondo, una ramificazione del nervo peroneo comune (sciatico popliteo esterno), si proietta un dolore profondo verso la caviglia, che segue la traiettoria del suddetto nervo che innerva la muscolatura anteriore della gamba. Questo punto è chiamato "punto di longevità" per la sua qualità poliedrica: secrezione di endorfine (modulatore del dolore), attivazione della digestione e del sistema circolatorio, per non parlare del suo effetto anti-Menken. Un altro punto importante, il 34VB, agisce per calmare i problemi digestivi come il l'acidità gastrica e alleviare il dolore alla schiena o al ginocchio.

Dovuto alla sua posizione, sopra il muscolo peroneo lungo, migliora i movimenti articolari di estensione ed eversione del piede.

In decubito laterale e caricando gradualmente il peso del terapista sopra i pollici, la pressione entra da sola, perpendicolarmente e con una certa intensità. Dedicheremo il tempo sufficiente fino a quando il ritmo respiratorio del paziente diventa lento e rilassato.

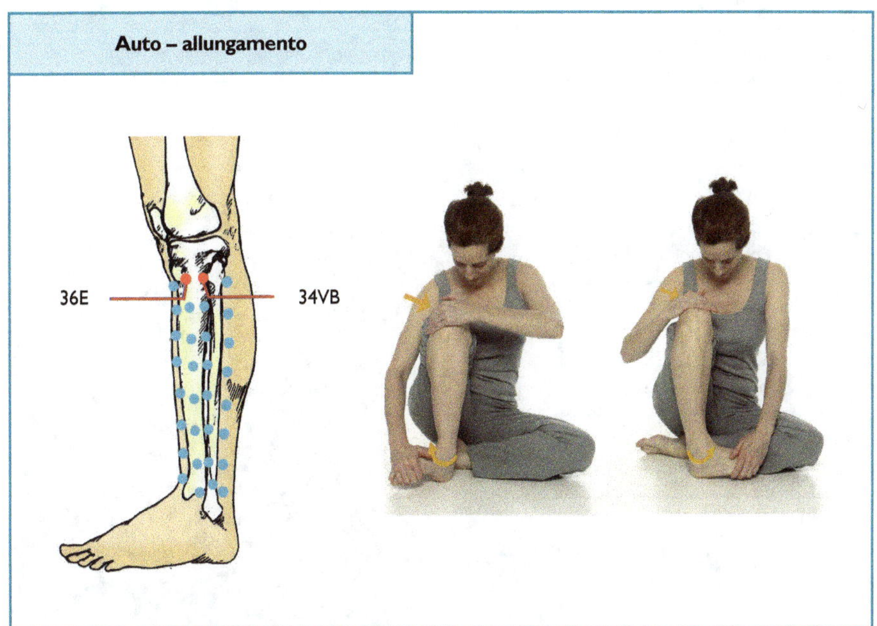

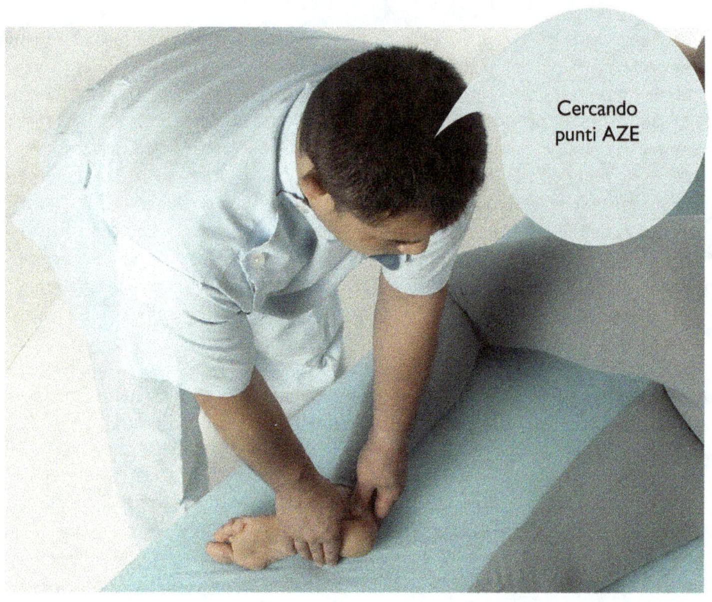

Posizione del paziente	Posizione del terapista
Decubito laterale.	Si posiziona di fronte alla zona tarsale.

Preparazione
Entrambe le mani coprono la pianta del piede e la caviglia.

Tipo di pressione
Pollici sovrapposti (destro sotto).

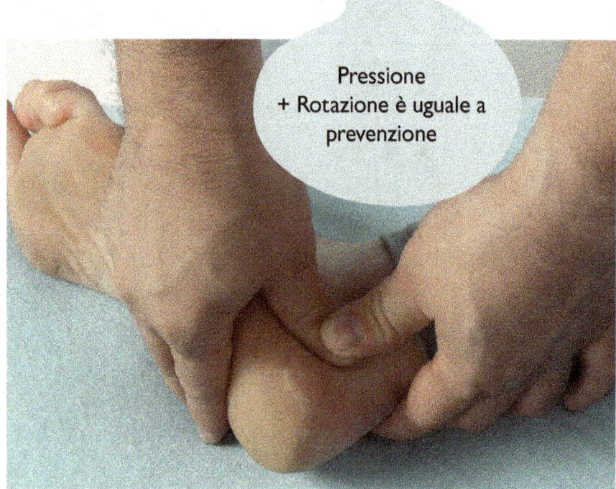

Zona di trattamento	Punti
Tre linee intorno alla metà inferiore del malleolo laterale, dal tallone verso il collo del piede.	3x5

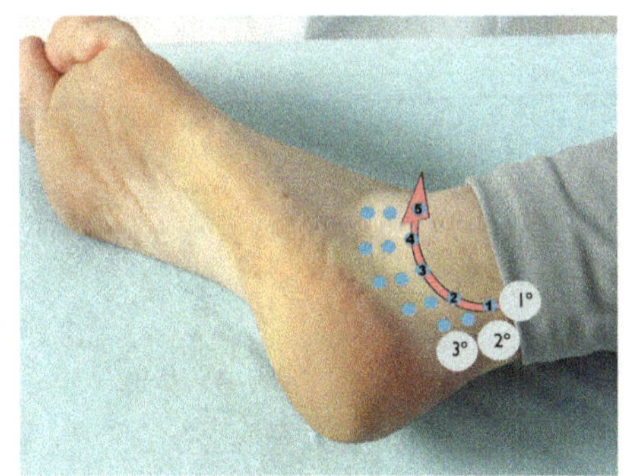

申脈 **62V**	
L	Nella cavità sotto il malleolo laterale.
I	Spasmo muscolare, distorsione della caviglia, vertigini, cefalee, disturbi del sonno.

崑崙 **60V**	
L	Nella cavità dietro il malleolo laterale.
I	Calma il dolore sciatico, lombalgia, distorsione della caviglia, dolore derivato dalla spondilosi cervicale.

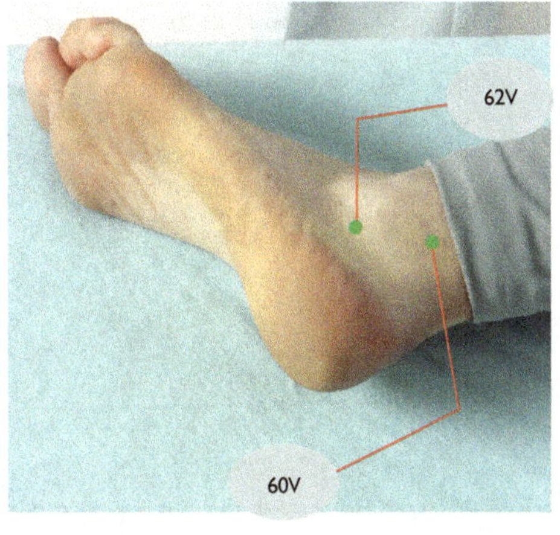

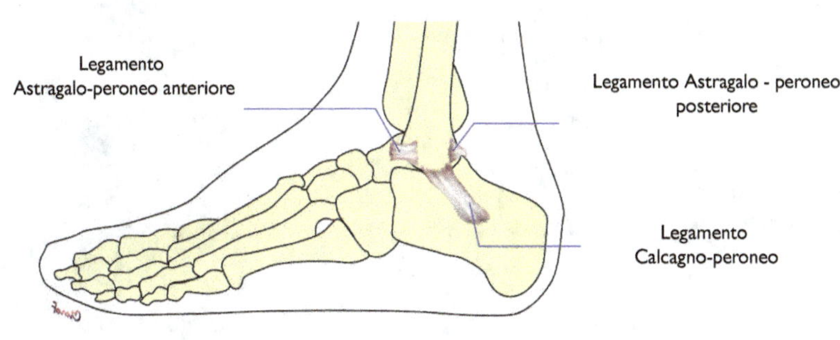

Tendine del peroneo lungo	Tendine del peroneo breve

La regione laterale del malleolo si lavora premendo tre linee semicircolari sotto la protuberanza situata all'estremità caudale del peroneo. Dove si trovano piccole cavità, si mantiene la pressione più a lungo.

La caviglia, un'articolazione formata da tibia e perone, e collegata all'astragalo in cui non si inseriscono muscoli, tende a girare più facilmente verso l'interno a causa della sua caratteristica strutturale. La lesione più comune è lo stiramento dei legamenti che compromette la stabilità articolare. Il più vulnerabile al soffrire distensione è il legamento astragalo-peroneo anteriore, seguito dai legamenti calcagno-peroneo e astragalo-peroneale posteriore, e la capsula articolare. Il traumatismo dei legamenti della caviglia è meno grave di altre lesioni più gravi (ad esempio, lesione del legamento crociato del ginocchio o rottura della cuffia dei rotatori), quindi, se non viene trattato a fondo, tende a ripetersi e a diventare cronico.

Nella fase di riabilitazione, applichiamo una pressione sulla regione del malleolo, realizzando un allungamento con intensità crescente secondo lo stato di recupero. Una serie di esercizi per la caviglia, come rotazioni lente e ampie, flessioni ed estensioni, aiuta a massimizzare la mobilità e serve a rendere i legamenti più resistenti e meno sensibili ai traumi della vita quotidiana.

Auto – allungamento

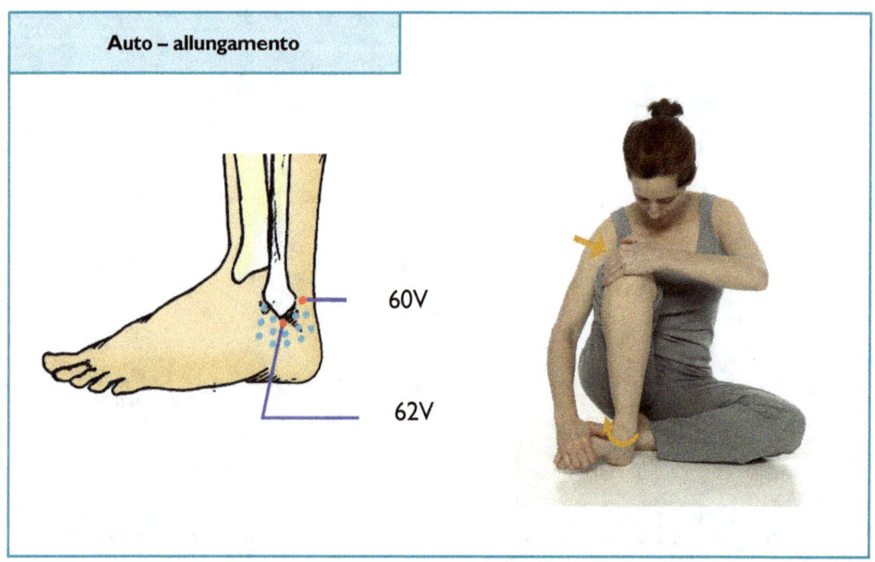

Regione tarsale e metatarsale

Posizione del paziente
Decubito laterale.

Posizione del terapista
Si posiziona di fronte al collo del piede sinistro.

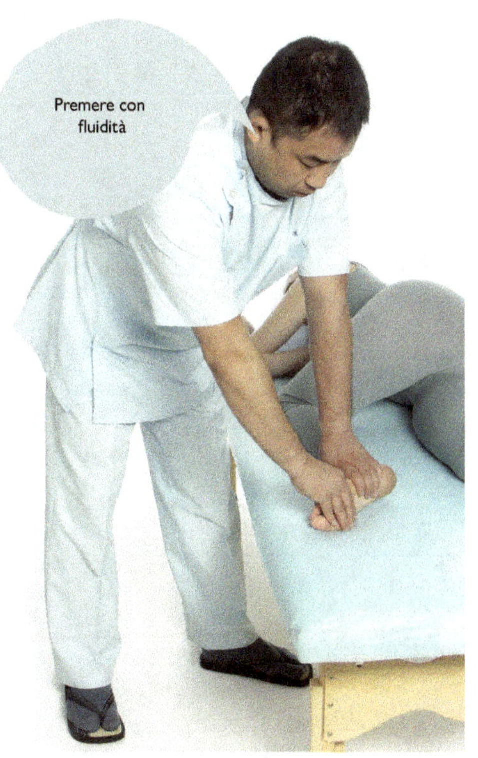

Preparazione
La mano sinistra sostiene il lato della caviglia e la mano destra il metatarso.

Tipo di pressione
1) Tarsale: pollice sinistro. 2) Metatarsale: pollice destro.

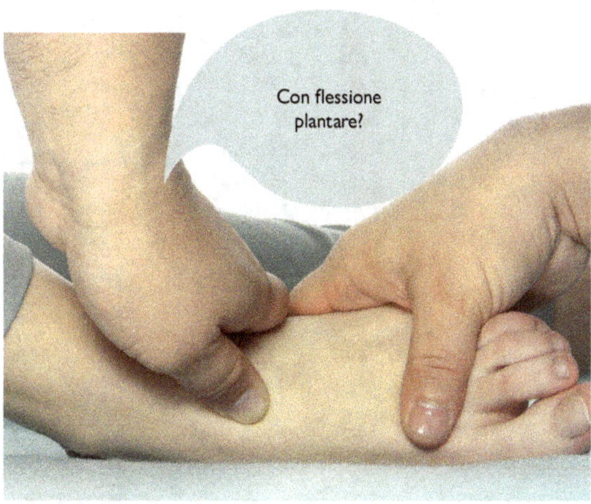

Zona di trattamento	Punti
Tarsale: dal malleolo laterale fino al malleolo mediale.	5
Metatarsale: dal 1° metatarso al 4° metatarso e dalle dita dei piedi alla verso la caviglia.	5x5

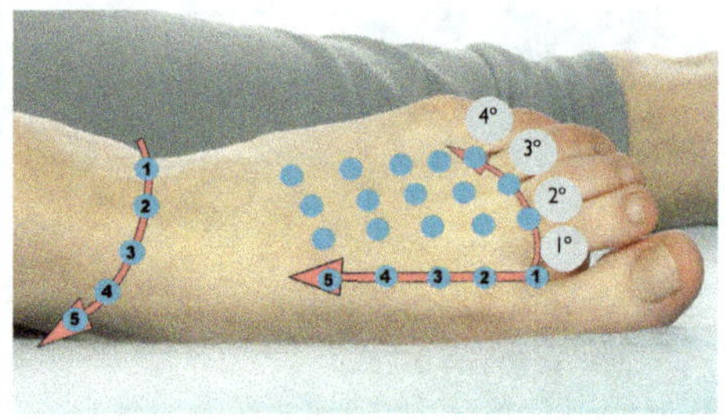

解谿 41E	
L	Nella piega della caviglia, tra il tendine dell'estensore dell'alluce e il tendine dell'estensore delle dita.

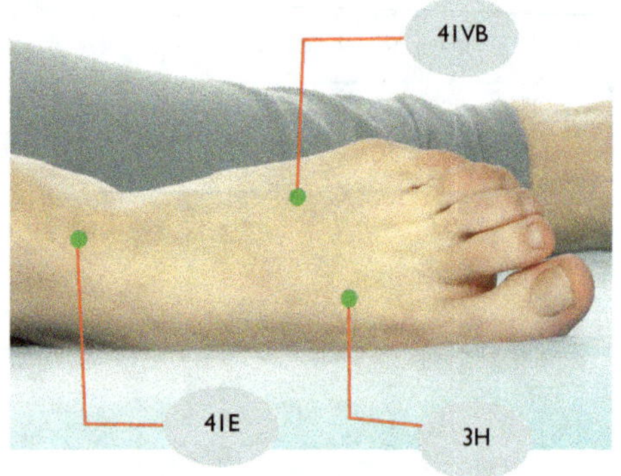

足臨泣 41VB	
L	4° spazio intermetatarsale.

太衝 3H	
L	Dove i due metatarsi si incontrano nel 1° spazio intermetatarsale.
I	Dolore provenienti dagli organi riproduttivi ed epatico, visione offuscata.

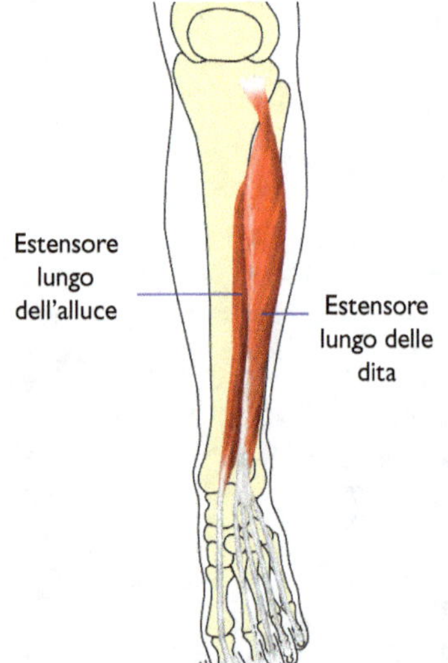

Estensore lungo dell'alluce	
O	Zona mediale del perone, membrana interossea.
I	Zona dorsale dell'alluce (tendine).
F	Estensione dell'alluce.

Estensore lungo del dito	
O	Condilo laterale della tibia, bordo anteriore del perone, membrana interossea.
I	Quattro tendini all'aponeurosi dorsale delle dita II-V.
F	Estensione delle dita II-V.

La prima linea, che unisce entrambi i malleoli, si trova tra la tibia e l'astragalo.

Applichiamo una pressione profonda realizzando una flessione plantare della caviglia. Il 41E è un punto con numerose applicazioni in agopuntura, sia per problemi locali del piede che per problemi legati alle funzioni dei meridiani: digestione alterata, vertigini, stordimento, stanchezza oculare, epilessia, isteria, lombaggine, cefalee, ecc. A causa della ristrettezza del solco intermetatarsale, eseguiamo un pressione con il laterale del pollice, facendolo scivolare lungo la linea da trattare, senza saltare da un punto all'altro.

Il dolore al collo del piede può avere varie origini: alluce valgo, piedi piatti, scarpe mal adattate, uso prolungato dei tacchi, ecc. Nei casi di perdita dell'arco plantare del piede, il massaggio ha un effetto palliativo attraverso il rilassamento muscolare nello spazio intermetatarsale.

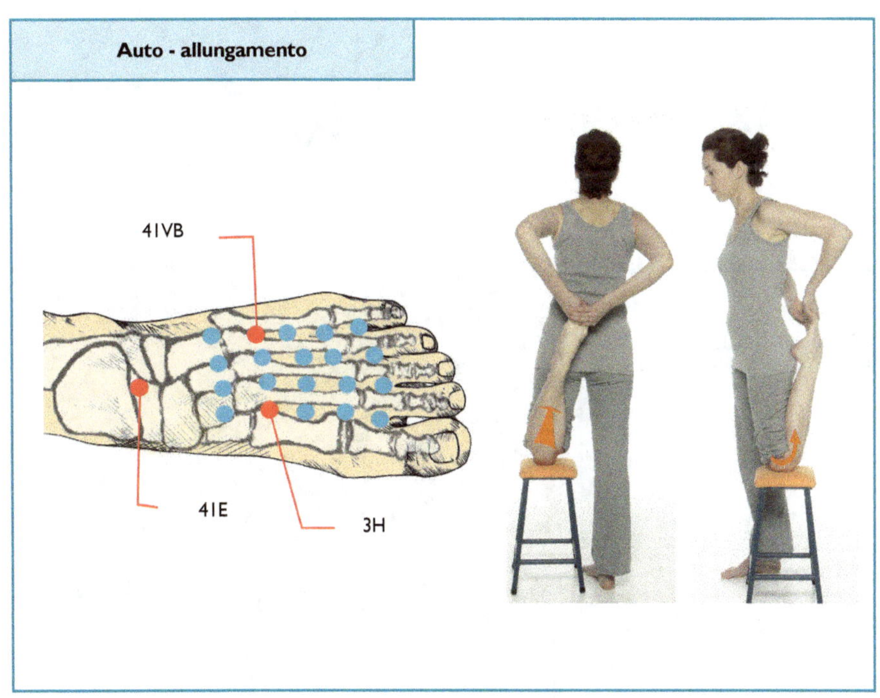

Posizione del paziente
Decubito laterale.

Posizione del terapista
Si posizione di fronte al collo del piede.

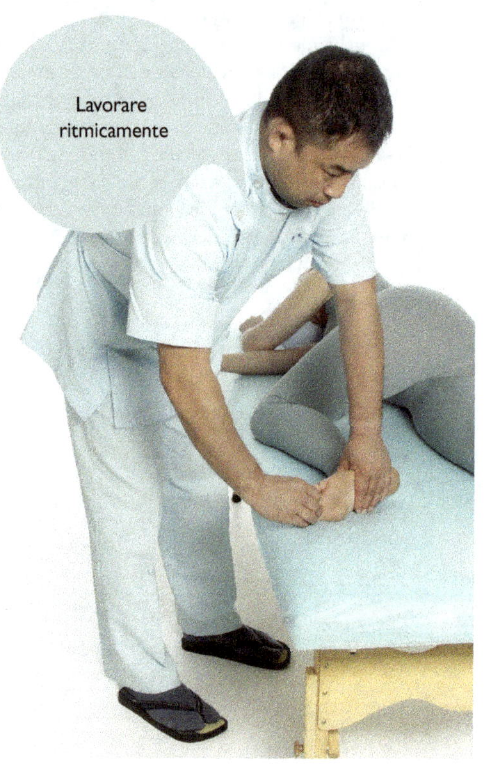

Preparazione
Sostenere il piede, posizionando il pollice sinistro nella zona dorsale e il resto delle dita nella pianta del piede.

Tipo di pressione
Pinza con pollice e dito indice.

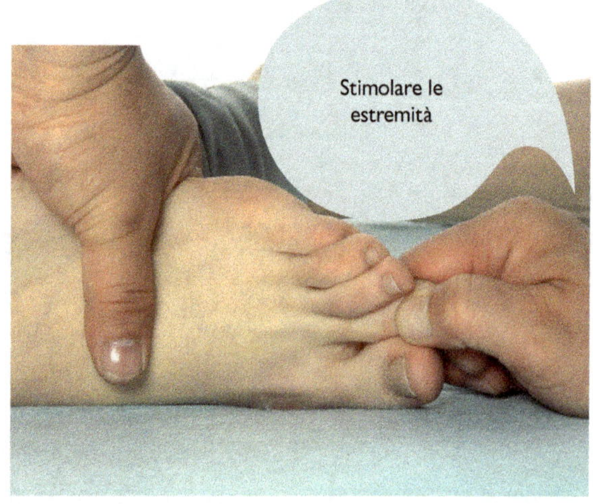

Zona di trattamento	Punti
Dall'alluce fino al mignolo, iniziando dall'articolazione metatarso-falangea. 1°: Dorsale e plantare. 2°: Laterale.	5×5

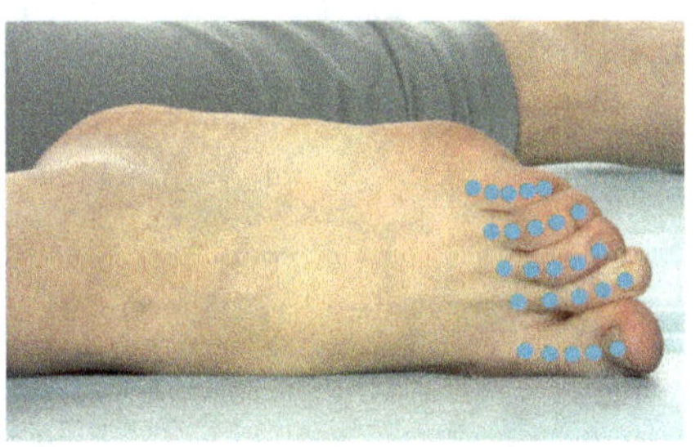

隐白 1BP	
L	L'angolo ungueale interno dell'alluce.
I	Gastroenterite cronica, mestruazioni irregolari, ansia.

大敦 1H	
L	L'angolo ungueale esterno dell'alluce.
I	Vampate di calore, epilessia.

厲兌 45E	
L	L'angolo ungueale esterno del 2° dito del piede.
I	Dolori addominali, vomito, problemi alle articolazioni delle dita dei piedi.

足竅陰 44VB	
L	L'angolo ungueale esterno del 4° dito del piede.
I	Vertigini, dolore agli occhi, ipertensione, mal di testa.

至陰 67V	
L	L'angolo ungueale esterno del 5° dito del piede.
I	Mal di testa, sangue dal naso, sensazione di freddo.

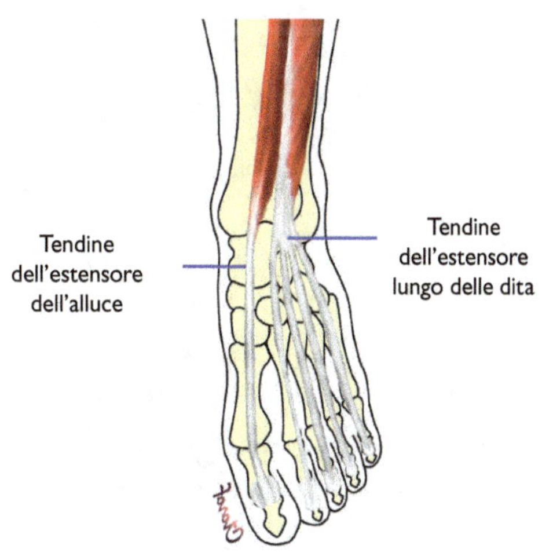

Nella regione digitale lavoriamo ritmicamente le articolazioni metatarso-falangee e inter-falangee in due piani (dorsale/plantare e laterale) per liberare le falangi intrappolate dalle calzature e private del loro libero movimento. Premiamo mentre eseguiamo una leggera trazione su ogni dito del piede e con più attenzione sul quinto punto. Questo fa sì che le estremità inferiori recuperino il flusso di sangue e generino una sensazione di calore e benessere nei piedi e in tutto il corpo. L'ideale sarebbe dedicare più di venti minuti a questo trattamento, quindi il terapista raccomanderà al paziente "dieci minuti di auto-Shiatsu prima di andare a letto": una serie di pressioni e trazioni delle dita dei piedi e una serie di esercizi di flessibilità, come aprirle, fletterle ed estenderle. Muovere il piede mobilita vari muscoli, sia nel piede che nella regione surale. Anche se all'inizio potrebbe fargli fatica, il paziente percepirà gradualmente un effetto benefico.

Auto – allungamento

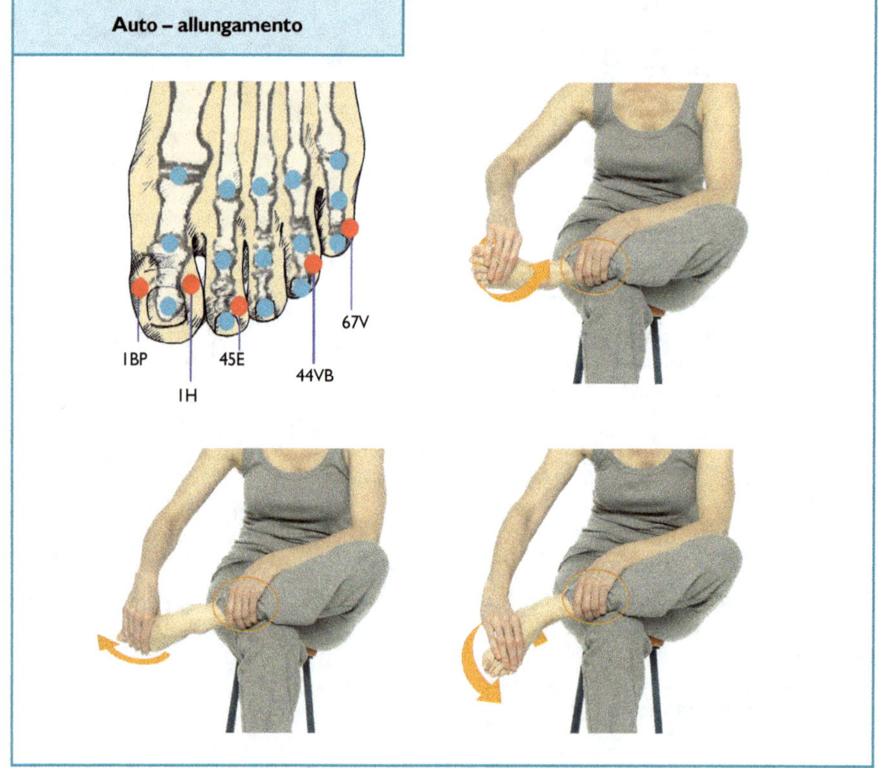

Regione femorale mediale
(passare alla gamba destra)

Posizione del paziente

Decubito laterale.

Posizione del terapista

Pressione palmare: si posiziona dietro la coscia destra, con una leggera flessione delle ginocchia.
Pressione digitale: posizionata dietro la coscia, quasi in parallelo con il lettino.

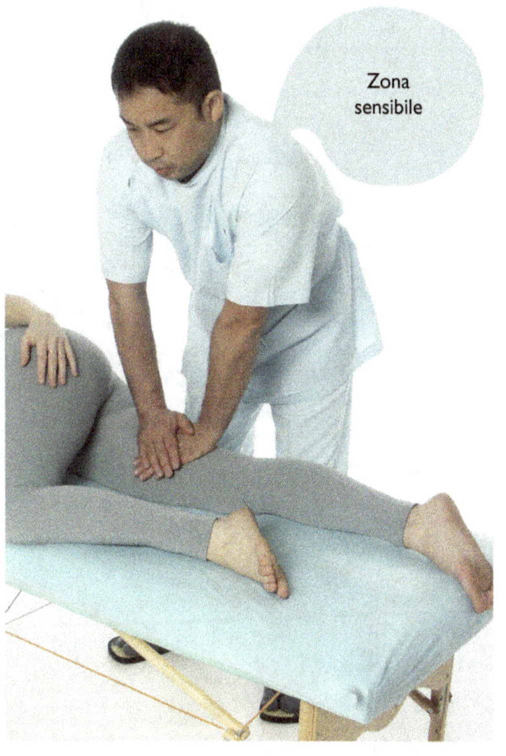

Preparazione

Pressione digitale: abbraccia la coscia.

Tipo di pressione

Pressione palmare e pressione a forma di lettera giapponese 人 (pollice sinistro sopra).

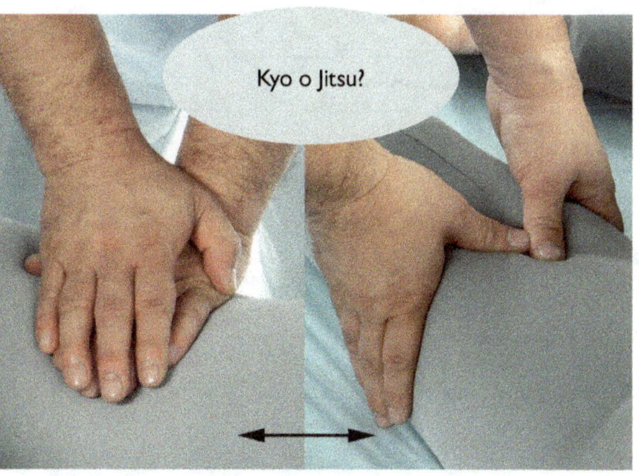

Zona di trattamento	Punti
Dall'inserzione dell'adduttore lungo verso il ginocchio. - Pressione palmare. - Pressione sotto forma di 人.	5 3×10

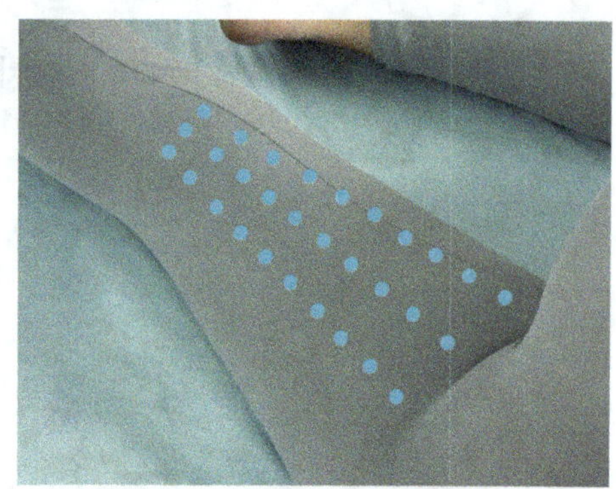

血海 10BP	
L	2 cun sopra l'angolo superiore mediale della rotula.
I	Mestruazioni irregolari, sensazione di stanchezza cronica, dolori al ginocchio.

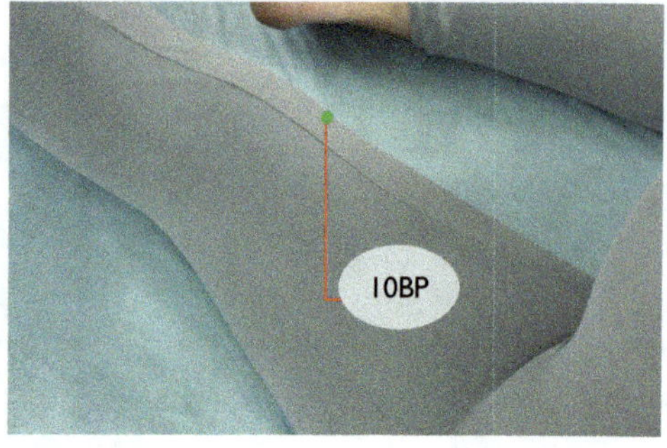

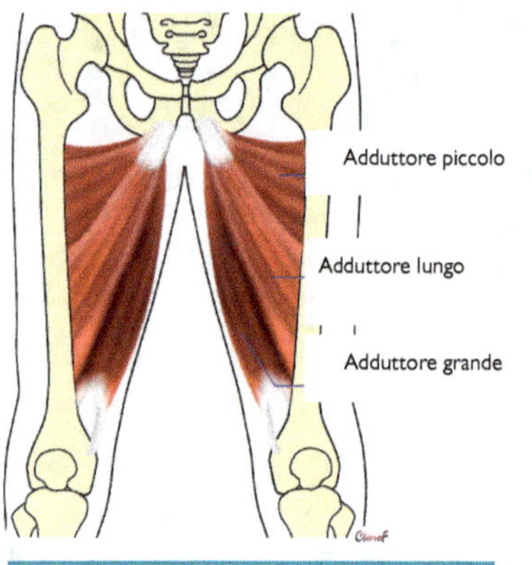

Adduttore lungo	
O	Rami superiori e inferiori del pube.
I	Terzo medio del labbro mediale della linea grezza del femore.
F	ADD e rotazione interna dell'anca.

Adduttore breve	
O	Superficie anteriore del ramo inferiore del pube.
I	Terzo prossimale del labbro mediale della linea grezza del femore.
F	ADD e rotazione interna dell'anca.

Adduttore grande	
O	Ramo dell'ischio e bordo laterale della tuberosità ischiatica.
I	2/3 prossimali del labbro mediale della linea aspra, epicondilo mediale del femore.
F	ADD e rotazione interna dell'anca. Estensione dell'anca (fibre posteriori).

Il decubito laterale è la posizione più appropriata per fare una pressione profonda sui muscoli adduttori della gamba, anche se per la sua facilità si tende ad entrare troppo bruscamente in questa zona intima e delicata. Questo può essere scomodo per le persone che soffrono di disturbi ormonali, il che rende la zona ancora più sensibile.

Nella medicina cinese, la zona mediale delle gambe è chiamata "via del sangue".

Mantenere i muscoli in uno stato ottimale assicura una corretta circolazione del sangue e contribuisce al corretto funzionamento del sistema riproduttivo situato nella zona dell'anca.

Per evitare il rifiuto del paziente, iniziamo con una pressione palmare delicata ma ferma; rilassiamo la zona e controlliamo le condizioni globali del tessuto. Seguitamente percorriamo la linea dei dieci punti con pressione di trascinamento. Il resto delle dita abbraccia la coscia seguendo il movimento dei pollici, attenuando così la netta sensazione di pressione. Grazie a questo lavoro possiamo premere profondamente sulle contratture. Lavoriamo con cautela, soprattutto i primi due punti e gli ultimi tre, fino a quando la zona è sufficientemente rilassata.

Auto – allungamento

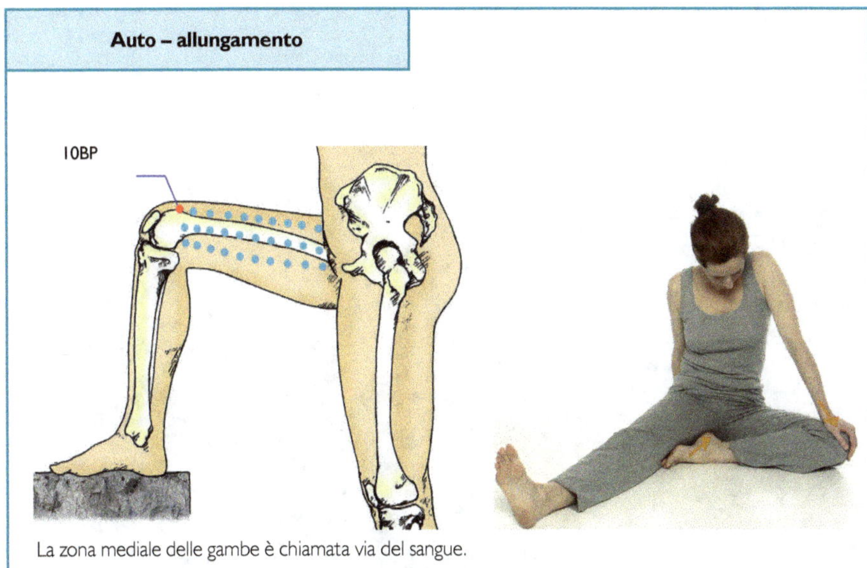

La zona mediale delle gambe è chiamata via del sangue.

Regione della fossa poplitea

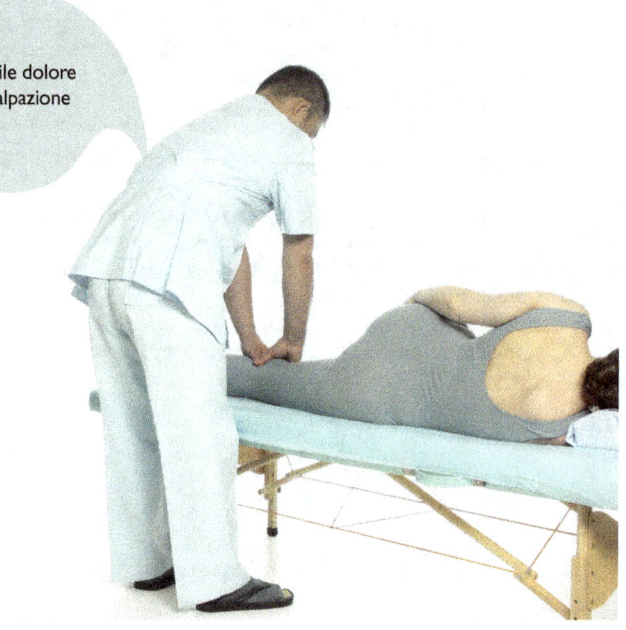

Posizione del paziente	Posizione del terapista
Decubito laterale basico.	Si posiziona dietro la fossa poplitea, con una leggera flessione del ginocchio.

Preparazione
Posizionare le quattro dita di entrambe le mani sulla rotula.

Tipo di pressione
Pollici sovrapposti (sinistra sotto).

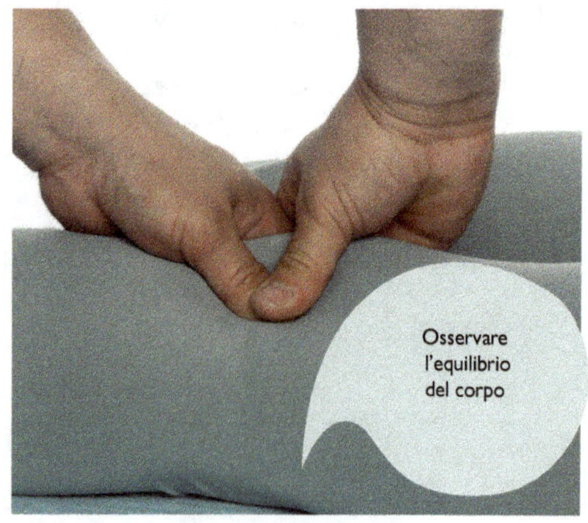

Zona di trattamento	**Punti**
Da laterale a mediale, tra i tendini dei muscoli ischio tibiali. 1°: linea centrale. 2°: linea superiore. 3°: linea inferiore.	3x5

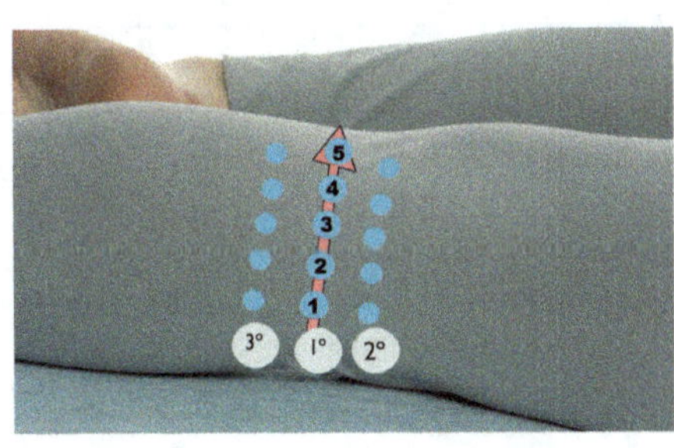

委陽 **39V**	
L	Estremo laterale della piega poplitea, parte interna del tendine del bicipite femorale.
I	Dolore alla schiena e al ginocchio.

委中 **40V**	
L	Centro della piega poplitea.
I	Dolori alla schiena e al ginocchio, problemi locomotori della MMII.

陰谷 **10R**	
L	Estremo mediale della piega poplitea, tra i tendini semitendinoso e semimembranoso.
I	Dolore al ginocchio, problemi urogenitali.

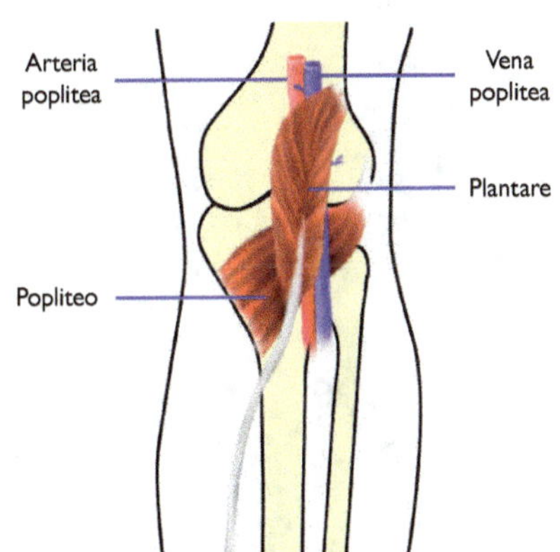

Popliteo	
O	Epicondilo laterale del femore.
I	Zona posteriore della tibia.
F	Leggera flessione del ginocchio.

Plantare	
O	Parte superiore del condilo femorale esterno.
I	Bordo interno del calcagno mediante il tendine d'Achille.
F	Collabora alla flessione plantare del piede.

Ischiotibiali	**Gastrocnemi**

Il ginocchio è un'articolazione dotata di un meccanismo complesso: fornisce stabilità dinamica al corpo e, allo stesso tempo, mobilità per camminare e correre; in entrambi i casi, sostiene il peso su una superficie ridotta.

Uno squilibrio strutturale o funzionale nel corpo altera progressivamente la sinergia del sistema locomotore. Di conseguenza, alcune articolazioni sopportano più carico di altre. Negli arti inferiori, le ginocchia sono colpite in vari gradi. Nella fossa poplitea, questo sovraccarico ne altera la consistenza, causando un dolore acuto alla palpazione.

In questa zona, premiamo tre linee: una linea centrale proprio in corrispondenza della piega e altre due a 1,5 cm sotto e sopra, rispettivamente. Negli ultimi punti delle tre linee, dirigiamo la pressione leggermente verso il basso. Le persone destre tendono a sovraccaricare maggiormente la parte mediale della fossa poplitea sinistra, quindi manterremo una pressione sufficiente in questa zona quando trattiamo il paziente in decubito laterale sinistro.

Auto – allungamento

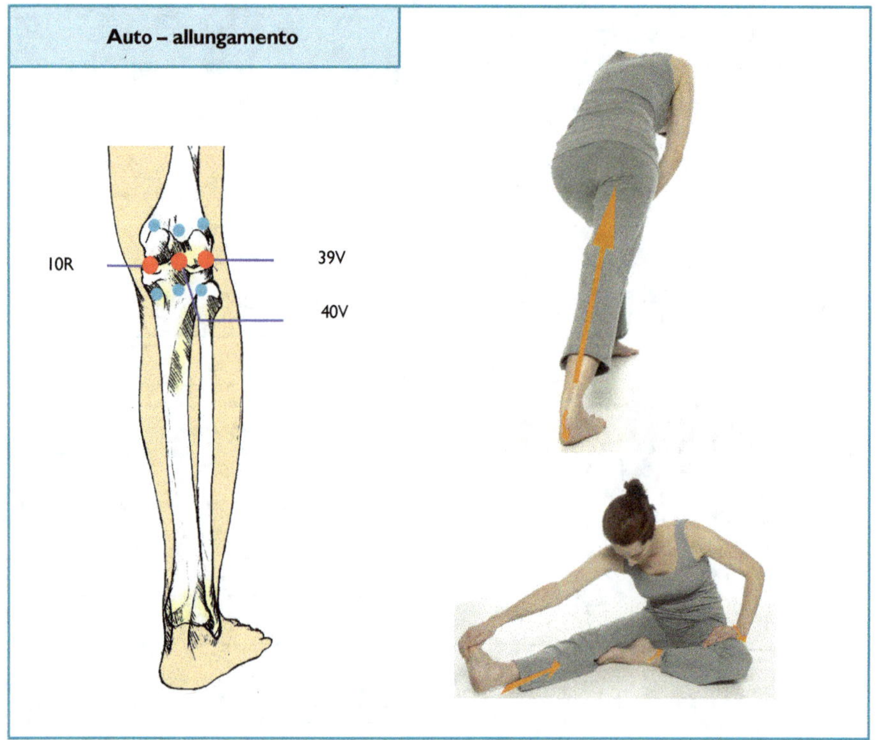

Regione surale posteriore

Posizione del paziente
Decubito laterale.

Posizione del terapista
Si posiziona davanti al polpaccio, con le gambe leggermente flesse.

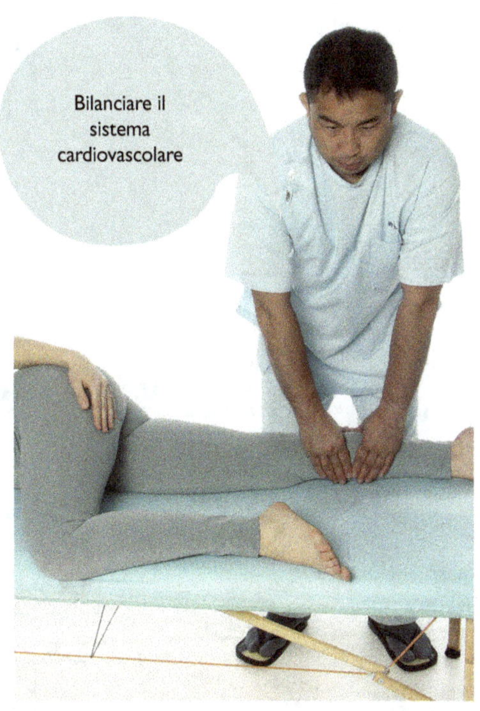

Preparazione
Posizionare le quattro dita di entrambe le mani sulla tibia.

Tipo di pressione
A forma di V.

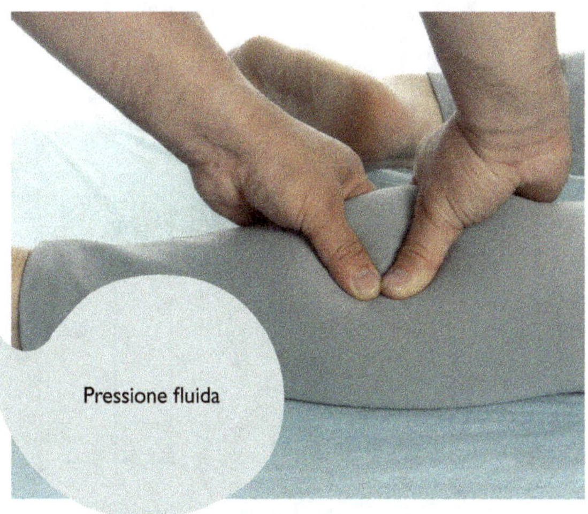

Zona di trattamento	Punti
Inizia sotto la fossa poplitea e finisce sopra il tendine d'Achille (sopra il calcagno).	8

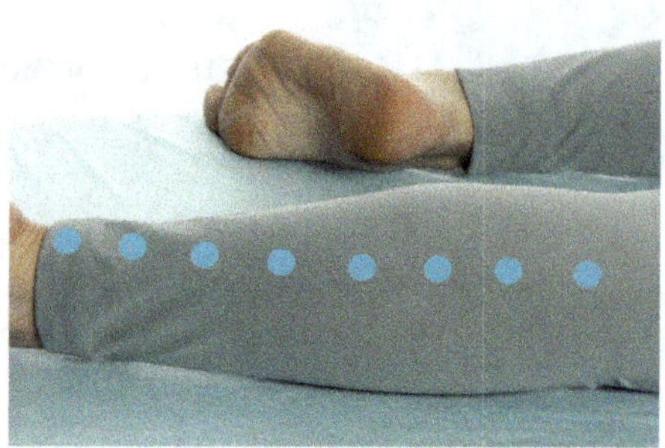

承山 **57V**	
L	8 cun sotto la fossa poplitea, tra i fasci mediali e laterali del muscolo gastrocnemio.
I	Crampi, dolore/intorpedimento, sciatica

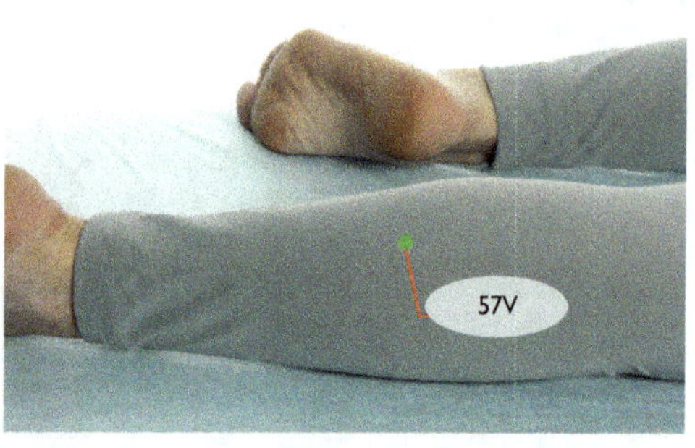

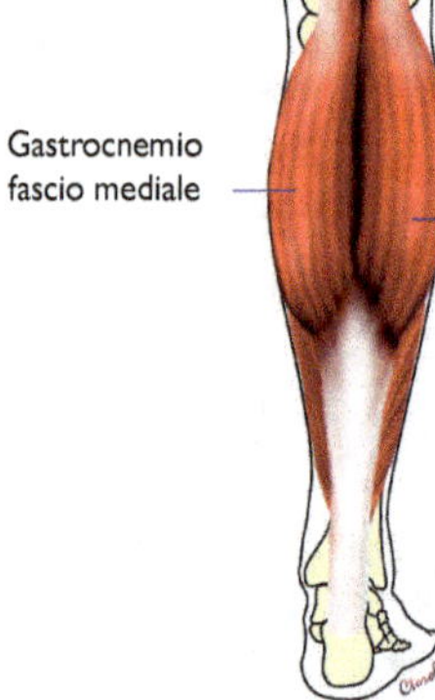

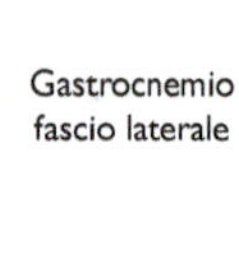

Gastrocnemio	
O	Testa laterale: condilo laterale del femore. Testa mediale: condilo mediale terminazione del femore.
I	Tuberosità calcaneare mediante il tendine d'Achille.

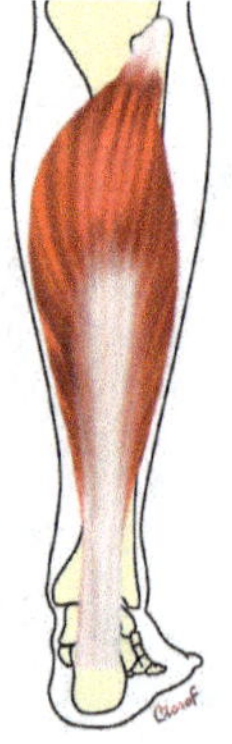

Soleo	
O	I^a testa: zona posteriore e bordo posteriore del perone. 2a testa: zona posteriore della tibia.
I	Tuberosità calcaneare mediante il tendine calcaneare.
F	Flessione plantare.

Abbracciando la regione surale con entrambe le mani, percorriamo la linea degli otto punti senza rimbalzare, scivolando coi pollici senza saltare da un punto all'altro. La muscolatura del polpaccio, chiamata secondo cuore, pompa contraendosi e rilassandosi. Questo fa sì che spinga e faciliti il flusso di sangue di ritorno contro la gravità nelle vene profonde. Per questo motivo, bisogna evitare uno stile di vita sedentario ed essere fisicamente attivi o muovere gli arti inferiori, anche solo camminando regolarmente. Un massaggio praticato adeguatamente aiuta anche a mantenere i muscoli in uno stato ottimale.

Il tono del muscolo tricipite surale, flessore plantare del piede, è sempre legato al tono del suo antagonista, il muscolo tibiale anteriore, flessore dorsale del piede. Il "kyo" e il "jitsu" di ogni muscolo e la sensibilità di certi punti in queste aree possono riflettere lo stato delle viscere e degli organi interni.

Auto – allungamento

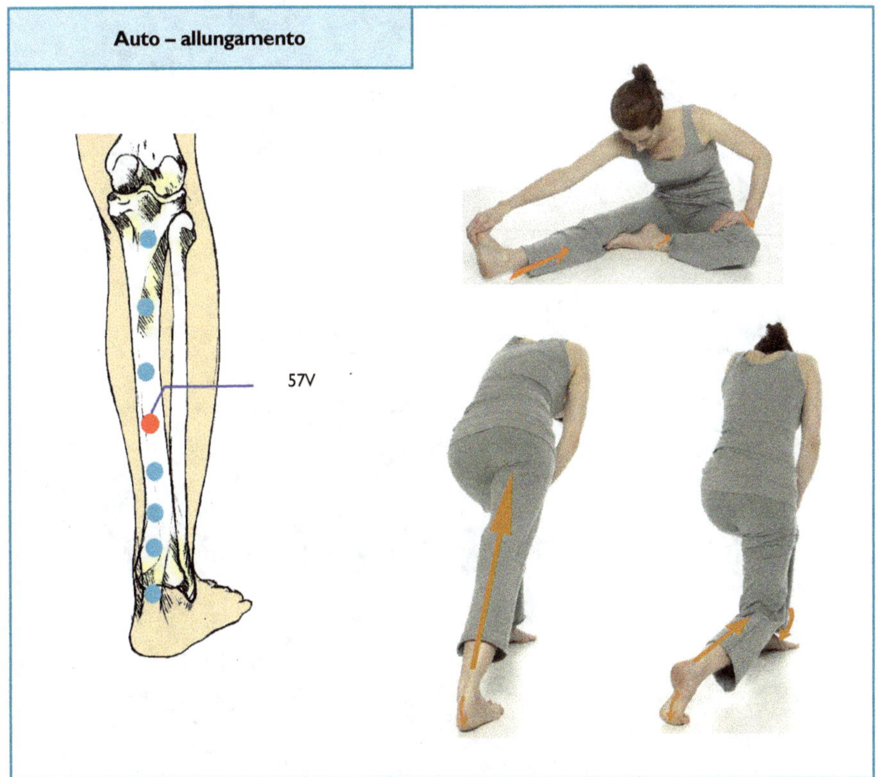

<table>
<tr><td>**Shiatsu 40**</td><td># Regione surale mediale</td></tr>
</table>

Posizione del paziente
Decubito laterale.
Posizione del terapista
Si posiziona di fronte al piede, con le gambe leggermente flesse.

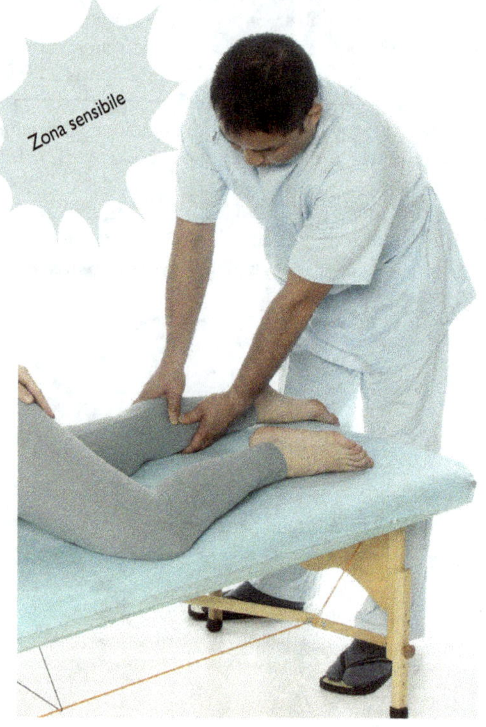

Preparazione
Abbraccia il polpaccio.
Tipo di pressione
Pressione a forma di 人 (pollice destro sopra).

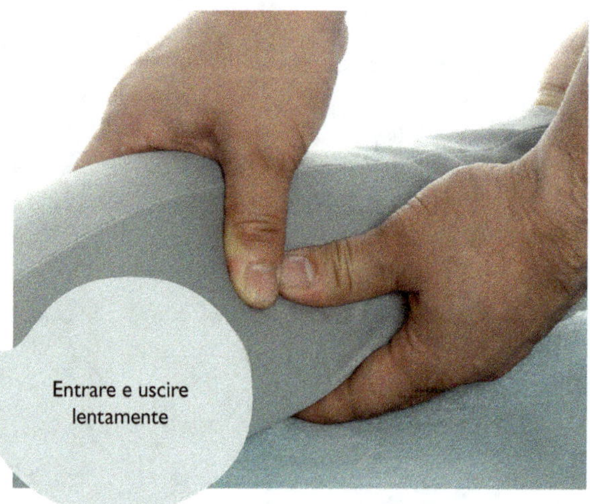

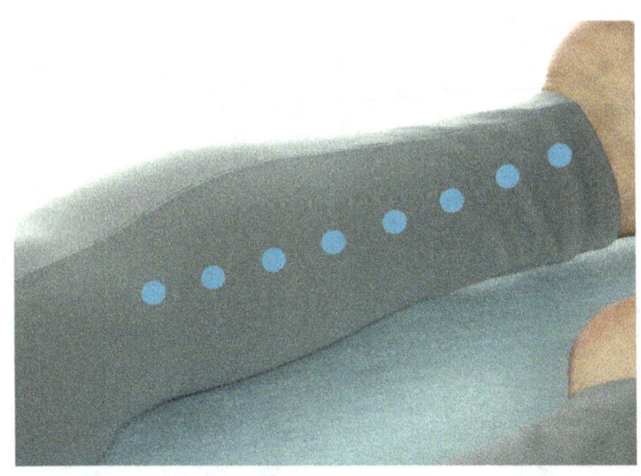

Zona di trattamento	Punti
Sotto la fossa poplitea verso il malleolo mediale.	8

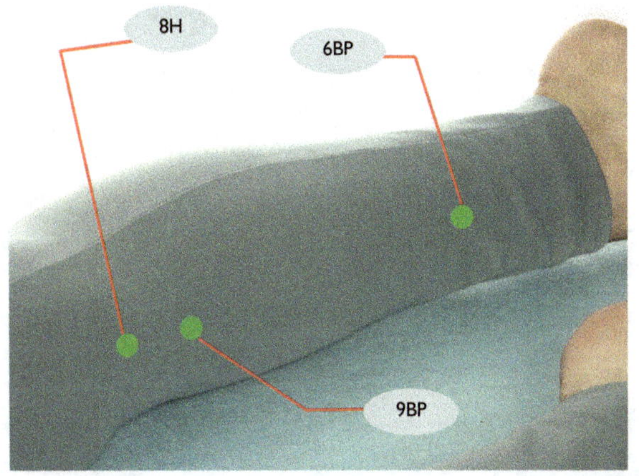

曲泉 **8H**	
L	Nell'estremo interno della piega dell'articolazione del ginocchio.
I	Dolori al ginocchio o al polpaccio, problemi ginecologici.

陰陵泉 **9BP**	
L	Sotto la tuberosità interna della tibia.
I	Dolore al ginocchio, dolore ai reni, problemi urogenitali, mestruazioni irregolari.

三陰交 **6BP**	
L	3 cun sopra il malleolo interno, nella cavità del bordo postero interno della tibia.
I	Sindrome premenopausale, astenia mentale, sensazione di freddo.

Gastrocnemio	
O	Testa laterale: condilo laterale del femore. Testa mediale: condilo mediale del femore.
I	Tuberosità calcaneare attraverso il tendine d'Achille.
F	Flessione plantare, flessione del ginocchio.

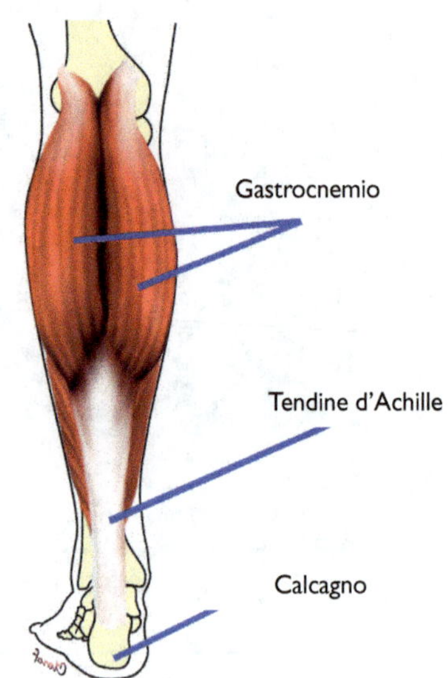

Soleo	
O	1° testa: zona posteriore e bordo posteriore del perone. 2ª testa: zona posteriore della tibia.
I	Tuberosità calcaneare attraverso il tendine calcaneare.
F	Flessione plantare.

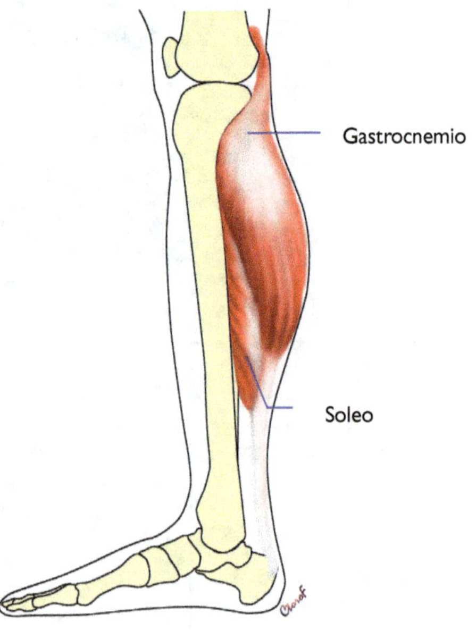

Il cosiddetto piede d'oca, punto di inserzione nella tibia dei tendini dei muscoli sartorio, retto interno e semitendinoso, soffre una grande carica durante le flessioni ripetute o la rotazioni interne del ginocchio.

Nei casi di alterazioni articolari dell'anca e/o del ginocchio, è essenziale eliminare preventivamente le contratture in questa zona.

Lavoriamo la regione surale mediale combinando la pressione con lo Allungamento, che è efficace sia per la riabilitazione dopo un infortunio sportivo che per alleviare i sintomi relazionati coi squilibri ormonali nelle donne: ritenzione di liquidi, piedi freddi, dismenorrea, ecc. Lungo questo "via del sangue", che tende ad avere diversi punti dolenti, premiamo entrando e uscendo lentamente, mantenendo il contatto dei pollici con la superficie epiteliale.

Auto – allungamento

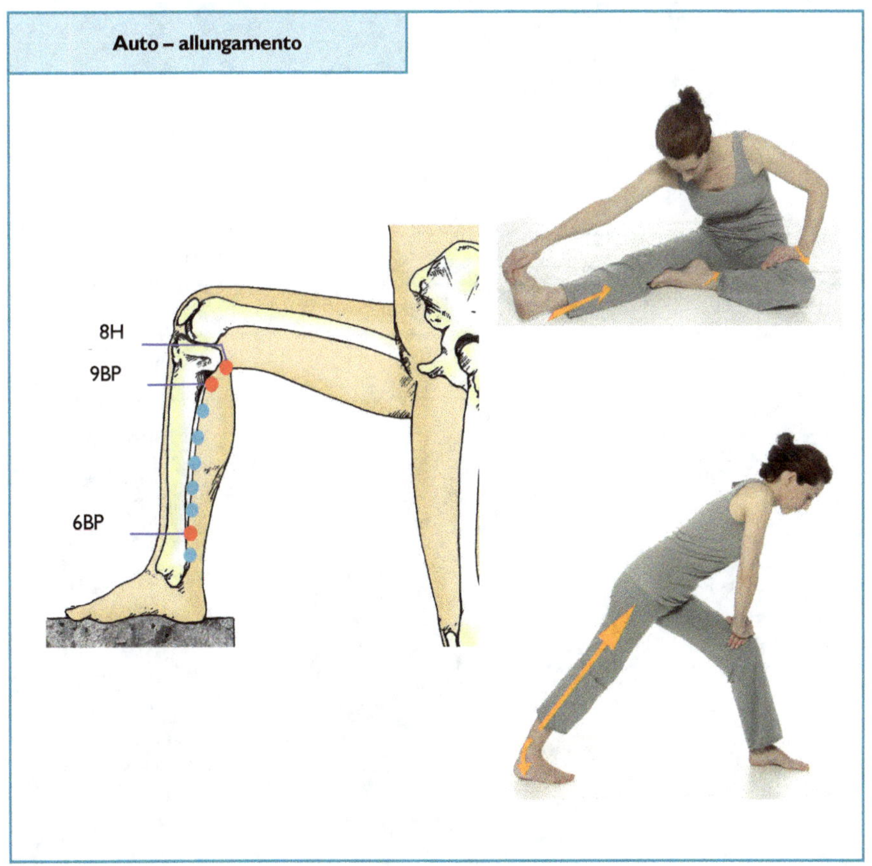

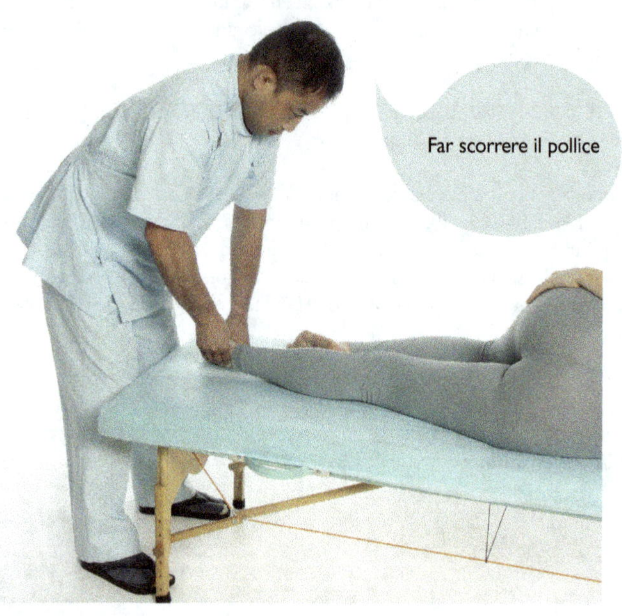

Posizione del paziente	Posizione del terapista
Decubito laterale.	Si posiziona di fronte alla pianta del piede.

Preparazione
Sostenere il piede con la mano sinistra.

Tipo di pressione
Pressione a pinza.

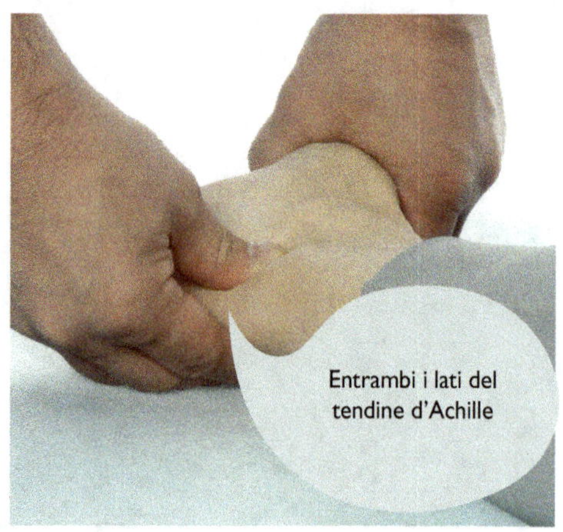

Zona di trattamento	**Punti**
Dalla parte inferiore del tendine d'Achille verso il calcagno.	5

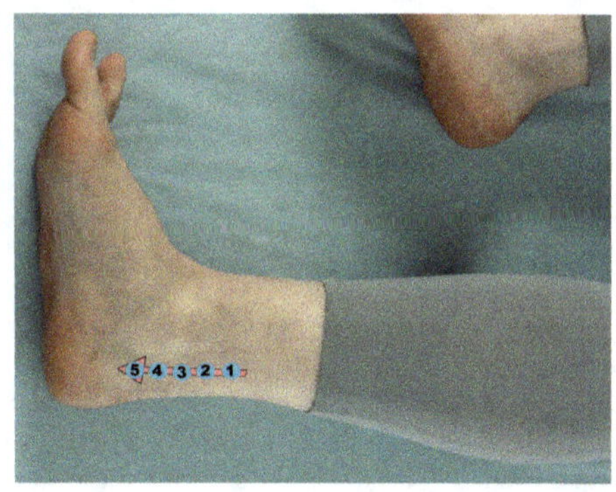

太谿 **3R**	
L	Da dietro il malleolo mediale, in una cavità sopra il calcagno (si sente l'arteria tibiale pulsare).
I	Problemi renali, sensazione di freddo, artrosi della caviglia, problemi del sistema riproduttivo.

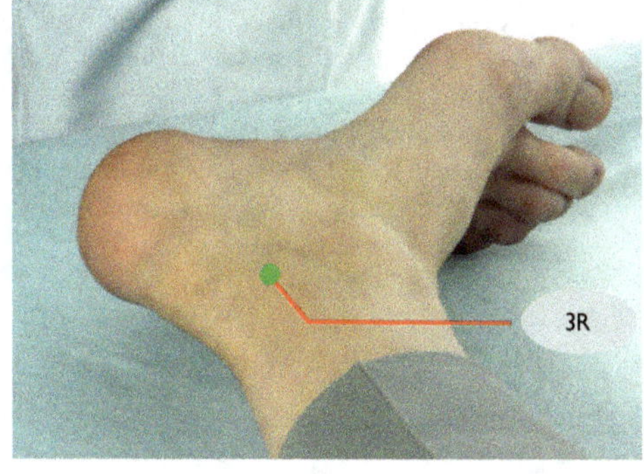

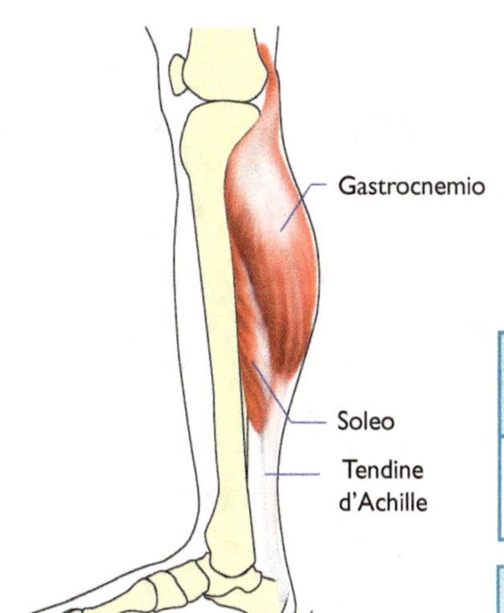

Tendine d'Achille **(tendine calcaneare)**
Estensione tendinea del gastrocnemio e del soleo. Li unisce all'osso calcaneare.

Gastrocnemio	**Soleo**

Applichiamo una pressione sul tendine d'Achille, facendo scorrere le dita senza saltare da un punto all'altro, e la manteniamo quando rileviamo piccole contratture. Questo tendine è il più potente e spesso del corpo, ma, come suggerisce il nome, tende ad essere vulnerabile.

Al camminare, gli arti inferiori sincronizzano la flessione-estensione dell'anca, del ginocchio e della caviglia. Nelle corse, nel salto, nei esercizi di accelerazione e slancio, il sistema locomotore si vede costretto a intensificare la sua coordinazione in una situazione di maggior carico.

Il gastrocnemio, muscoli biarticolari, che agiscono nella flessione del ginocchio e nella flessione plantare del piede, subiscono un'estensione improvvisa al ginocchio, mentre sono ancora in contrazione a livello della caviglia. Questo genera un grande sovraccarico sul tendine d'Achille che a volte può causare strappi.

Le circostanze che possono portare alla rottura o all'irritazione sono diverse: la pratica di uno sport senza riscaldamento e allungamento, la mancanza di elasticità e flessibilità dovuta all'età, la compressione causata dalle calzature (soprattutto lo sci) o la deviazione assiale della caviglia di carattere strutturale o materiale (calzature inadeguate, suola rigida, cambio dell'altezza del tacco).

Auto – allungamento

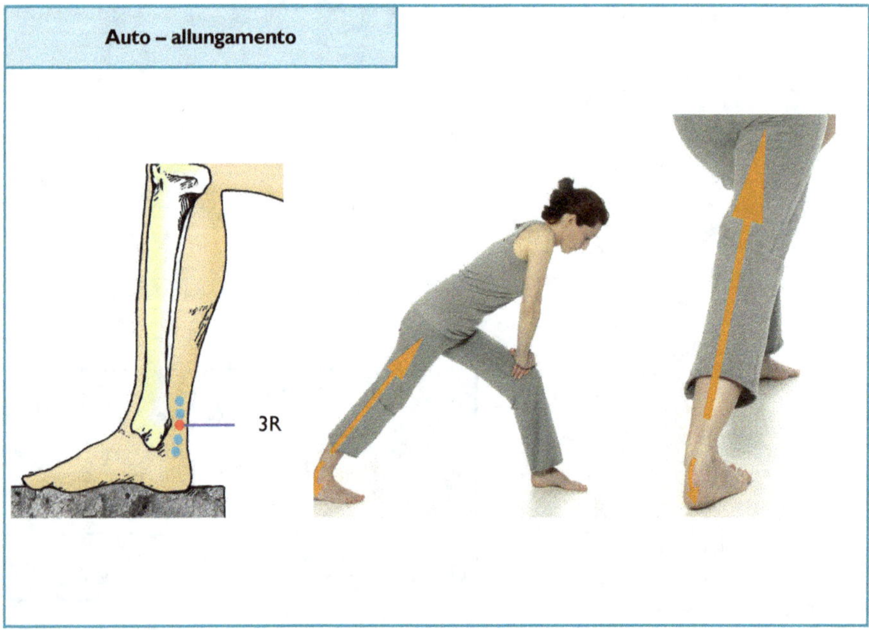

Regione del malleolo mediale

Posizione del paziente

Decubito laterale.

Posizione del terapista

Si trova davanti alla pianta del piede.

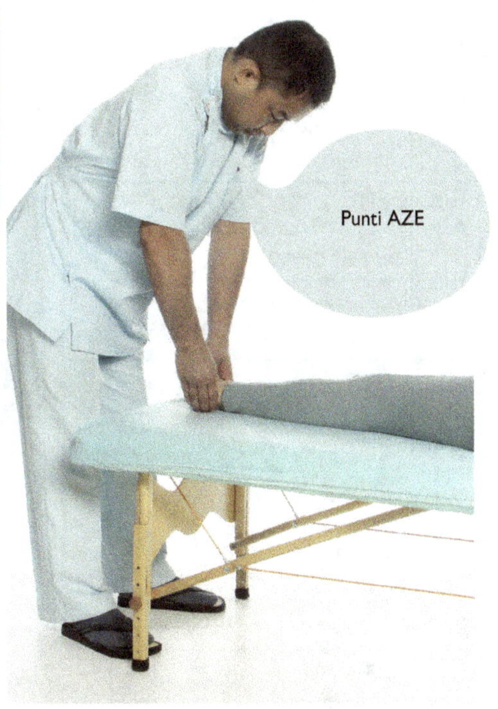

Preparazione

Sostenere il tallone e il collo del piede.

Tipo di pressione

Pollici sovrapposti (a sinistra sotto).

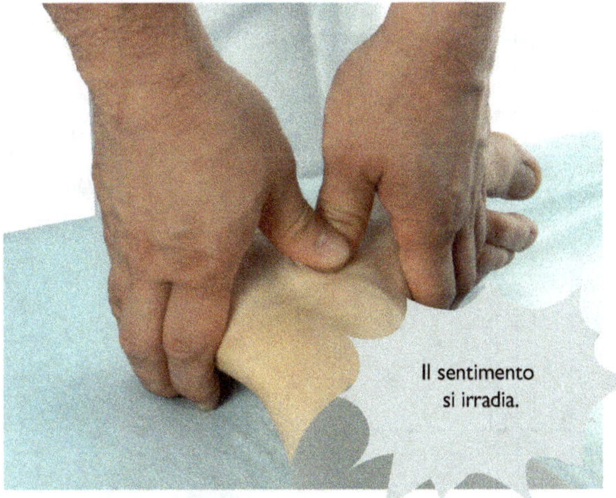

Zona di trattamento	**Punti**
Dal tendine calcaneare fino al collo del piede, costeggiando il malleolo mediale.	3×5

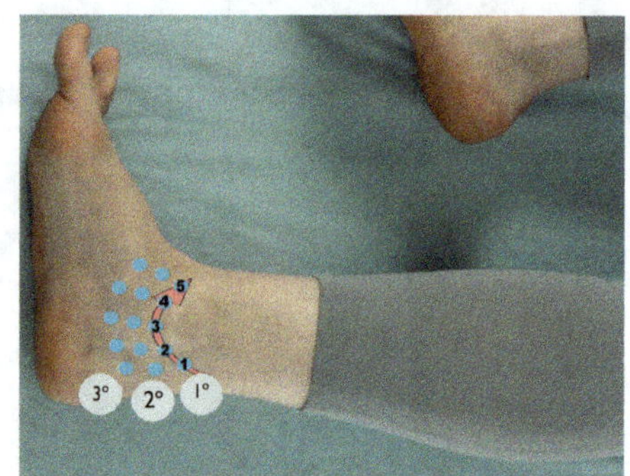

照海 **6R**	
L	I cun sotto il malleolo mediale.
I	Problemi al sistema urogenitale/riproduttivo, distorsione della caviglia.

商丘 **5BP**	
L	Nella depressione davanti e sotto il malleolo mediale.
I	Astenia, perdita di appetito, lesioni articolari o muscolari della caviglia.

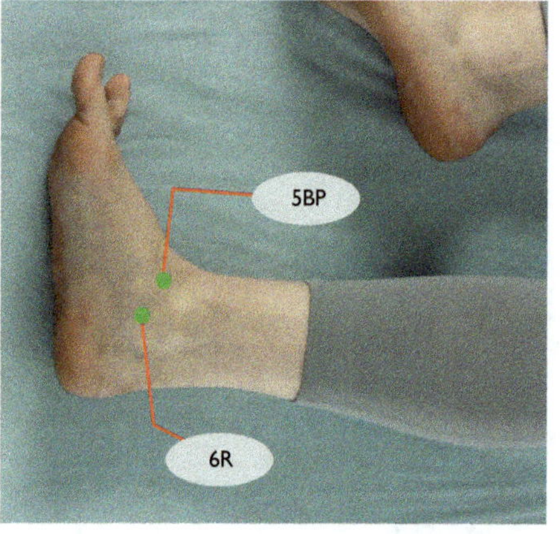

Tibiale posteriore	
O	Zona posteriore della tibia, membrana interossea della gamba, zona mediale del perone.
I	Tuberosità scafoidea, cuneo mediale, intermediale, laterale, base del 2°- 4° metatarso.
F	Flessione plantare, supinazione.

Flessore lungo delle dita	
O	Zona posteriore della tibia, bordo interosseo.
I	Falangi distali del 2°-5° dito.
F	Flessione del dito 2°-5°.

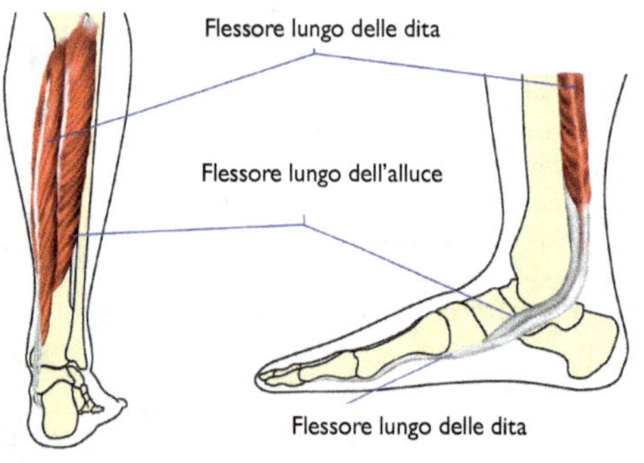

L'articolazione della caviglia sta rinforzata, a livello del malleolo mediale, dai legamenti laterali/deltoidi interni e dal retinacolo flessore tra i quali passano i tendini dei muscoli tibiale posteriore, flessore lungo dell'alluce e flessore lungo delle dita, così come l'arteria posteriore e il nervo tibiale.

Il lavoro della regione del malleolo si sviluppa allo stesso modo nei lato mediale e nel lato laterale, dividendolo in tre linee semicircolari concentriche, anche se la distribuzione dei punti sarà modificata secondo le cavità formate dall'astragalo e dal calcagno insieme agli elementi menzionati sopra.

Applichiamo con cadenza e fluidità una serie di pressioni moderatamente intense finché il paziente sente che si irradiano verso altre zone. Quando il trattamento si realizza adeguatamente, ci sono numerosi benefici diretti e indiretti: sollievo dal dolore nelle lesioni alla caviglia, miglioramento della circolazione sanguigna e del ritorno linfatico nell'arto inferiore, regolazione della funzione urinaria e ormonale, ecc.

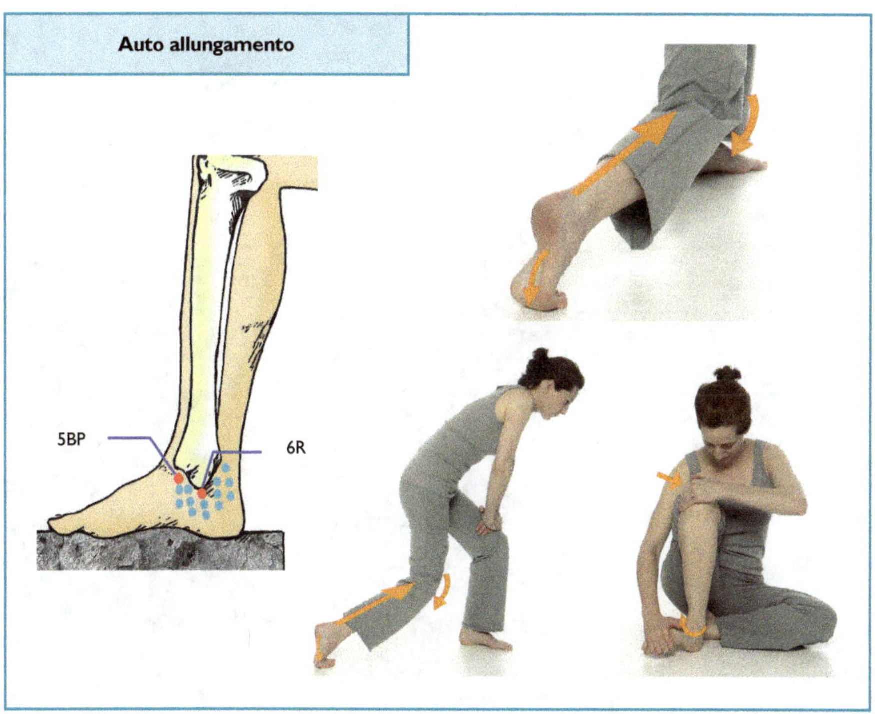

Posizione del paziente

Decubito laterale.

Posizione del terapista

Si posiziona di fronte alla pianta del piede.

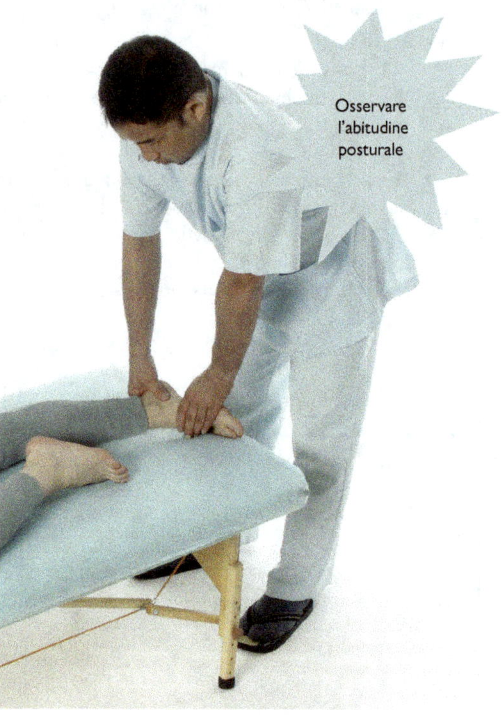

Preparazione

Sostenere la caviglia con la mano destra.

Tipo di pressione

Un pollice (sinistro).

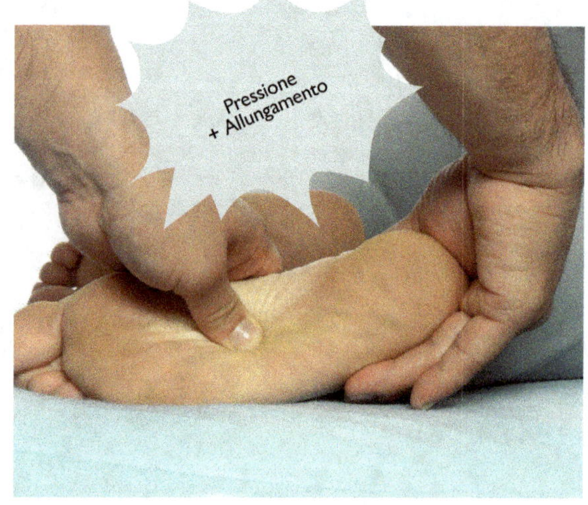

Zona di trattamento	Punti
Dal tallone verso le dita.	5

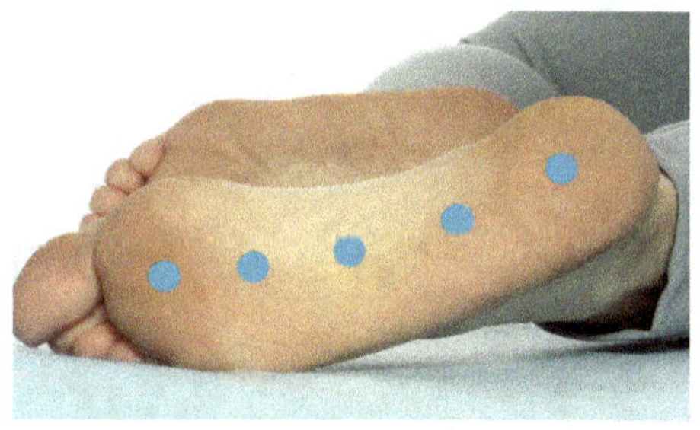

湧泉 IR	
L	Tra il 2° e il 3° metatarso. Nella depressione prodotta dalla flessione della pianta del piede.
I	Affaticamento cronico, ritenzione di liquidi, problemi renali, lombaggine.

然谷 2R	
L	Sul bordo interno del piede, sotto il tubercolo dello scafoide.
I	Cistite, mestruazioni irregolari, dolore alle piante dei piedi.

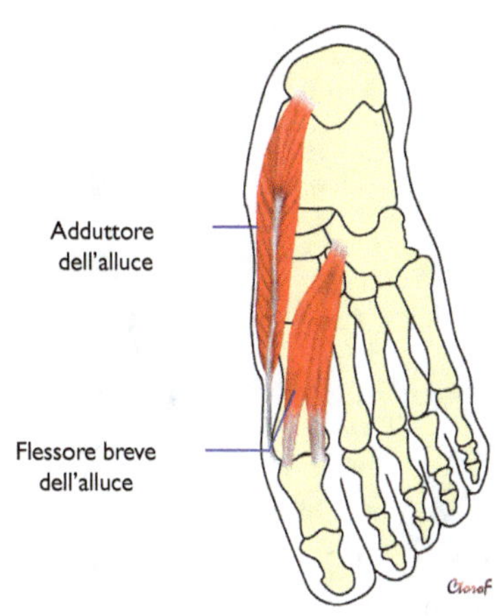

Flessore breve dell'alluce	
O	Zona plantare dei cuneiformi, 1° e 3° cuboide.
I	Due teste, entrambi verso i sesamoidi della falange prossimale dell'alluce.
F	Flessione dell'alluce.

Adduttore dell'alluce	
O	Tuberosità calcaneare, aponeurosi plantare.
I	Falange prossimale dell'alluce.
F	Abduzione dell'alluce, tensione dell'arco longitudinale del piede.

Adduttore dell'alluce	**Quadrato plantare**

Flessore breve delle dita

Auto – allungamento

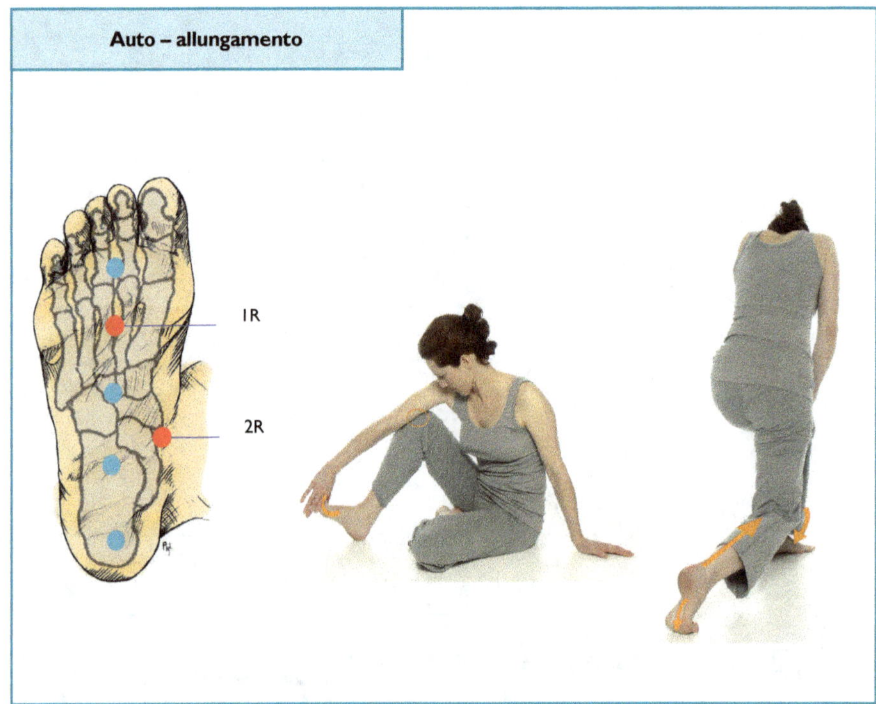

Regione deltopettorale

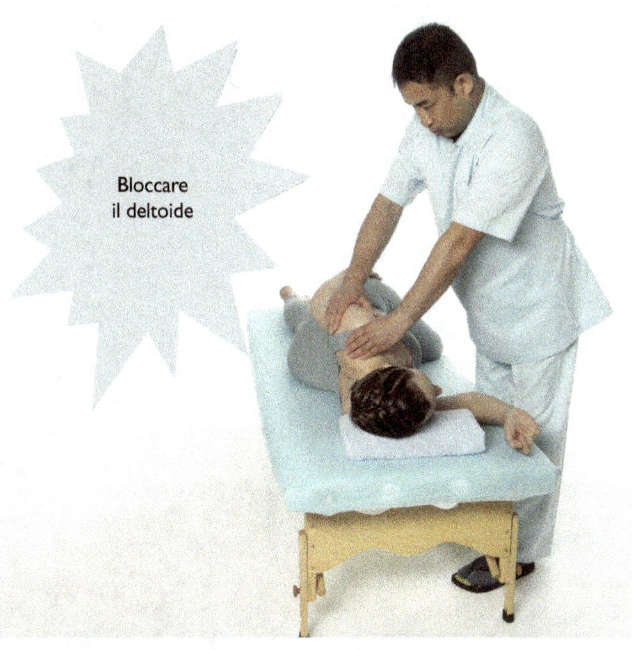

Posizione del paziente	Posizione del terapista
Decubito laterale.	Si posiziona di fronte al torace del paziente.

Preparazione
Sostenere il deltoide nella parte posteriore con la mano destra. La mano sinistra sostiene la zona soprascapolare.
Tipo di pressione
Un pollice (sinistro).

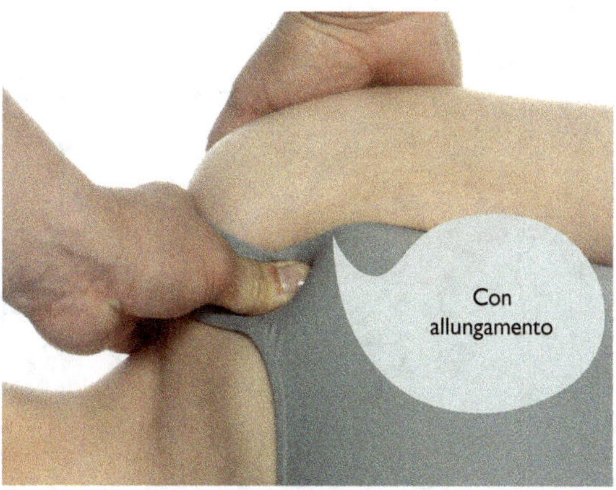

Zona di trattamento	Punti
Seguendo la piega che si forma tra il deltoide e il pettorale maggiore, dalla clavicola verso l'ascella.	5

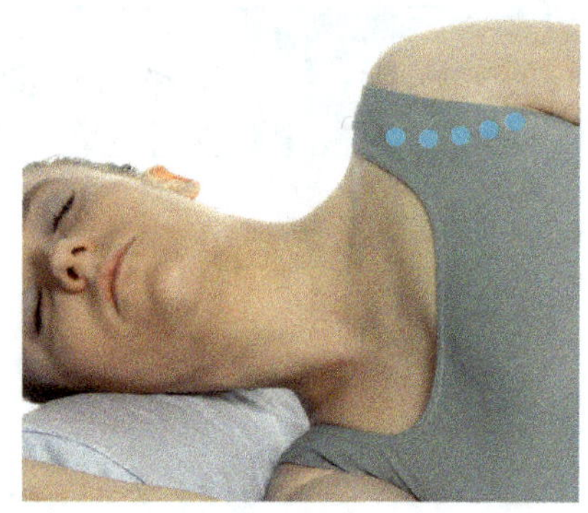

雲門 **2P**	
L	Fossa clavicolare inferiore, bordo mediale dell'apofisi coracoide, si sente il battito dell'arteria ascellare.
I	Tosse, asma, dispnea, spalla congelata.

中府 **IP**	
L	I cun sotto 2P.
I	Problemi respiratori, nevralgia intercostale, scapolalgia, brachialgia.

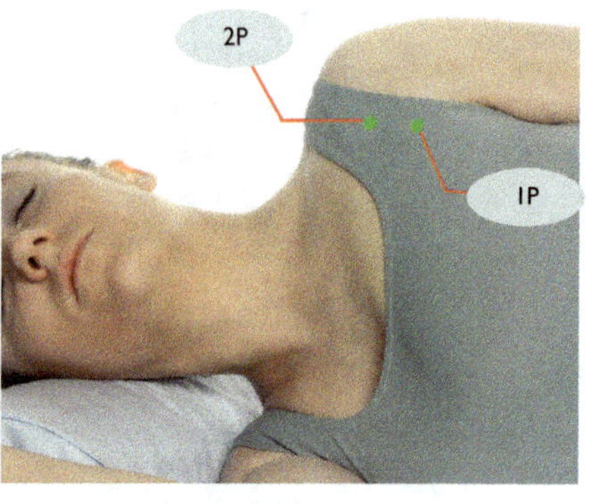

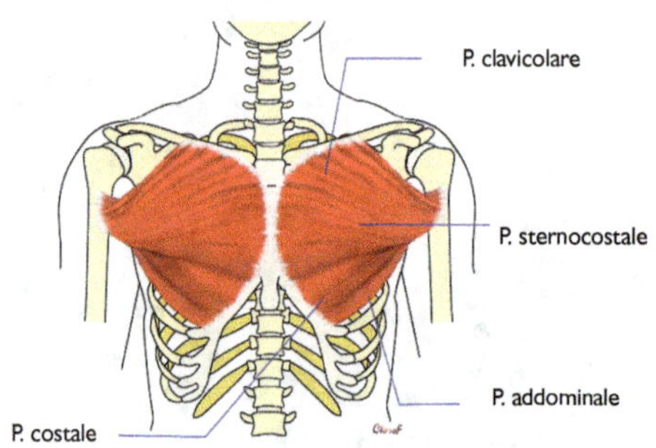

Pettorale grande	
O	Porzione clavicolare: metà sternale della clavicola. Porzione sternocostale: sterno, cartilagini costali della 2ª-6ª costola. Porzione addominale: guaina del retto addominale.
I	Cresta del tubercolo maggiore dell'omero.
F	ADD. RI, flessione del braccio.

Pettorale piccolo	Deltoide

158

Nella posizione laterale, la regione deltopettorale ha bisogno di un sostegno solido per premere adeguatamente. Per ottenere questo, la mano destra sostiene bene il muscolo deltoide dietro e le dita della mano sinistra, dalla regione soprascapolare.

I primi due punti corrispondono all'inizio del meridiano del polmone. L'effetto dello Shiatsu applicato in questa zona diventa più forte ed è completato con l'allungamento della zona sternocostale del pettorale grande. Allentando la tensione generata nella zona di inserzione delle costole allo sterno, la respirazione torna ad avere più ampiezza, mentre il tono muscolare della schiena torna alla normalità.

Ogni giorno, possiamo dedicare qualche minuto a un paio di esercizi di auto-Shiatsu nella regione deltopettorale e all'auto-allungamento aprendo la gabbia toracica. "Respirare ampiamente" è sinonimo di "longevità" nella tradizione medica giapponese.

Auto – allungamento

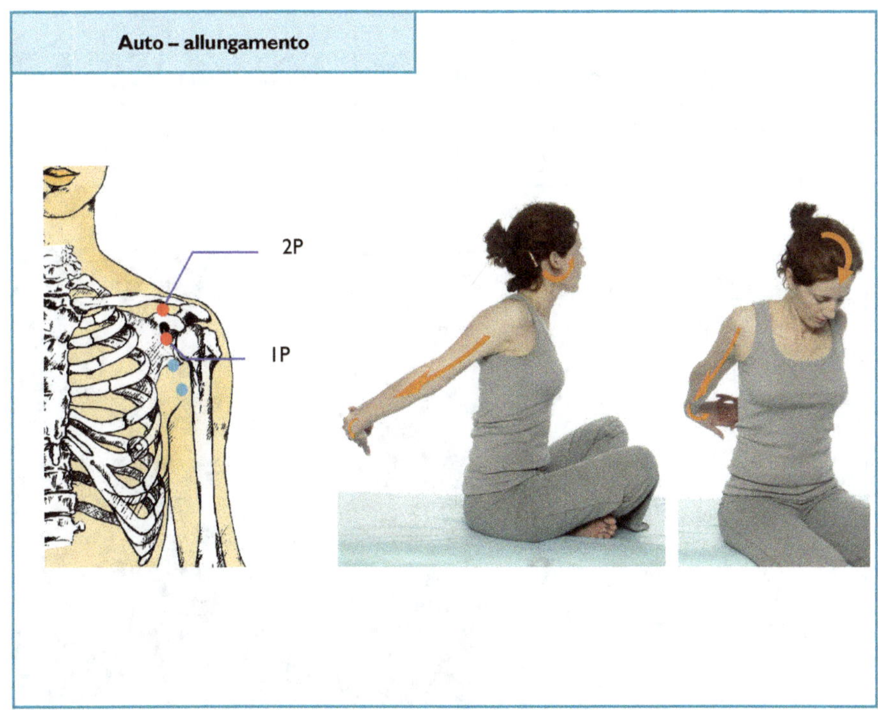

  Regione deltoidea

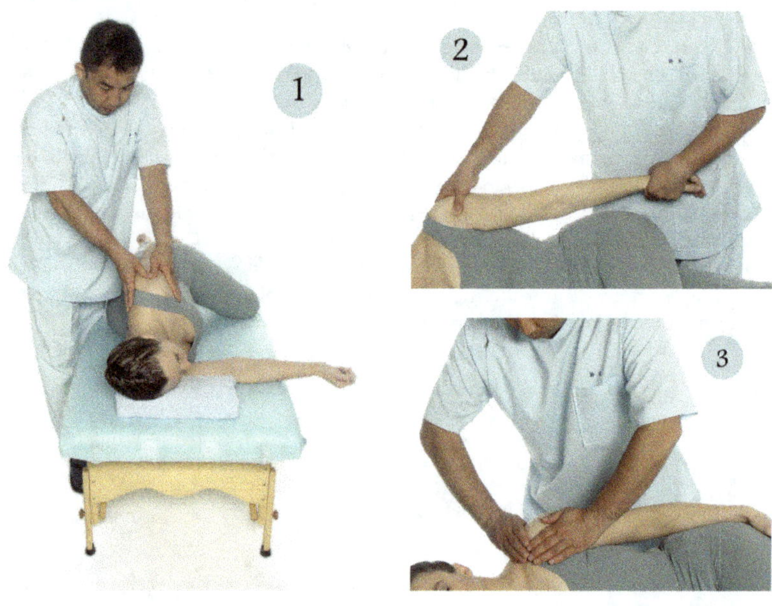

Posizione del paziente	Posizione del terapista
Decubito laterale. Il braccio riposa sul busto.	Si posiziona dietro il paziente.

Preparazione

1°: Entrambe le mani stabilizzano la spalla.
2°: La mano sinistra sostiene il polso.
3°: La mano sinistra sostiene il deltoide dalla parte anteriore.

Tipo di pressione

1°: Pollici sovrapposti (a sinistra sotto).
2°, 3°: Un pollice (destro).

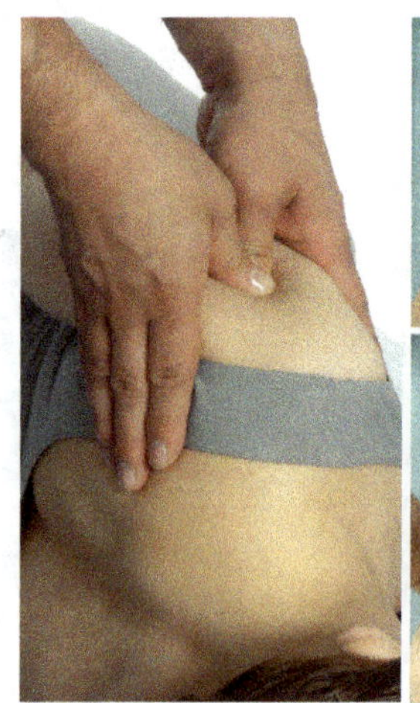
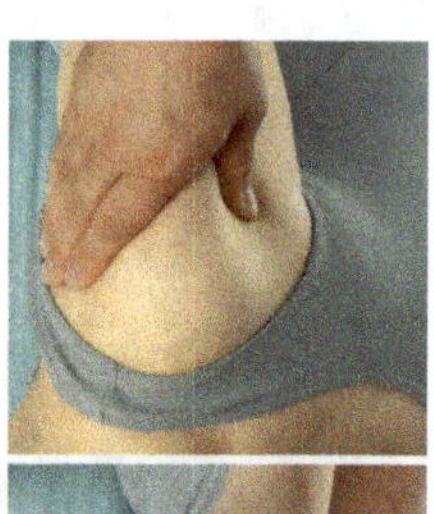
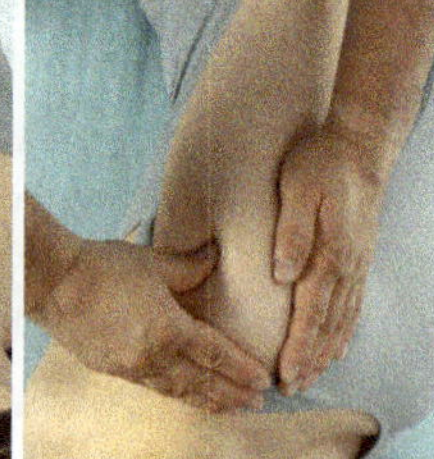

Zona di trattamento	**Punti**
Dal livello dell'acromion verso la tuberosità deltoidea.	3×5

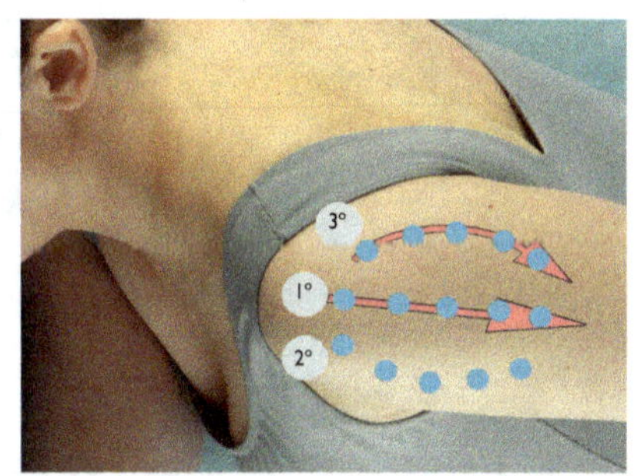

肩髃 15IG	
L	Da davanti e dall'esterno dell'articolazione acromio-clavicolare, in uno cavità che si forma al sollevare il braccio.
I	Spalla dolore in ABD del braccio, torcicollo.

臂臑 14IG	
L	3 cun sotto IG15. Sulla zona anteriore del muscolo deltoide.
I	Nevralgia brachiale, dolore alla spalla.

肩髎 14TR	
L	Depressione sotto l'acromion (depressione che si forma quando il braccio è a 90° ABD).
I	Spalla dolore, nevralgia brachiale.

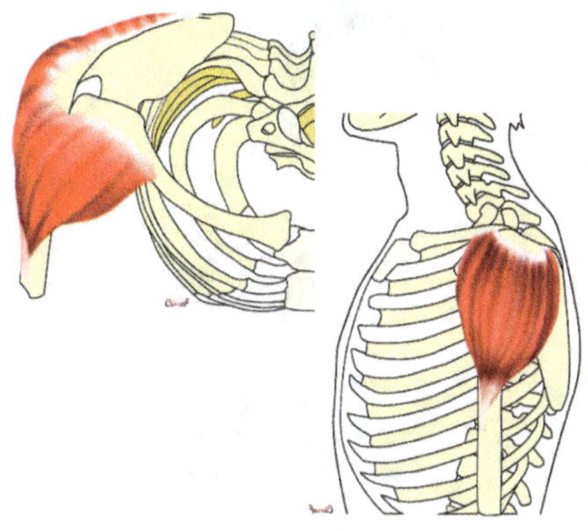

Deltoide	
O	Porzione clavicolare: terzo esterno della clavicola. Porzione acromiale: acromion. Porzione spinale: spina scapolare.
I	Tuberosità deltoidea.
F	ABD della spalla.

Come nella regione deltopettorale, sosteniamo la zona di trattamento in modo sicuro. Se la stabilità della zona non è assicurata, la pressione non raggiunge la contrattura e produce solo una sensazione superficiale di impastamento. Nel trattamento de la parte del deltoide posteriore, la mano sinistra assume due funzioni: sostegno e guida. Il terapista regola sottilmente l'angolo secondo il movimento del pollice per realizzare la pressione perpendicolare.

Per il dolore acuto che si sente in caso di spalla congelata o di sovraccarico muscolare, applichiamo una serie di pressioni sostenute combinandole con l'allungamento del braccio.

Auto – allungamento

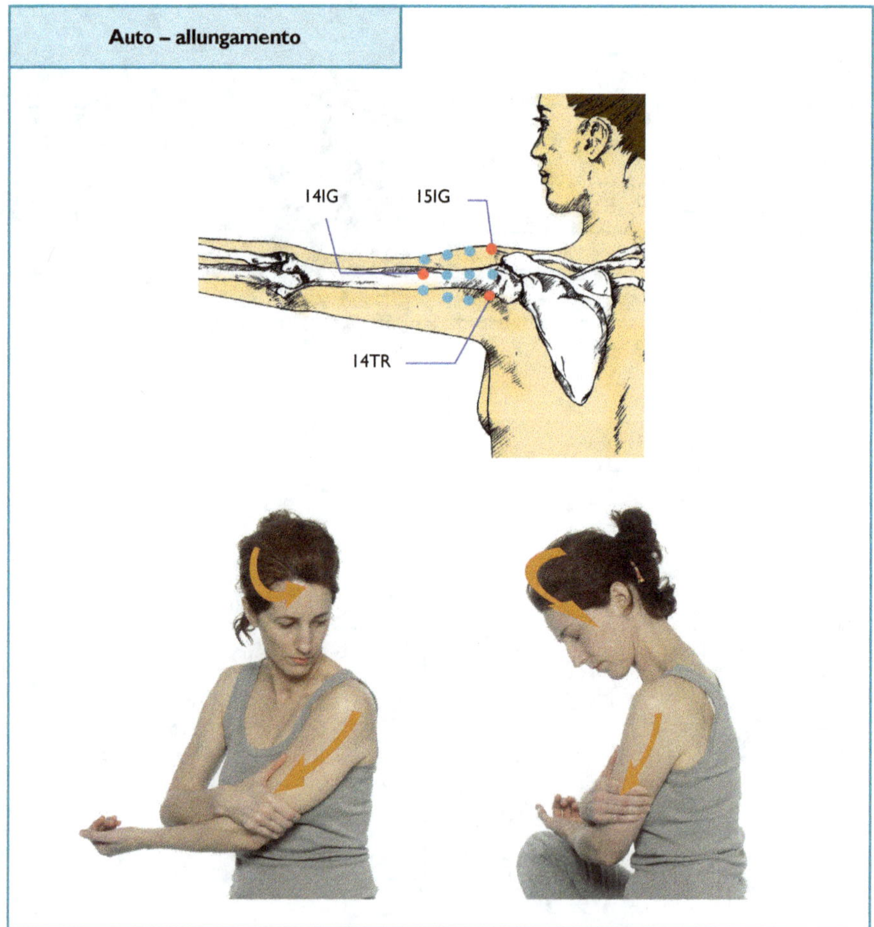

Regione brachiale laterale

Posizione del paziente
Decubito laterale. Il braccio riposa sul busto.

Posizione del terapista
Posizionato dietro il paziente

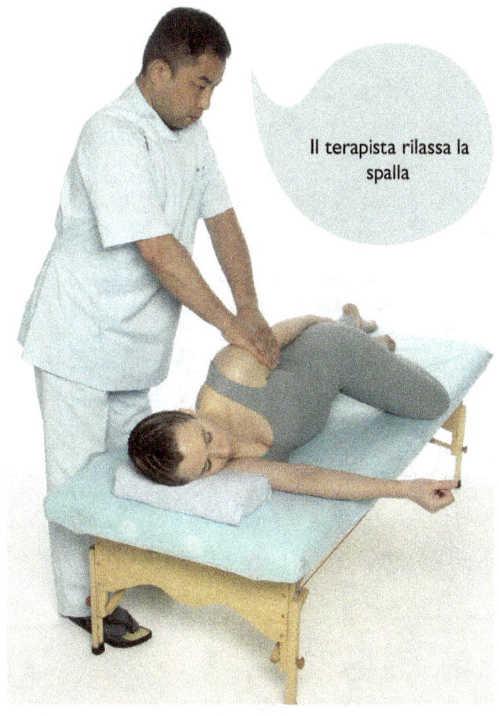

Preparazione
Posizionare le quattro dita delle mani nella parte mediale del braccio.

Tipo di pressione
A forma di V.

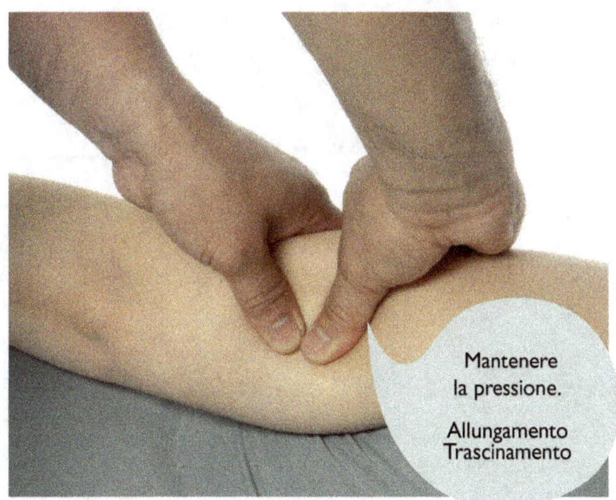

Zona di trattamento	Punti
Dal muscolo deltoide fino alla fossa olecranica.	8

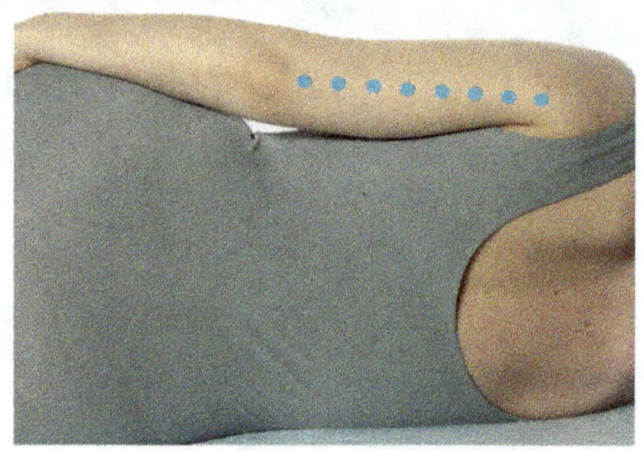

臑会 13TR	
L	3 cun sotto 14TR.
I	Dolore alla spalla o al braccio.

天井 10TR	
L	In flessione del gomito, 1 cun superiore dell'olecrano.
I	Dolore alla spalla o al braccio, vampate di calore, ronzio nelle orecchie.

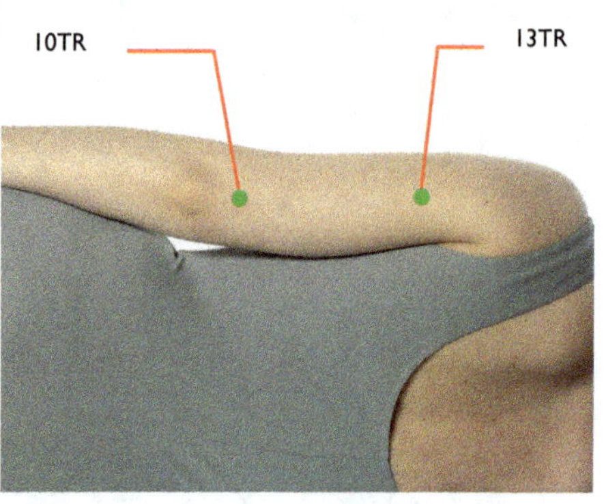

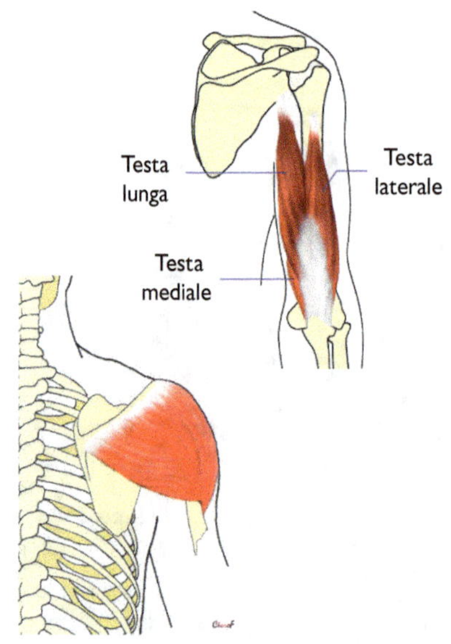

Tricipiti	
O	Testa lunga: tubercolo infraglenoideo. Testa laterale: Zona laterale e dorsale del terzo prossimale del corpo dell'omero. Testa mediale: zona dorsale del corpo dell'omero.
I	Olecrano.
F	Estensione del gomito.

Deltoide	
O	Zona anteriore del bordo superiore del terzo esterno della clavicola.
I	Tuberosità deltoidea.
F	ABD della spalla.

In questa regione, il terapista deve fare attenzione a non usare solo la forza delle dita. Con una respirazione pausata e senza caricare in tensione nelle spalle, il terapista esercita una pressione di trascinamento a forma di pinza, facendo allo stesso tempo una leggera trazione del braccio in direzione del polso.

Questo trattamento è efficace per alleviare la tensione accumulata nella pratica di alcuni sport come il tennis o il golf, così come per attenuare le molestie che si percepiscono nel collo e nella regione soprascapolare.

Auto – allungamento

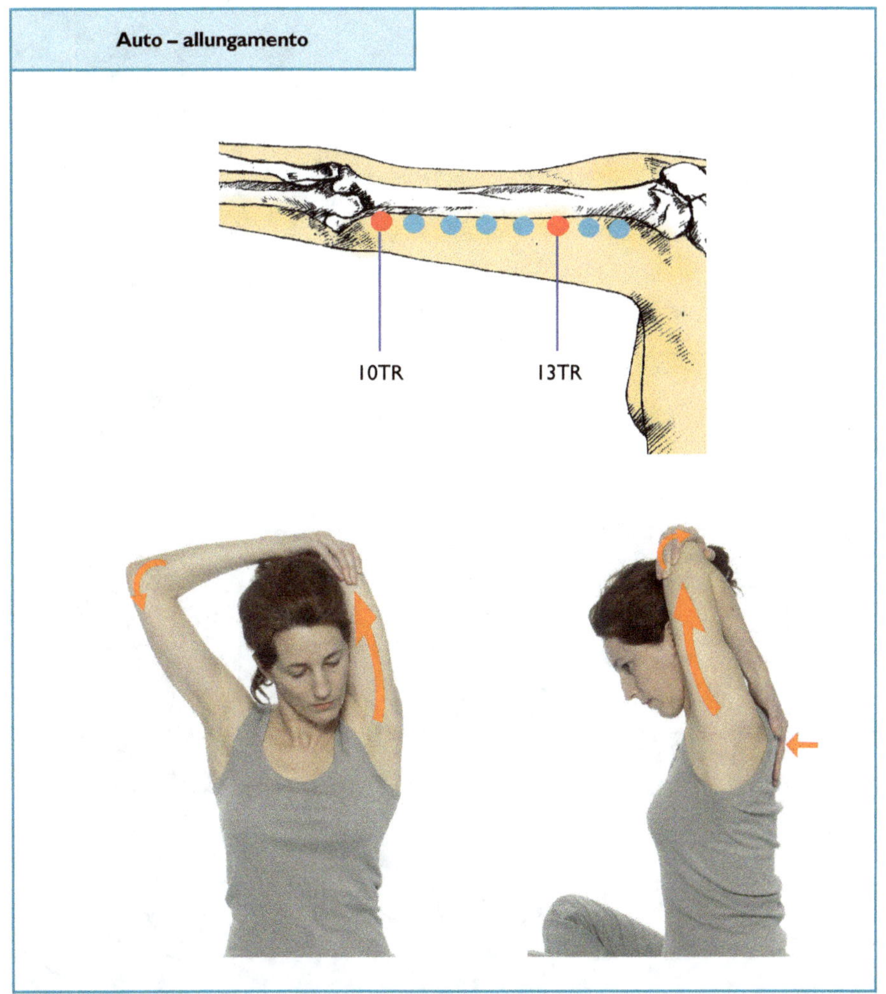

Posizione del paziente

Decubito laterale.

Posizione del terapista

Si posiziona dietro il paziente. Mantiene la gamba destra a contatto con il bordo del lettino.

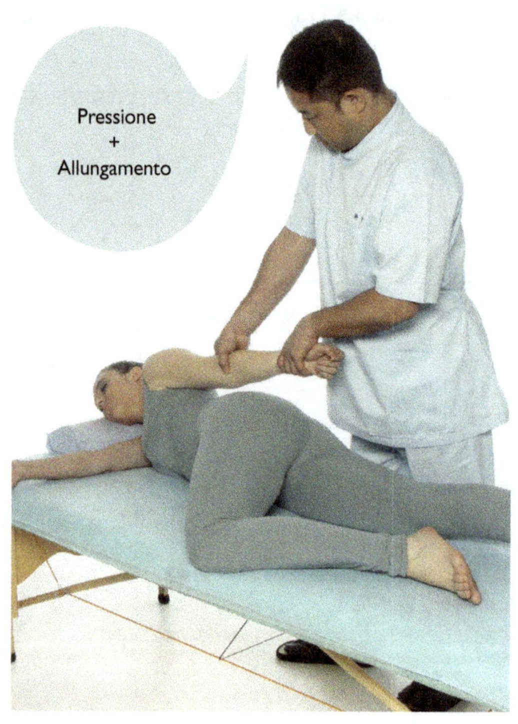

Preparazione

Sostenere il polso con la mano sinistra. Supinazione dell'avambraccio del paziente e eseguire una trazione.

Tipo di pressione

Un pollice (destro).

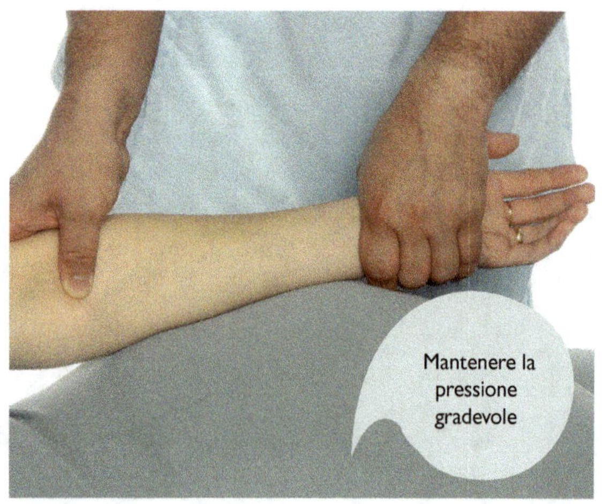

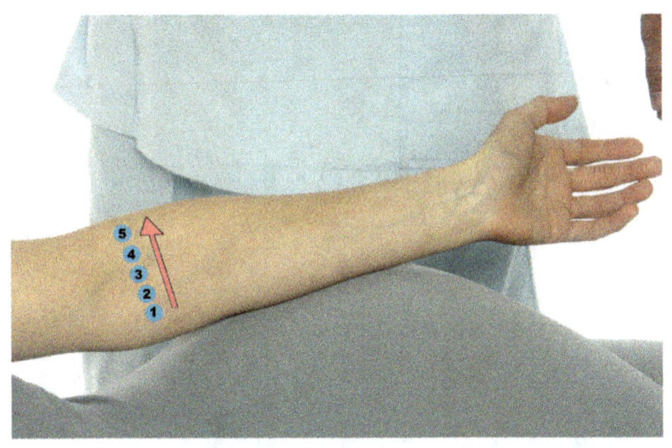

Zona di trattamento	Punti
Dal lato ulnare fino al radiale.	5

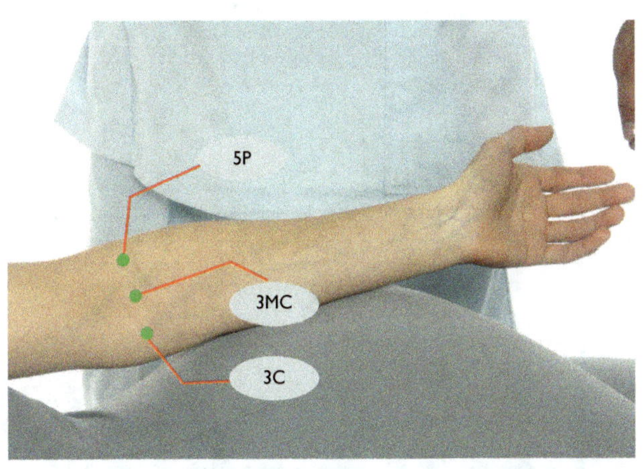

少海 **3C**

L	Lato ulnare della piega del gomito (sopra l'epicondilo mediale).
I	Dolore alla mano o intorpidimento, dolore al gomito, rigidità del collo.

曲尺 **3MC**

尺沢 **5P**

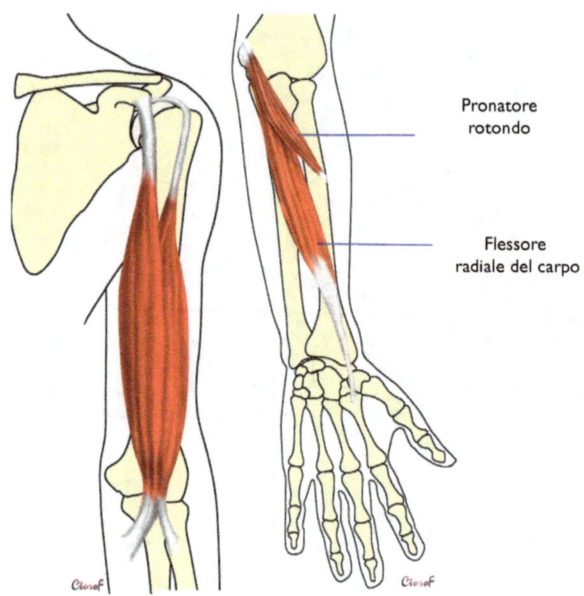

Pronatore rotondo	
O	Epicondilo mediale dell'omero, fascia dell'avambraccio, apofisi coronoide.
I	Terzo mediale della zona laterale del radio.
F	Pronazione e flessione dell'avambraccio.

Flessore radiale del carpo	
O	Epicondilo mediale dell'omero, fascia dell'avambraccio.
I	Base palmare del 2° metacarpo.
F	Flessione palmare e poca abduzione del polso.

Bicipite brachiale	
O	Testa lunga: tubercolo sopraglenoideo. Testa corta: apofisi coronoide.
I	Tuberosità del radio, fascia dell'avambraccio.
F	Flessione dell'avambraccio, supinazione.

Brachioradiale	**Brachiale anteriore**

I punti localizzati nella piega del gomito, zona Yin rispetto alla parte laterale del gomito, si utilizzano per lenire il dolore nelle zone vicine come il gomito e il braccio, e nelle zone lontane come la spalla.

Oltre ai casi di dolore muscolare, articolare o nevralgico, ogni punto ha applicazioni corrispondenti al suo meridiano: 3C per calmare i sintomi delle patologie cardiovascolari, vertigini e tinnito; 3MC per dolori epigastrici/intestinali e vampate di calore e 5P per problemi respiratori, tra gli altri. In questi punti e nei loro dintorni applichiamo una pressione più la trazione dell'avambraccio. Benché se l'intensità della pressione sia forte, non dovrebbe mai superare la soglia del dolore; la sensazione non dovrebbe essere a metà tra il dolore e il piacere.

All'esterno della piega del gomito, sulla stessa linea ci sono due punti di riferimento 11IG sul lato radiale e 8ID sul lato ulnare.

Auto – allungamento

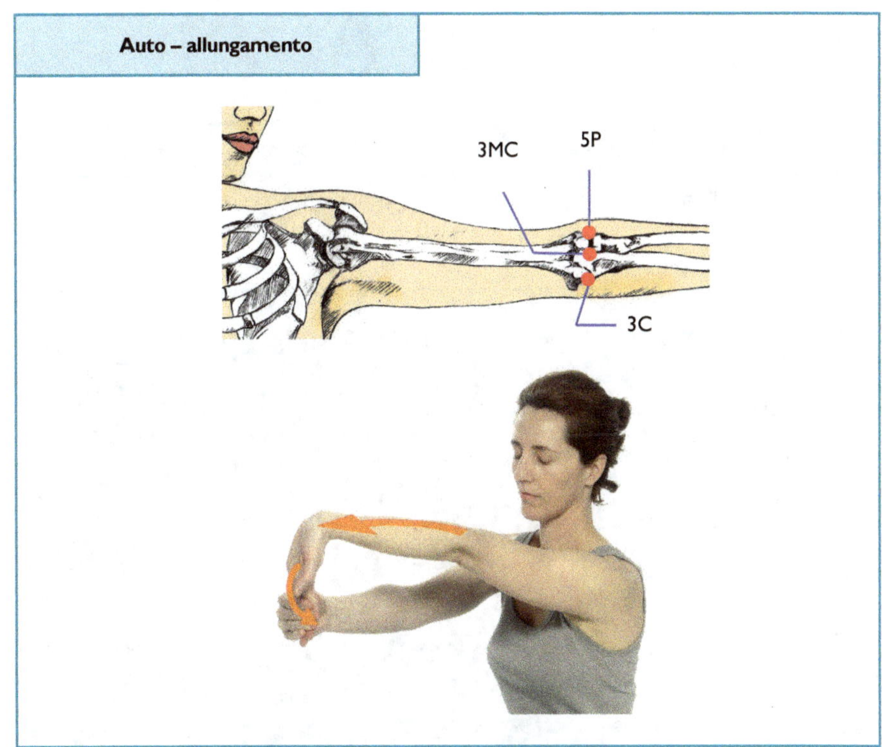

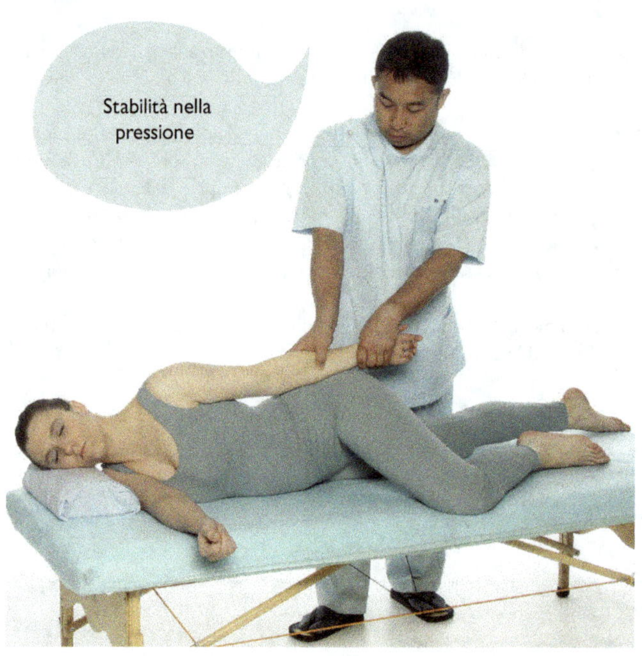

Posizione del paziente	Posizione del terapista
Decubito laterale. L'avambraccio in supinazione.	Si posiziona dietro il paziente. Mantiene la gamba destra a contatto con il bordo del lettino.

Preparazione

Sostenere il polso con la mano sinistra. Supinazione e trazione dell'avambraccio del paziente.

Tipo di pressione

Un pollice (destro).

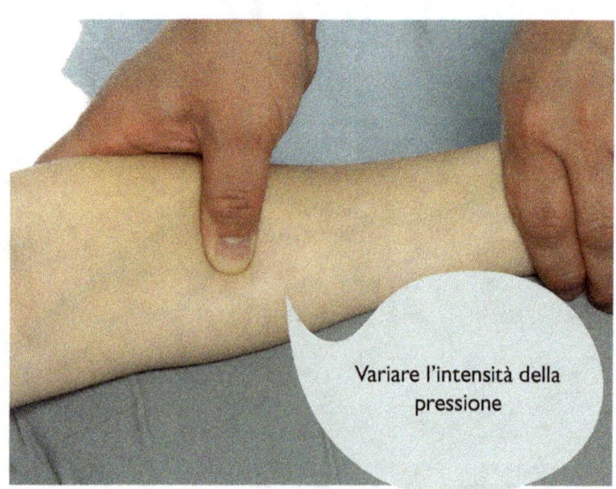

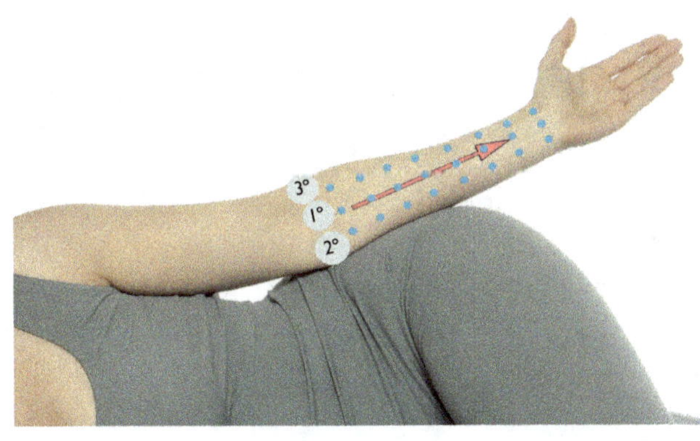

Zona di trattamento	Punti
Da sotto la piega del gomito verso la piega del polso.	3×8

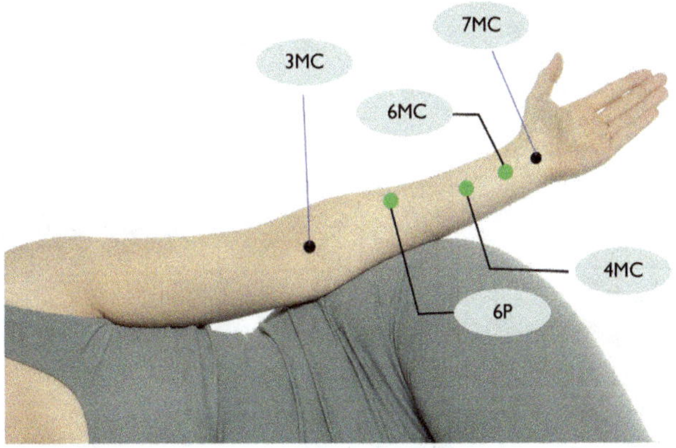

内関 **6MC**	
L	In mezzo della zona anteriore dell'avambraccio, a 2 cun dal 7MC.
I	Ansia, nausea, dolore al braccio.

孔最 **6P**	
L	A 3 cun sotto 5P (lato radiale dell'avambraccio).
I	Problemi di respirazione, dolore al braccio.

郄門 **4MC**	
L	In mezzo alla zona anteriore dell'avambraccio, a 5 cun dal 7MC.
I	Intorpidimento o dolore alla mano e al braccio, tachicardia, patologie pleuriche.

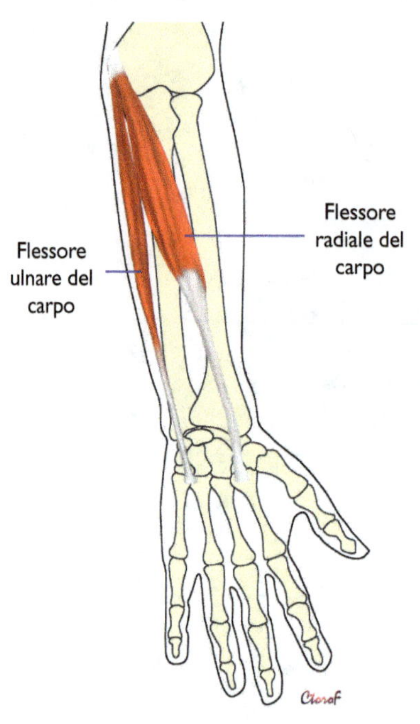

Flessore ulnare del carpo

O	Epicondilo mediale dell'omero, olecrano.
I	Osso pisiforme, legamento pisiunciforme, 5° metacarpo.
F	Flessione palmare e scarsa abduzione del polso.

Flessore radiale del carpo

O	Epicondilo mediale dell'omero, fascia dell'avambraccio.
I	Base palmare del 2° metacarpo.
F	Flessione palmare e scarsa abduzione del polso.

Flessore superficiale delle dita

Brachioradiale

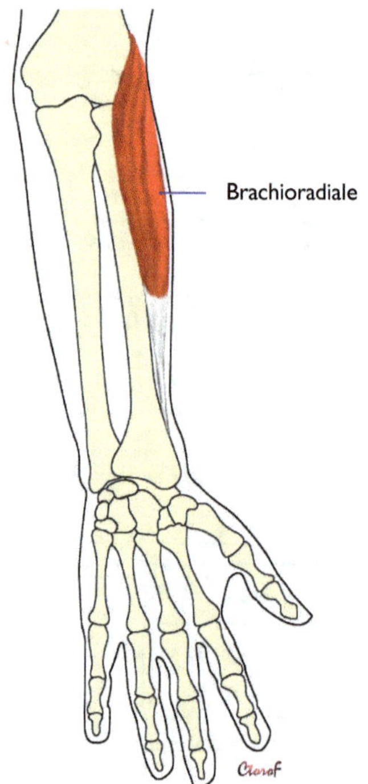

I muscoli flessori del carpo e delle dita si trovano sulla zona ventrale dell'avambraccio. Il loro sovraccarico può causare dolore riflesso indeterminate zone. Per esempio, il muscolo flessore radiale del carpo, che si contrae quando si flette il polso, genera un dolore che si irradia verso la base del pollice. Il muscolo flessore ulnare del carpo, un altro dei muscoli epitrocleari, può comprimere il nervo ulnare, rendendo difficile la pressione o producendo una sensazione di calore nel palmo. Il muscolo brachioradiale, un potente flessore del gomito e collaboratore nella supinazione e pronazione, causa dolore sul lato laterale dell'avambraccio e alla base del pollice.

Il muscolo pronatore rotondo, che si trova nello strato profondo, provoca dolore sul lato laterale del polso. I meridiani che percorrono questa zona sono relazionate ai disturbi respiratori, cardiovascolari, emozionali e del SNA. Per lavorare la zona eseguiamo pressioni e allungamenti come misura complementare. Trattiamo anche la regione sternale dove i pazienti spesso si lamentano del dolore. Essendo una zona "Kyo", si applicano pressioni intense per raggiungere le contratture profonde.

È normale che le dita del paziente si flettano al premere la regione a causa del riflesso della pressione.

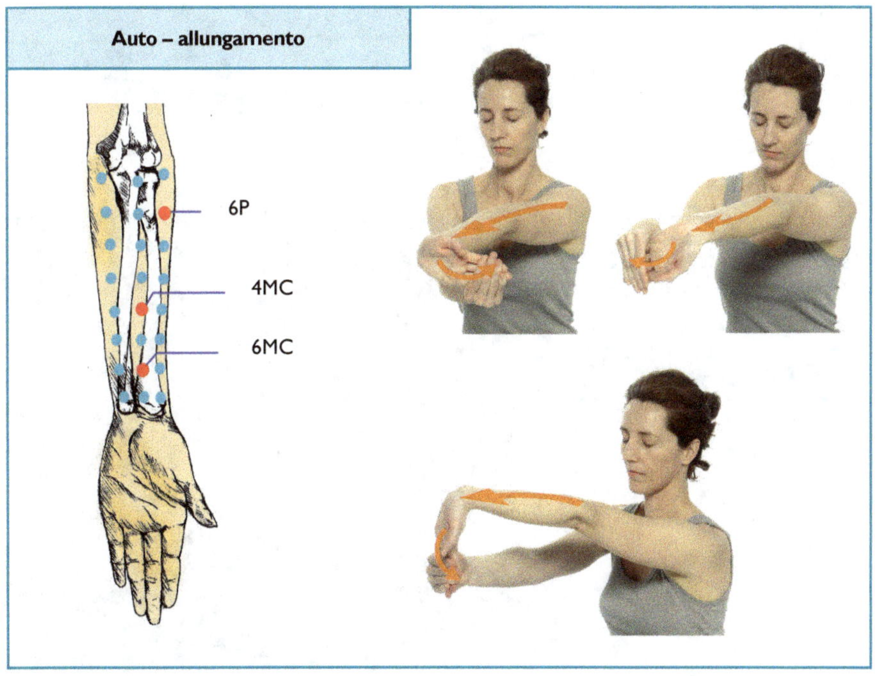

| **Posizione del paziente** |
| Decubito laterale. L'avambraccio in supinazione. |
| **Posizione del terapista** |
| Si posiziona dietro il paziente. Mantiene la gamba destra a contatto con il bordo del lettino. |

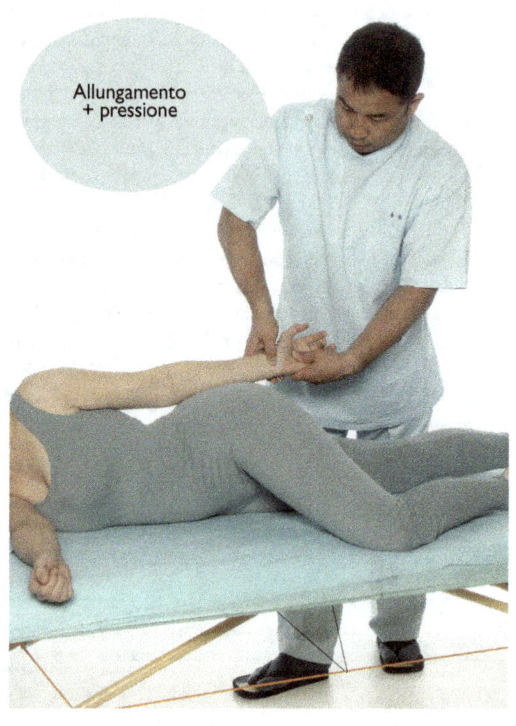

| **Preparazione** |
| Posizionare il pollice sinistro sull'8MC e allungare il polso. |
| **Tipo di pressione** |
| Un pollice (destro). |

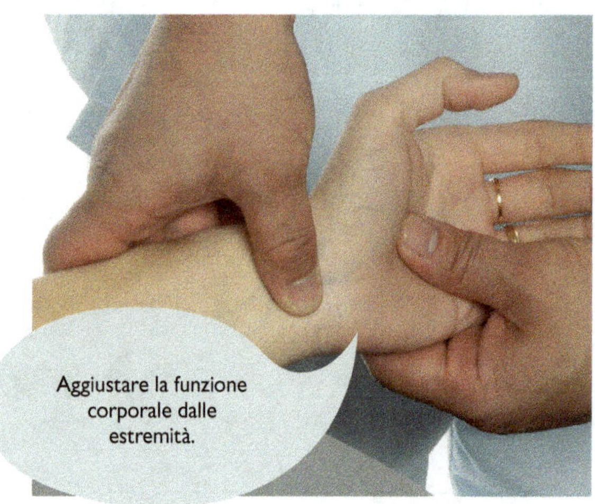

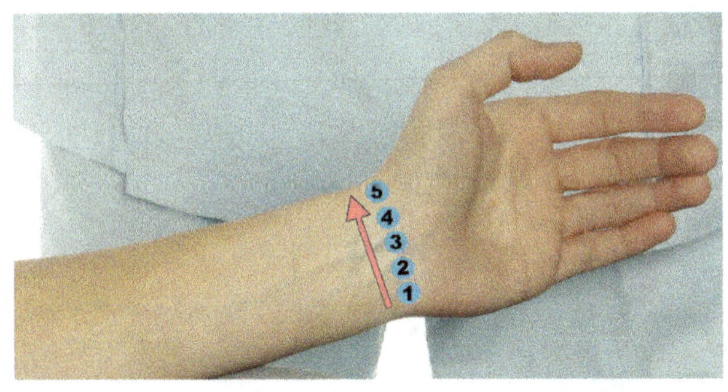

Zona di trattamento	Punti
Nella piega mediale del polso, dal lato ulnare fino al radiale.	5

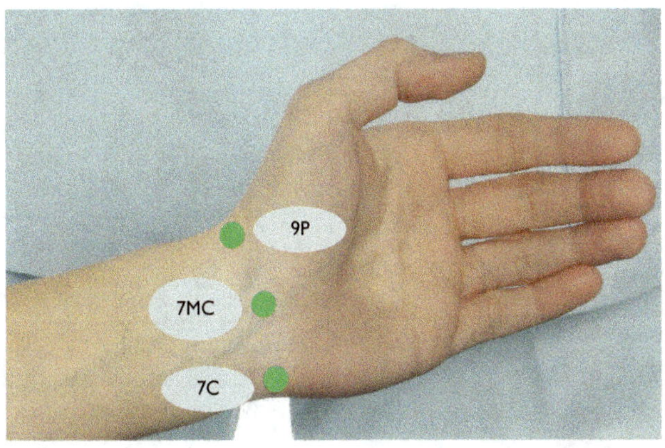

太淵 **9P**	
L	Lato radiale della piega (si sente il battito dell'arteria radiale).
I	Disturbi respiratori, dolore agli arti superiori, arteriosclerosi.

神門 **7C**	
L	Lato ulnare della piega, tra l'ulna e il pisiforme.
I	Stati di ansia, insonnia, palpitazioni, problemi cardiaci.

大陵 **7MC**	
L	Nel mezzo della piega, tra il tendine del flessore radiale del carpo e il palmare lungo.
I	Patologia cardiovascolare, dolore allo stomaco, ansia, dolore del polso.

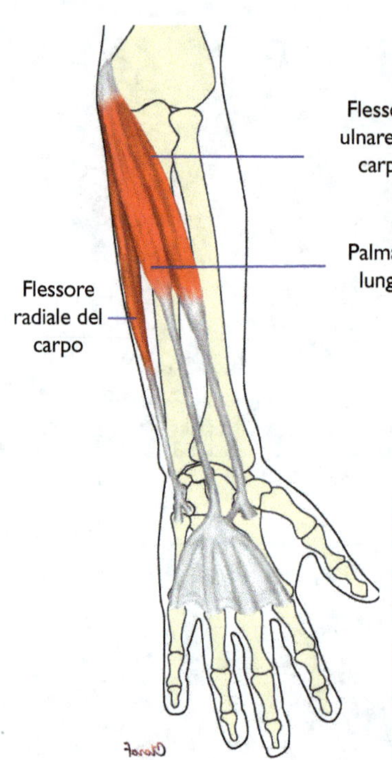

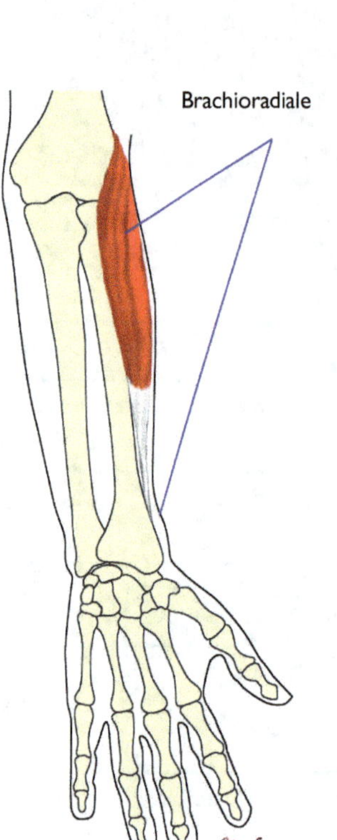

Flessore ulnare del carpo	

Flessore radiale del carpo	

Palmare lungo o breve	
O	Epicondilo mediale dell'omero.
I	Aponeurosi palmare.
F	Collabora nella flessione del gomito e del polso.

Brachioradiale	
O	Bordo laterale dell'omero.
I	Estremo prossimale dell'apofisi stiloide del radio.
F	Flessore e semi pronatore dell'avambraccio.

Come nella piega del gomito, tre punti di agopuntura relativi a problemi respiratori, cardiovascolari o psicologici si trovano nella zona ventrale del polso.

Un disallineamento dell'articolazione radio-carpale o intercarpale, benché sia quasi impercettibile, può influenzare le funzioni articolari delle spalle e del collo, causando movimenti compensatori di vario grado. Dopo aver premuto i punti con la trazione del polso, si consiglia di eseguire una serie di rotazioni interne/esterne, lateralizzazione e flesso - estensione. Dal punto di vista della medicina cinese, liberando i canali nelle estremità si sbloccano i ristagni della circolazione dell'energia vitale attraverso i meridiani.

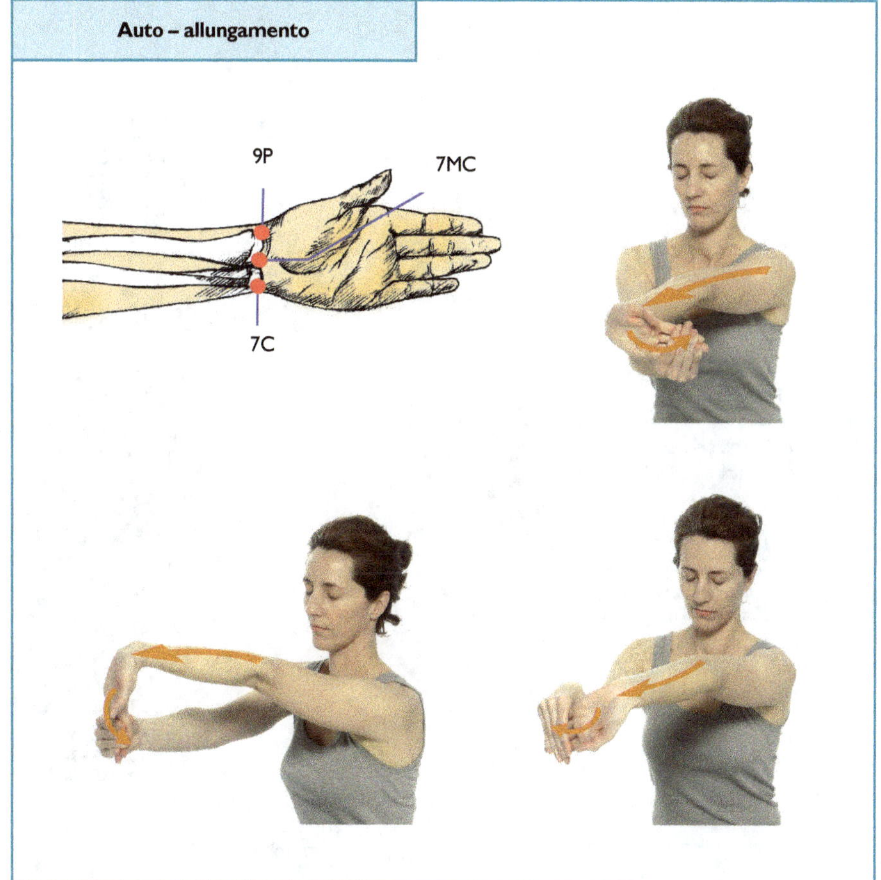

Posizione del paziente

Decubito laterale. L'avambraccio in supinazione.

Posizione del terapista

Si posiziona parallelo al paziente. Se la rotazione esterna della spalla risulta dolorosa, il terapista appoggia il ginocchio sinistro sul lettino.

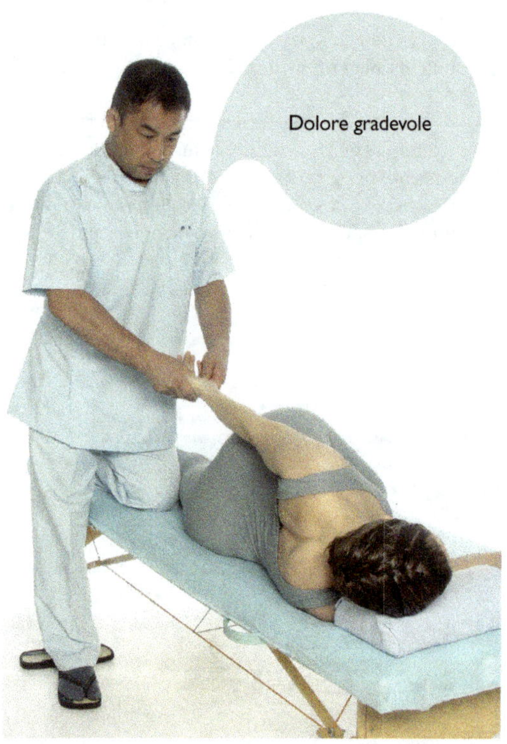

Preparazione

Sostenere la mano del paziente con entrambe le mani e realizzare una trazione del braccio.

Tipo di pressione

1° Pollici sovrapposti (sinistro sotto).
2°: Con entrambi i pollici (allungando e aprendo il palmo).
3°: Pollici sovrapposti (sinistro sotto) realizzando la trazione.

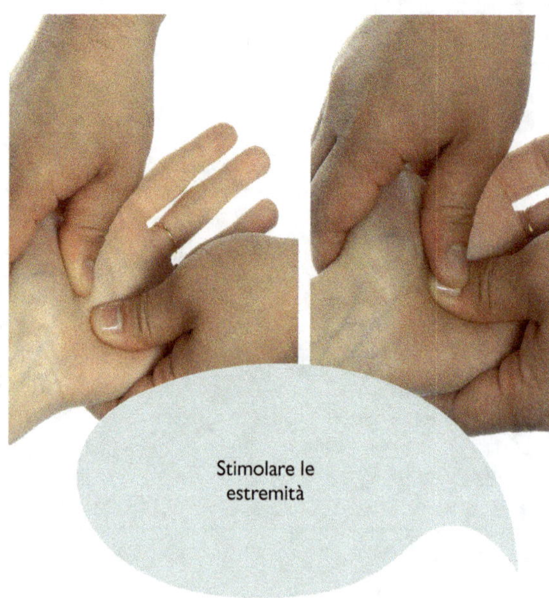

Zona di trattamento	**Punti**
1°: Linea centrale, dal polso fino alle dita con pressione con i pollici sovrapposti.	5
2°: Due linee, dal polso fino alle dita. I pollici lavorano entrambi allo stesso tempo.	5x5
3°: Due linee, dal polso fino alle dita. Premiamo aprendo la mano a ventaglio.	1

魚際 10P	
L	In mezzo del primo metacarpo, nell'eminenza tenar.
I	Faringite, asma, febbre, emottisi, problemi epatici, dolore al pollice.

労宮 8MC	
L	Tra la testa del 3° e 4° dito (in mezzo della piega orizzontale del palmo).
I	Sensazione di debolezza, stress emotivo, palpitazione. Dolore al palmo. della mano.

Opponente del pollice	
O I	Retinacolo flessore, tubercolo del trapezio. Bordo radiale del 1° metacarpo.
F	Opposizione del pollice.

Adduttore del pollice	
O	Testa obliqua: canale carpale, osso grande, uncinato. Testa trasversale: superficie palmare del 3° metacarpo.
I	Falange prossimale del pollice.
F	Approssimazione del pollice.

Adduttore del pollice

Le nostre mani sono una meravigliosa opera di ingegneria, a volte chiamate il secondo cervello a causa della loro intima relazione con il nostro sviluppo intellettuale, specialmente il pollice. Secondo la riflessologia, stimolando certe zone riflesse nel palmo della mano, si produce una certa attivazione negli organi corrispondenti e nel sistema nervoso. Il punto di agopuntura 10P diventa sensibile quando si soffre di disfunzioni digestive, epatiche o respiratorie. L'8MC è un punto che controlla le emozioni.

Indipendentemente da questi punti di riferimento, massaggiare ritmicamente il palmo, chiamato "il cuore della mano" nella tradizione giapponese, genera un senso di benessere nel resto del corpo e calma la mente. Serve anche a mantenere la forza prensile delle dita.

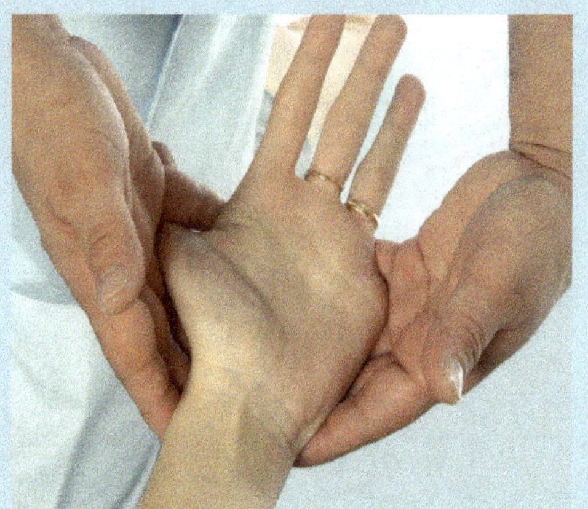

Modo di prendere la mano.

Auto – allungamento

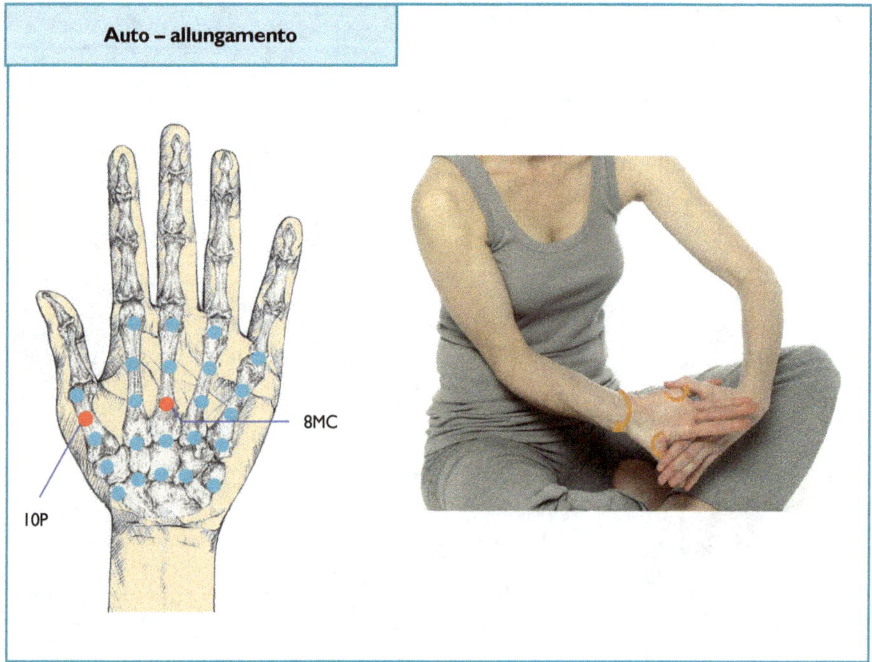

Posizione del paziente

Decubito laterale. L'avambraccio in supinazione.

Posizione del terapista

Si posiziona dietro le anche del paziente, portando il piede destro in avanti di mezzo passo.

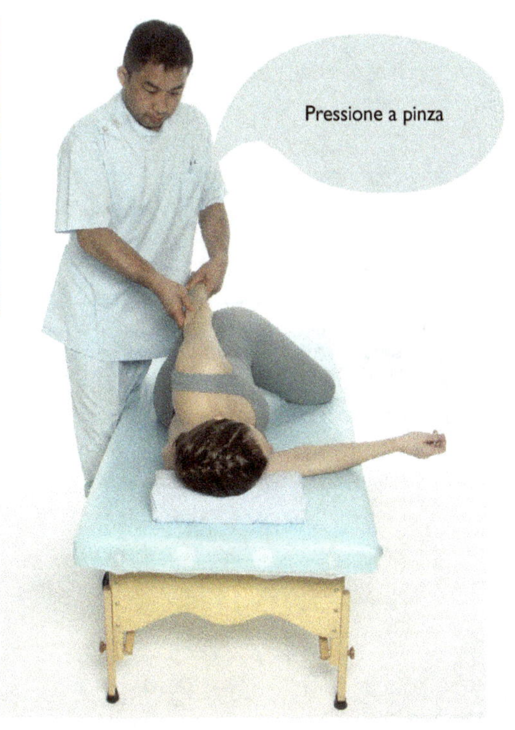

Preparazione

Con la mano sinistra sostiene il polso e realizza una trazione.

Tipo di pressione

Un pollice (destro).

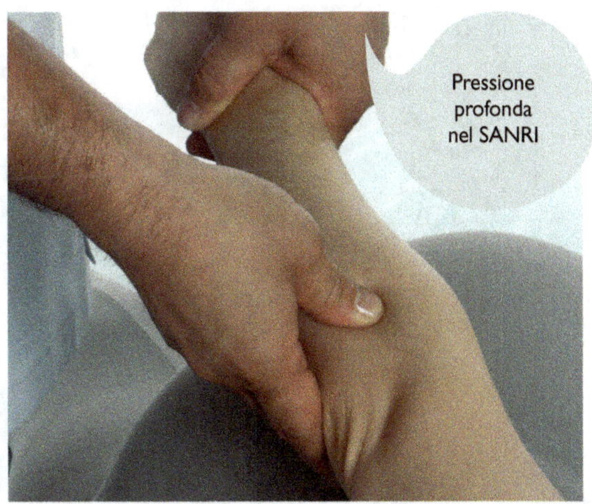

Zona di trattamento	**Punti**
Zona dorsale dell'avambraccio, da sotto il gomito verso il polso.	8

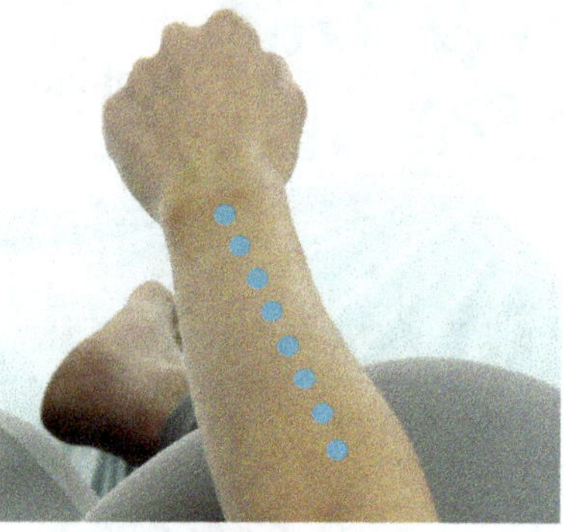

手三里 10IG	
L	2 cun sotto l'11IG situato all'estremità laterale della piega del gomito.
I	Difficoltà di movimento del braccio e della spalla, epicondilite radiale, problemi digestivi, asperità della pelle, ansietà.

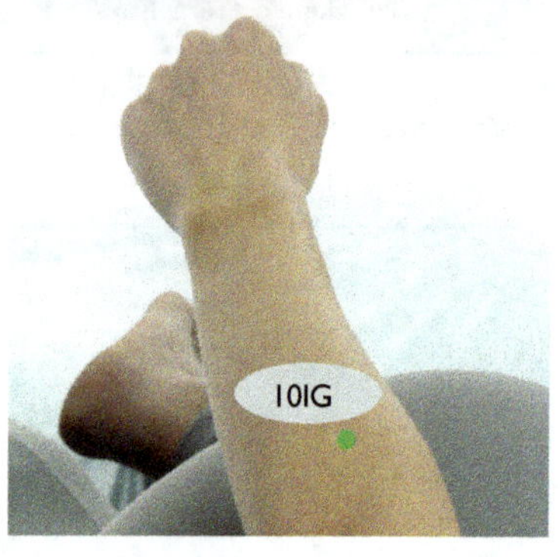

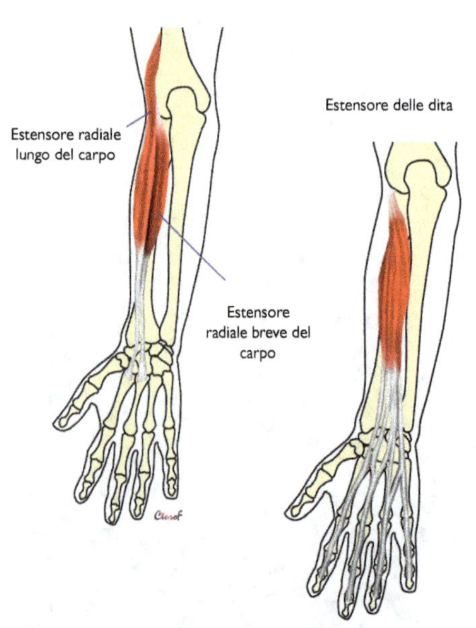

Estensore delle dita

Estensore radiale lungo del carpo	
O	Bordo laterale dell'omero, epicondilo laterale.
I	Superficie dorsale della base del 2° metacarpo.
F	Flessione dorsale, abduzione radiale della mano.

Estensore radiale breve del carpo	
O	Epicondilo laterale dell'omero.
I	Superficie dorsale della base del 3° metacarpo.
F	Flessione dorsale, abduzione radiale della mano. Estensore radiale del carpo radiale lungo.

COMMENTI DEL MAESTRO ONODA

Applichiamo una pressione di trascinamento a forma di pinza con una mano sul lato ulnare dell'avambraccio. Allo stesso tempo, la mano che tiene il polso fa una leggera trazione sul braccio. Il primo punto (10IG), situato sul nervo radiale, è efficace sia per risolvere problemi muscolari che per ottimizzare la funzione dello stomaco. In questo punto, e nei punti Aze che localizziamo, manteniamo una pressione profonda in modo che si irradi una piacevole sensazione di dolore gradevole.

Dal punto di vista della medicina tradizionale cinese, liberando la circolazione dei meridiani della regione brachiale, si allevia indirettamente i dolori al collo e alle spalle attraverso cui corrono.

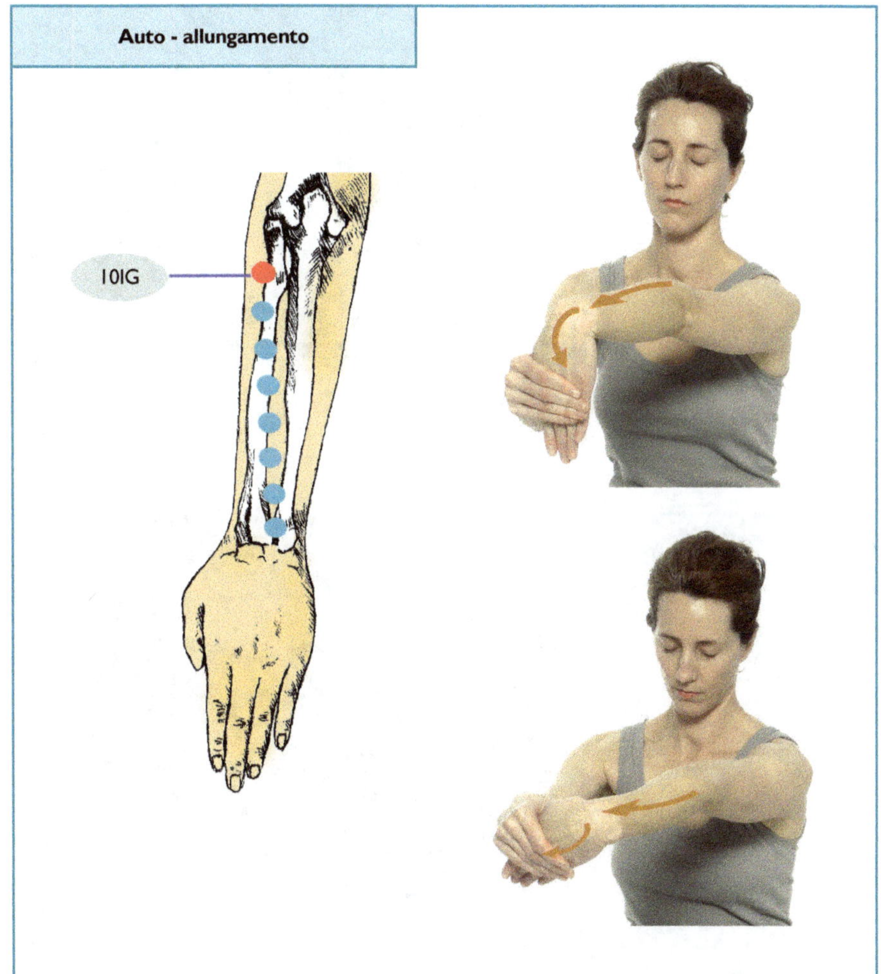
Auto - allungamento
10IG

Regione laterale del polso

Posizione del paziente

Decubito laterale. Il braccio riposa sul busto con l'avambraccio in pronazione.

Posizione del terapista

Si posiziona dietro le gambe del paziente, facendo mezzo passo in avanti.

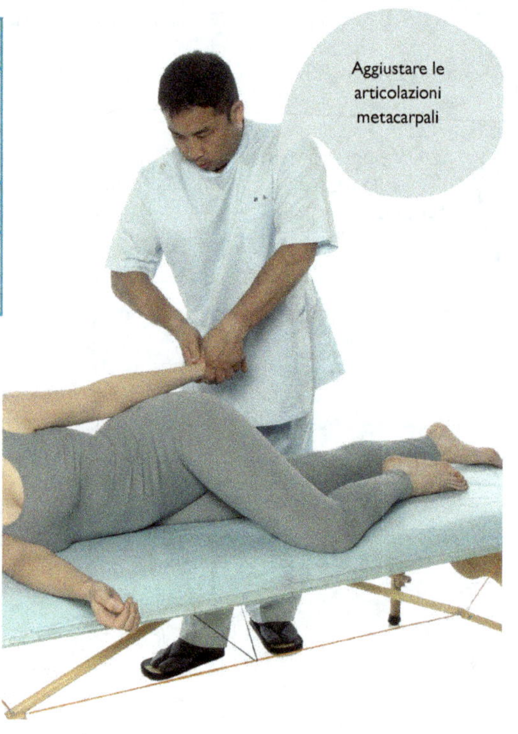

Preparazione

Con entrambe le mani sostenere il polso e realizzare una trazione.

Tipo di pressione

Pollici sovrapposti (sinistro sotto)

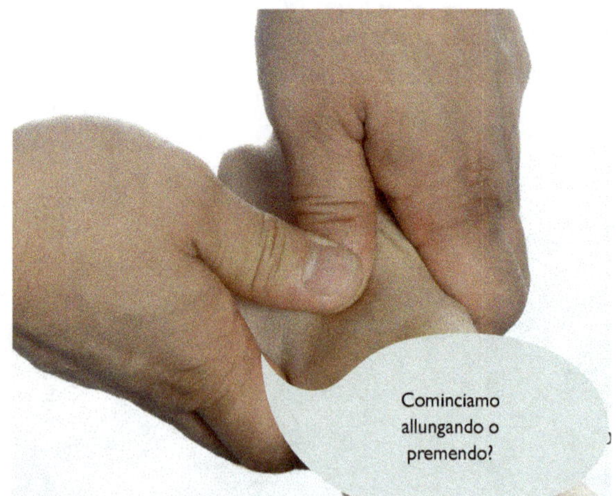

Zona di trattamento	**Punti**
In the dorsal fold, from the radial end to the ulnar.	5

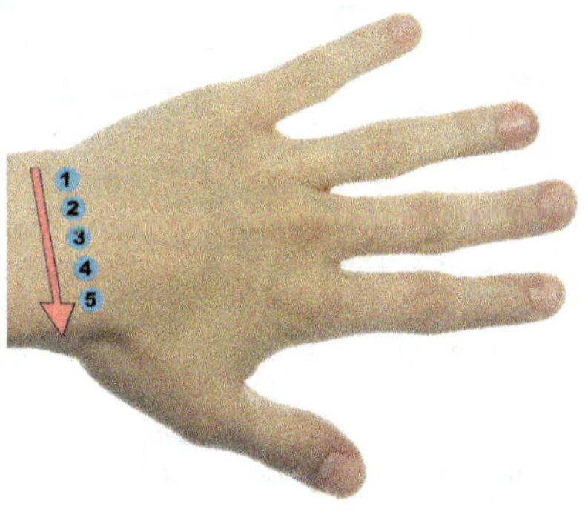

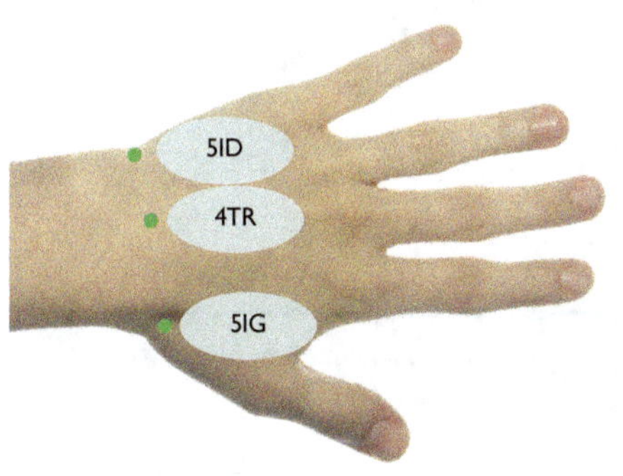

陽谷 **5ID**	
L	Nella zona dorsale, lato ulnare della piega laterale del polso, appena sotto dell'apofisi stiloide ulnare.
I	Dolore all'avambraccio (lato esterno), dolore alla mascella, cefalea, acufene, dolore al polso.

陽池 **4TR**	
L	In mezzo alla piega dorsale del polso, tra il tendine dell'estensore delle dita e l'estensore del mignolo.
I	Dolore al polso, alla spalla o al collo.

陽谿 **5IG**	
L	Nella zona dorsale sul lato radiale della piega laterale del polso, tra il tendine dell'estensore lungo del pollice ed estensore breve del pollice.
I	Dolore al polso, inquietudine, insonnia, tosse con catarro, eruzione cutanea.

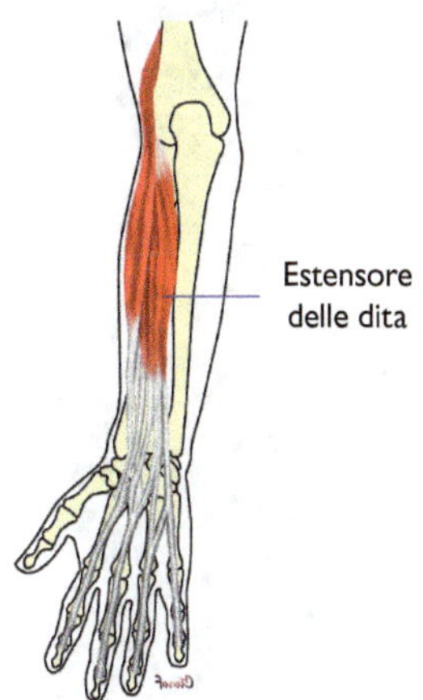

Estensore delle dita

Estensore delle dita	
O	Epicondilo laterale, fascia dell'avambraccio.
I	Aponeurosi dorsale del 2°-5° dito.
F	Estensione delle dita.

Estensore lungo del pollice

Estensore breve del pollice

Estensore ulnare del carpo

Estensore del mignolo

Nella regione dorsale del polso ci sono tre punti importanti legati al dolore articolare o muscolare della mano, del polso, della spalla e del collo. A volte un piccolo squilibrio a livello delle ossa carpali può essere l'origine di uno squilibrio che non ha alcun legame apparente con questa zona: mal di testa, sensazione di ansia, ecc.

Ci si può aspettare un buon risultato combinando l'applicazione dello Shiatsu con l'allungamento del polso. Mantenendo il gomito ben esteso, realizziamo la flesso-estensione del polso, sincronizzata con l'espirazione. Ricordate che quando il problema è cronico (stato Kyo), allunghiamo prima di premere. Nei casi acuti (stato Jitsu), lo Shiatsu precede l'allungamento.

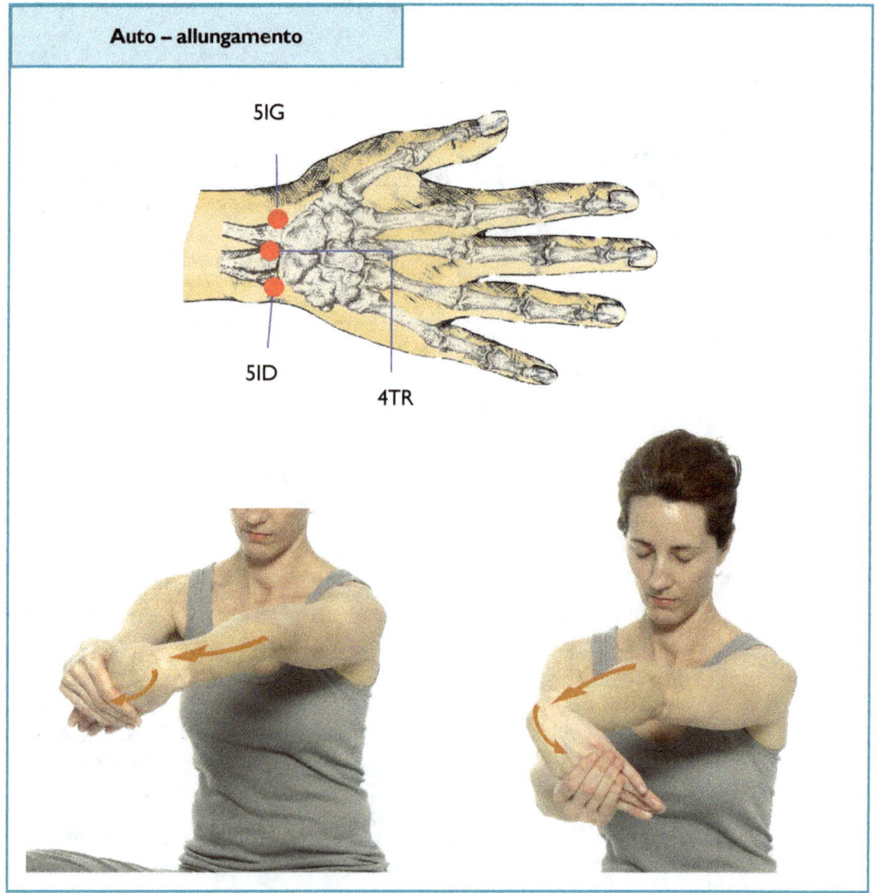

Regione dorsale della mano

Posizione del paziente

Decubito laterale. Il braccio riposa sul busto con l'avambraccio in pronazione.

Posizione del terapista

Si posiziona dietro le gambe del paziente, portando la gamba destra in avanti di mezzo passo.

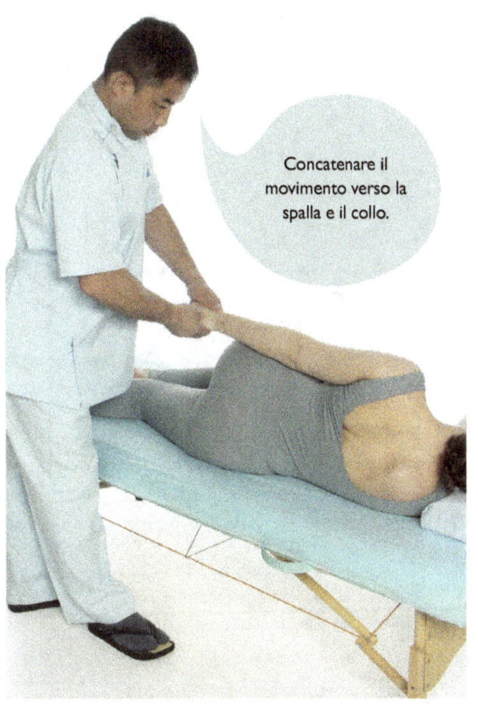

Preparazione

Sostenere la mano allungando la zona dorsale.

Tipo di pressione

1ª e 2ª linea: pollice sinistro.
3ª e 4ª linea: pollice destro.

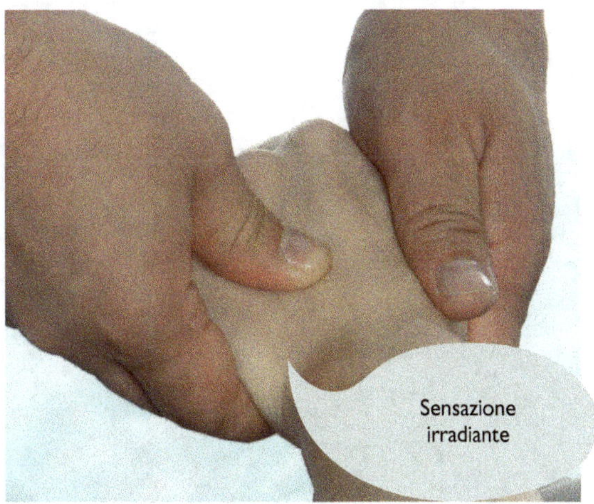

Zona di trattamento	Punti
4 spazi intermetacarpali, dallo spazio tra il 1° e il 2° metacarpo. Inizia dal polso e si muove verso le dita.	4x5

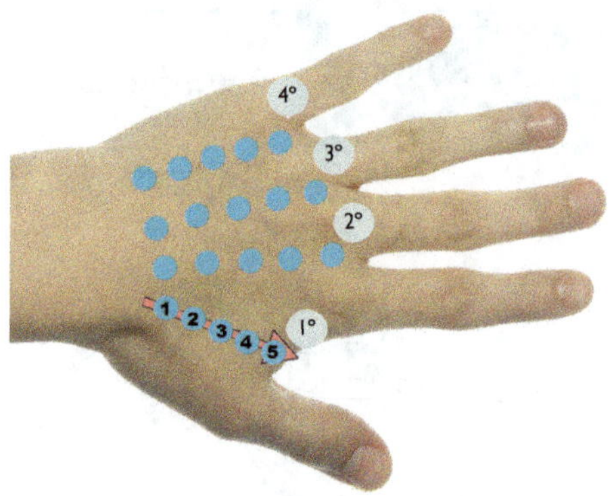

合谷 **4IG**	
L	Nell'angolo formato dalle estremità prossimali del primo e del secondo metacarpo.
I	Emicrania, cefalee, mal di denti, tonsillite, febbre, problemi digestivi.

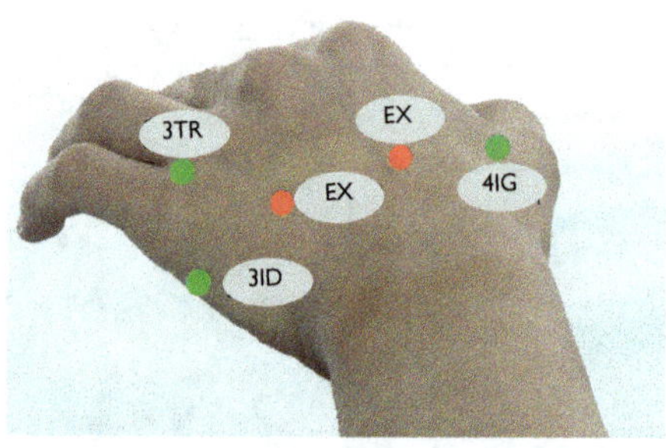

中渚 **3TR**	
L	Zona dorsale della mano, tra il 4° e il 5° metacarpo (sotto la testa dei metacarpi).
I	Dolore e difficoltà di movimento delle dita, faringite, lombaggine.

後谿 **3ID**	
L	Bordo dorsale esterno della mano, dietro l'articolazione metacarpo-falangea del mignolo.
I	Mal di testa, vertigini, capogiri, rigidità del collo, lombalgia.

Punti della lombalgia P - Extra	
L	Tra la base del 2° e 3° metacarpo. Tra la base del 4° e 5° metacarpo.
I	Lombalgia.

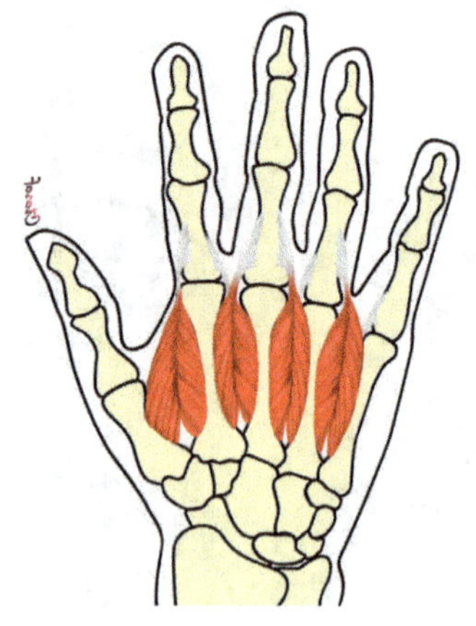

Interosseo dorsale

Quando un paziente si lamenta di un dolore pulsante alla testa, al collo o alla spalla, trattiamo le aree distali invece di trattare direttamente la zona dolorosa. Applicando una pressione sulla regione dorsale della mano, cerchiamo di stimolare i meridiani dell'intestino tenue, del triplice riscaldatore e dell'intestino crasso che attraversano questa zona. Lavoriamo tutti i solchi intermetacarpali, applicando una pressione profonda con il polpastrello o il lato del pollice mentre la trazione è applicata al braccio con l'altra mano.

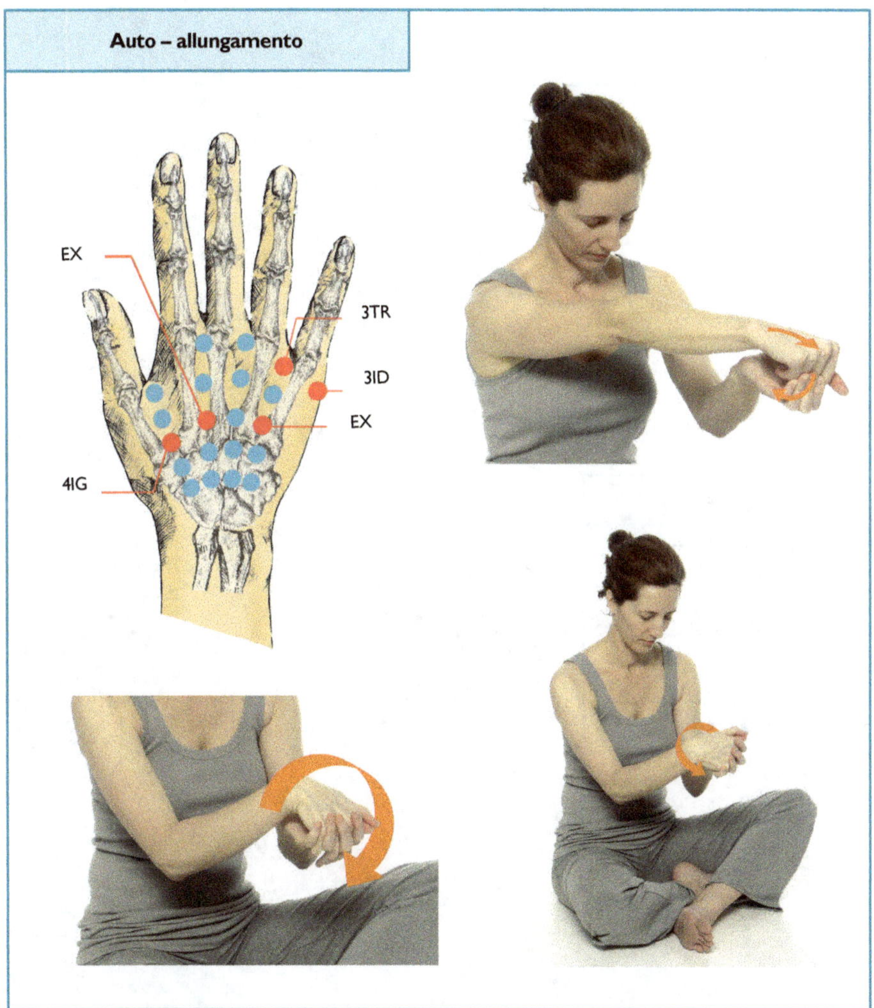

Regione digitale, dorso-palmare e laterale

Posizione del paziente

Decubito laterale. Il braccio riposa sul busto con l'avambraccio in pronazione.

Posizione del terapista

Si posiziona dietro le gambe del paziente, facendo mezzo passo in avanti.

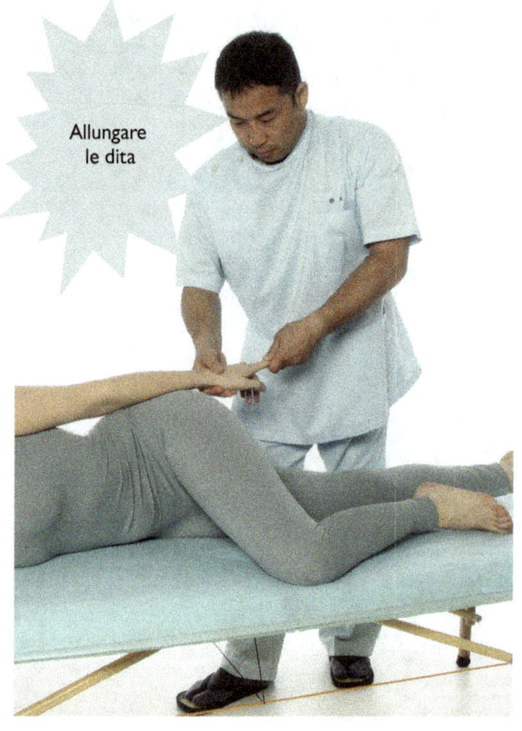

Preparazione

Pollice, indice, medio: con la mano destra, sostenere il carpo dal lato ulnare. Dito anulare, mignolo: con la mano sinistra sostiene il carpo dal lato radiale.

Tipo di pressione

Pollice, indice, medio: con il pollice e l'indice sinistro. Dito anulare, mignolo: con il pollice e l'indice destro.

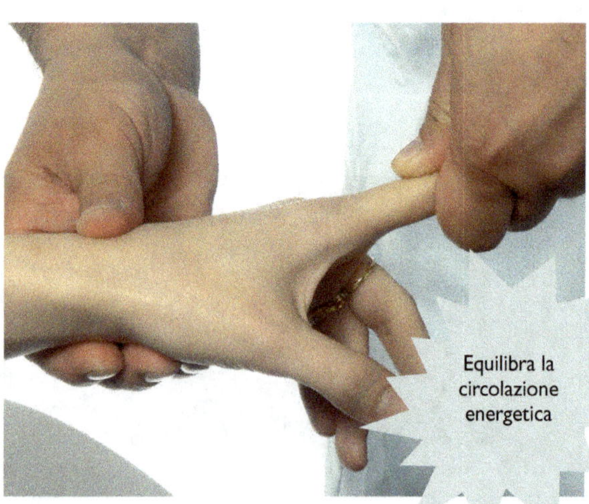

Zona di trattamento	**Punti**
Dall'articolazione metacarpo falangea alla base delle unghie e dal pollice fino al mignolo.	5×5

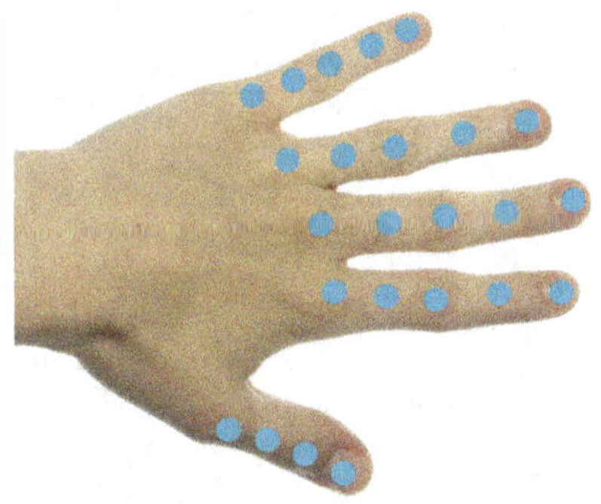

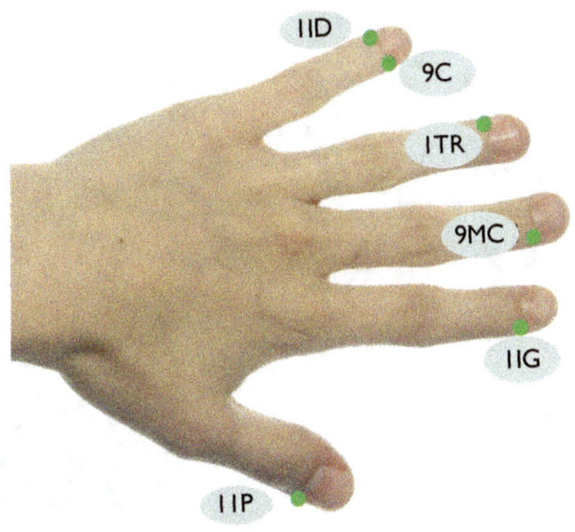

少商 IIP	
L	Angolo ungueale radiale del pollice (approssimatamene un millimetro).
I	Faringite, allergia, nervosismo.

商陽 IIG	
L	Angolo ungueale radiale del dito indice.
I	Problemi digestivi, dolore gastrico, stanchezza oculare

関衝 ITR	
L	Angolo ungueale ulnare del dito anulare.
I	Congestione oculare, acufene, emicrania, neuropatia ulnare.

中衝 9MC	
L	Angolo ungueale radiale del dito medio.
I	Svenimenti, palpitazioni, mal di testa, tinnito, nervosismo, irrequietezza.

少衝 9C	
L	Angolo ungueale radiale del mignolo.
I	Malattie cardiache, palpitazioni, soffocamento.

少沢 IID	
L	Angolo ungueale ulnare del mignolo.
I	Dolori al gomito o al collo, cefalee.

Applichiamo una pressione ad ogni articolazione del dito tirando leggermente il dito, ma in caso di infiammazione o artrite applichiamo solo una pressione senza trazione. Man mano che lo stress accumulato negli arti diminuisce, la circolazione del sangue nelle dita migliora e alla fine genera una sensazione di sollievo che si diffonde in tutto il corpo. Dal punto di vista della medicina tradizionale cinese, i punti extra si trovano sulla punta delle dita per stimolare la circolazione dell'energia vitale.

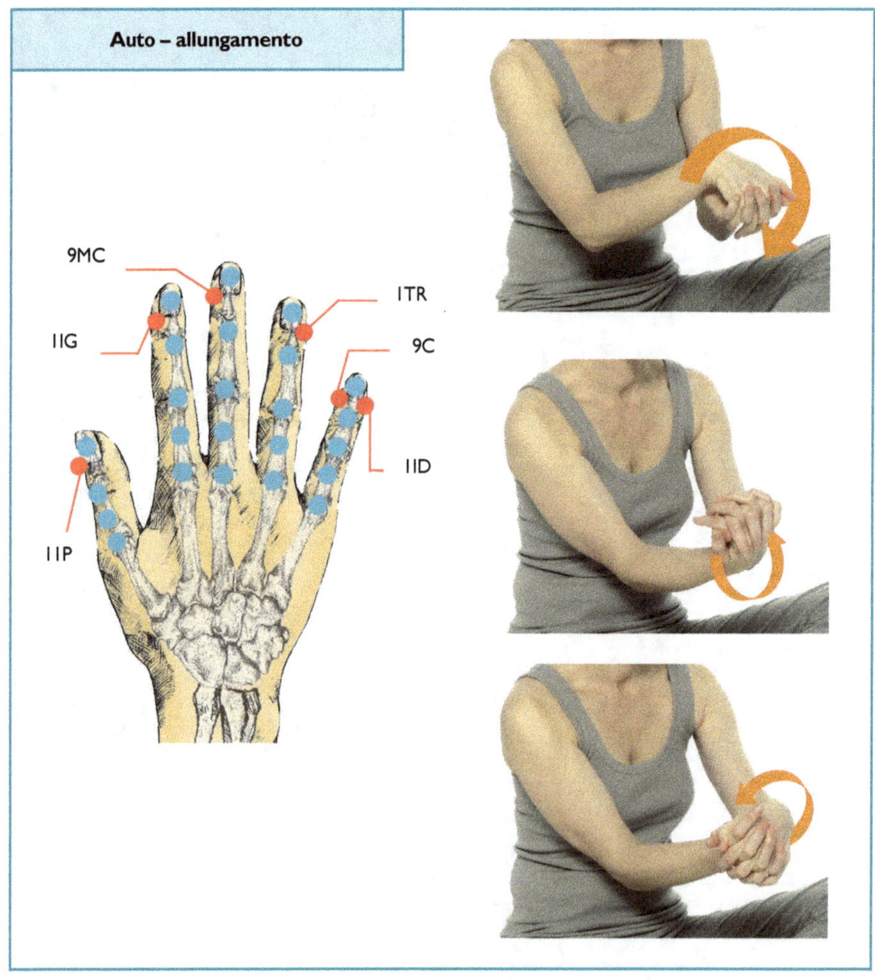

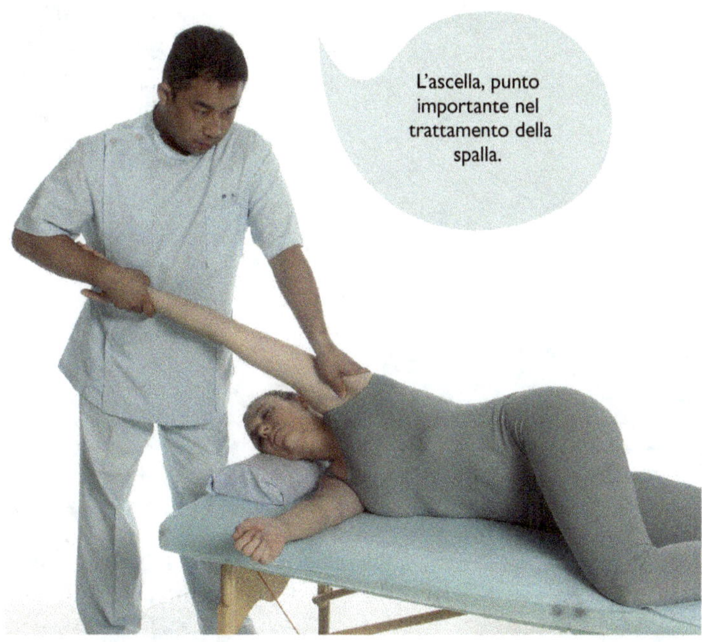

Posizione del paziente	Posizione del terapista
Decubito laterale. Il braccio sinistro in estensione.	Si posiziona sopra la testa del paziente.

Preparazione
La mano destra sostiene il polso e realizza una leggera trazione del braccio.

Tipo di pressione
Un pollice (sinistro)

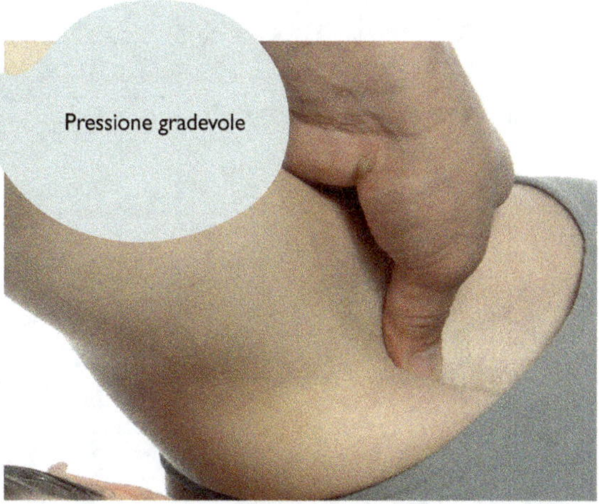

Zona di trattamento	**Punti**
Centro della cavità ascellare.	I

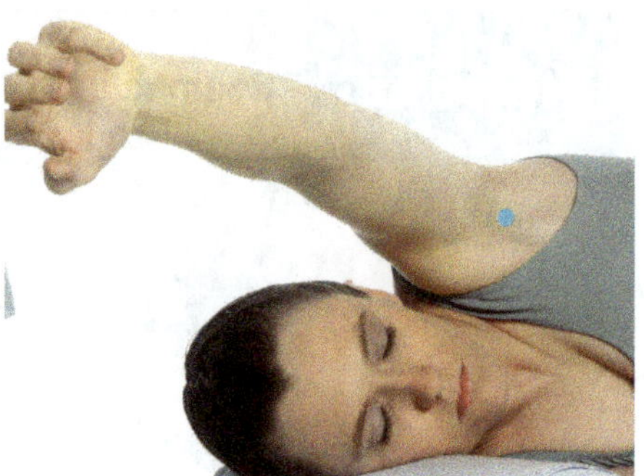

極泉 IC	
L	Centro della cavità ascellare.
I	Sindrome cervico-brachiale, irrequetezza, palpitazione.

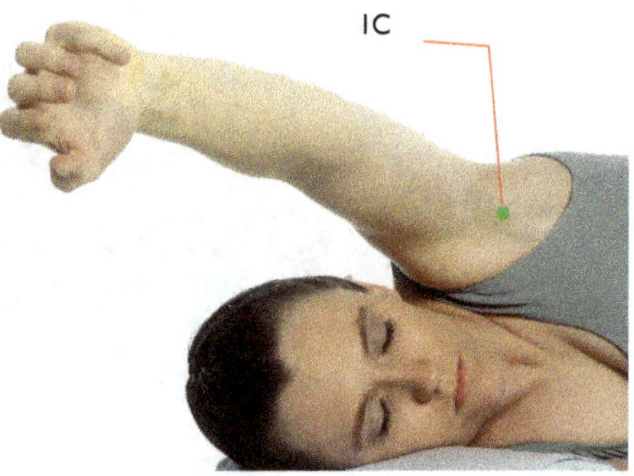

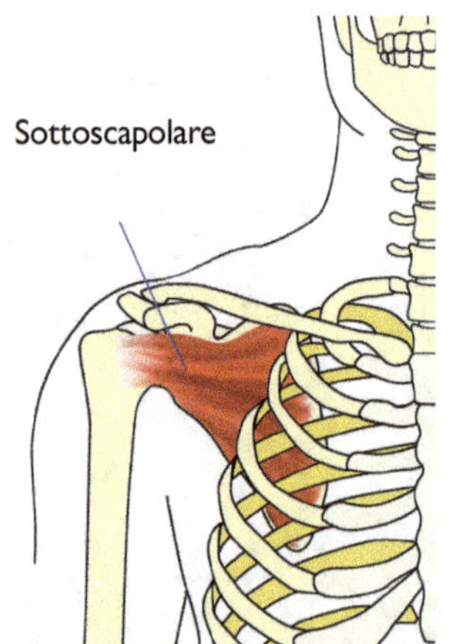

Sottoscapolare	
O	Zona costale, fossa sottoscapolare della scapola.
I	Tubercolo minore.
F	Rotazione mediale, avvicinamento del braccio, tensione della capsula articolare.

Sottoscapolare

La fossa ascellare è delimitata dai muscoli sottoscapolare, rotondo maggiore, dorsale grande, pettorale grande, pettorale piccolo e serrato anteriore. La parte molle ascellare è formata da una massa adiposa in cui si trovano l'arteria ascellare, la vena ascellare, il plesso brachiale, i suoi rami terminali e i noduli linfatici.

Nei casi di mobilità limitata della spalla, controlliamo la condizione di tutti i muscoli che circondano l'articolazione della spalla, senza dimenticare quelli della zona ascellare.

Qui ha origine il meridiano del cuore che controlla il sangue, la forza vitale e l'attività emozionale. Al premere appropriatamente il primo punto del meridiano, la mente può essere calmata o stimolata.

Poiché si tratta di una zona molto sensibile, per non disturbare il paziente collochiamo prima le dita sulla parte posteriore della spalla e dirigiamo il pollice direttamente sul punto, senza esitazione, ma premendo con moderazione.

Auto – allungamento

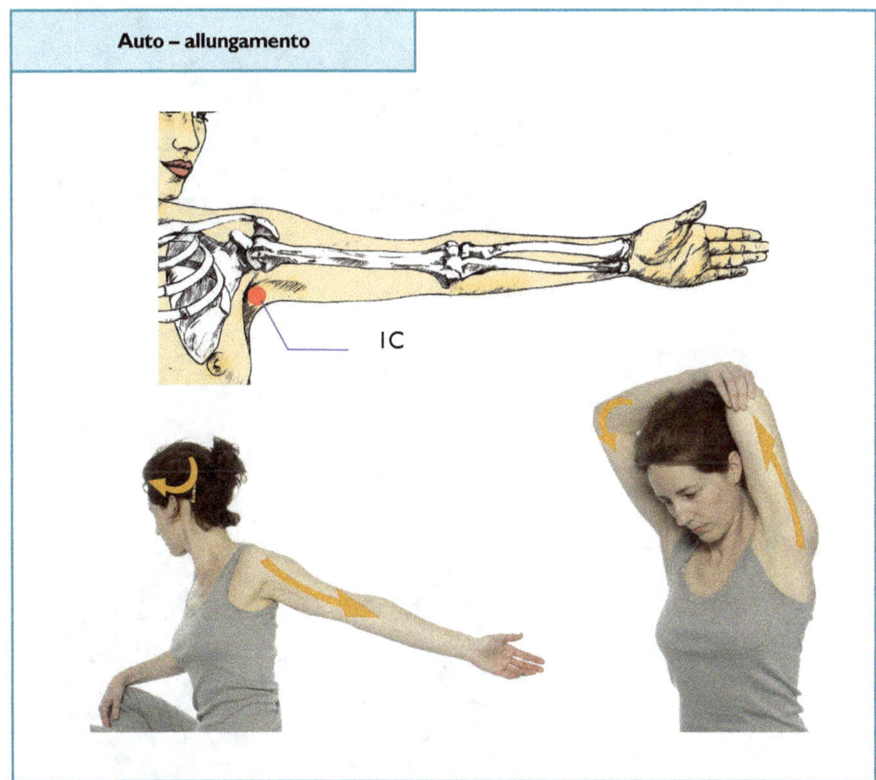

Regione della piega ascellare

Posizione del paziente

Decubito laterale. Braccio destro in estensione.

Posizione del terapista

Si posiziona sopra la testa del paziente.

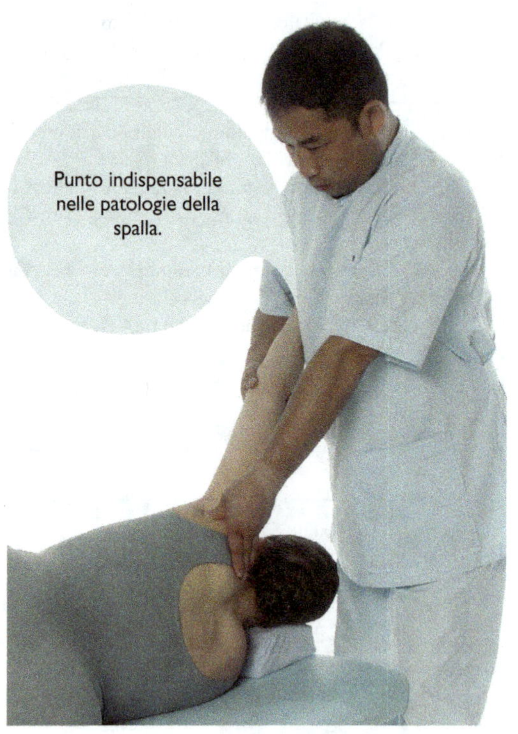

Preparazione

Sostenere il gomito del paziente con la mano destra e il busto. Realizzare una trazione delicata del braccio.

Tipo di pressione

Un pollice (sinistro).

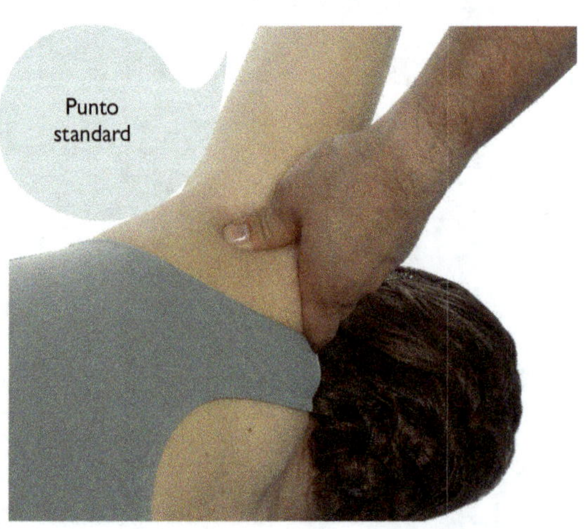

Zona di trattamento	Punti
Leggermente superiore all'estremità posteriore della piega ascellare.	I

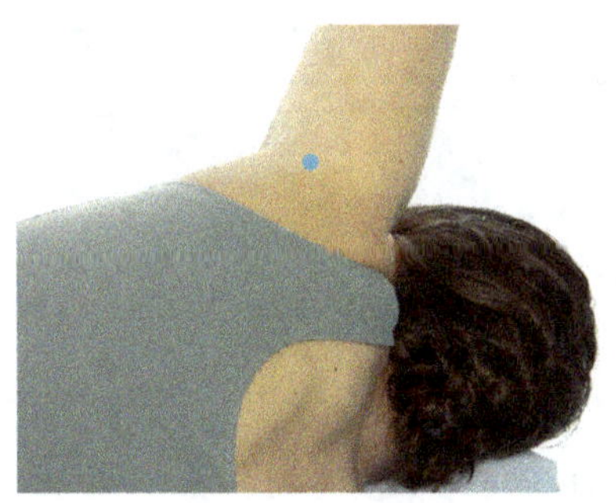

肩貞 **9ID**	
L	I cun sopra l'estremità dorsale della piega ascellare.
I	Brachialgia, disturbi del flusso linfatico.

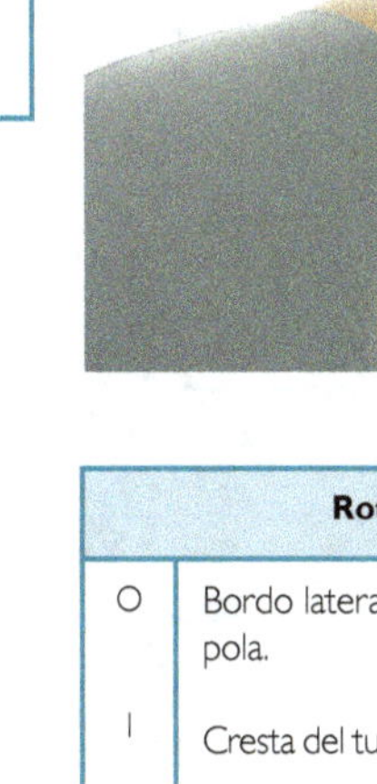

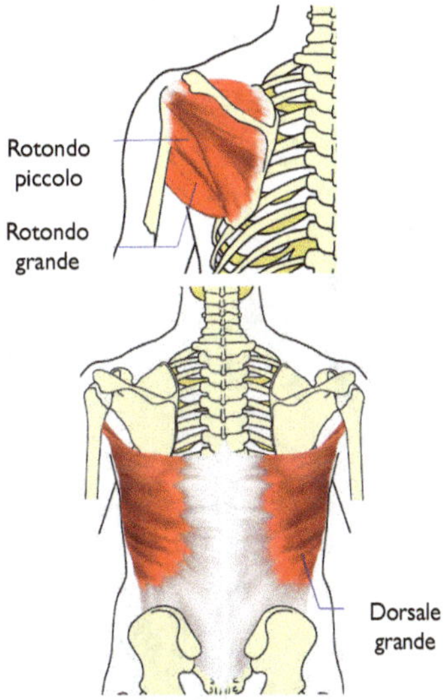

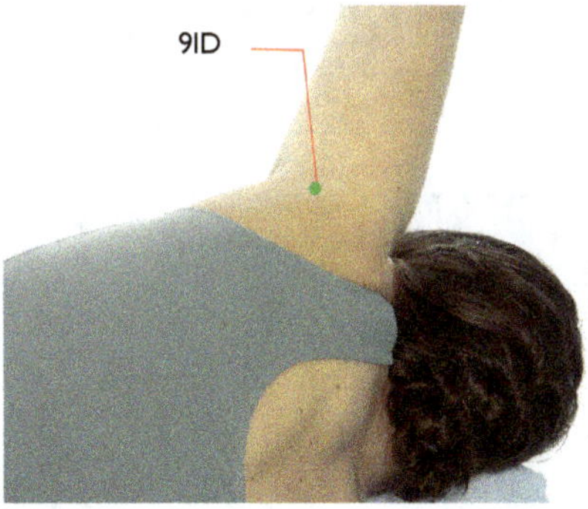

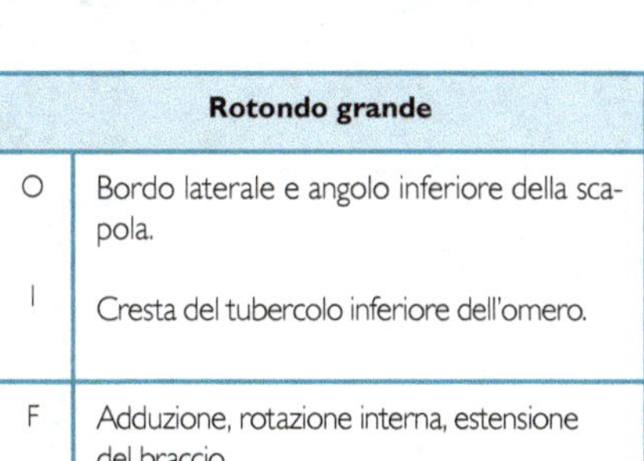

Rotondo grande	
O	Bordo laterale e angolo inferiore della scapola.
I	Cresta del tubercolo inferiore dell'omero.
F	Adduzione, rotazione interna, estensione del braccio.

Rotondo piccolo	
O	Fascio caudale della fossa infraspinata. Bordo laterale della scapola.
I	Zona distale del tubercolo maggiore dell'omero.
F	Rotazione esterna, adduzione.

Dorsale grande	
O	Apofisi spinosa delle ultime sei vertebre toraciche e lombari, aspetto dorsale del sacro, labbro esterno della cresta iliaca.
I	Cresta del tubercolo inferiore dell'omero.
F	ADD, estensione, rotazione interna della spalla.

La parete posteriore della regione ascellare sta formata dai muscoli dorsale grande e rotondo grande. Se al sollevare il braccio notiamo che la parte posteriore della spalla resiste al movimento, può essere dovuto a un eccesso di tensione in questi muscoli.

Trattiamo la zona della piega ascellare mentre realizziamo la trazione del braccio del paziente: questo viene fatto con tutto il corpo, tenendo il braccio dal gomito e spostando il nostro peso all'indietro.

Il punto 9ID è efficace, insieme ad altri due punti rilevanti 15IG e 14TR, per attivare la circolazione del sangue nella spalla e nel braccio.

Auto – allungamento

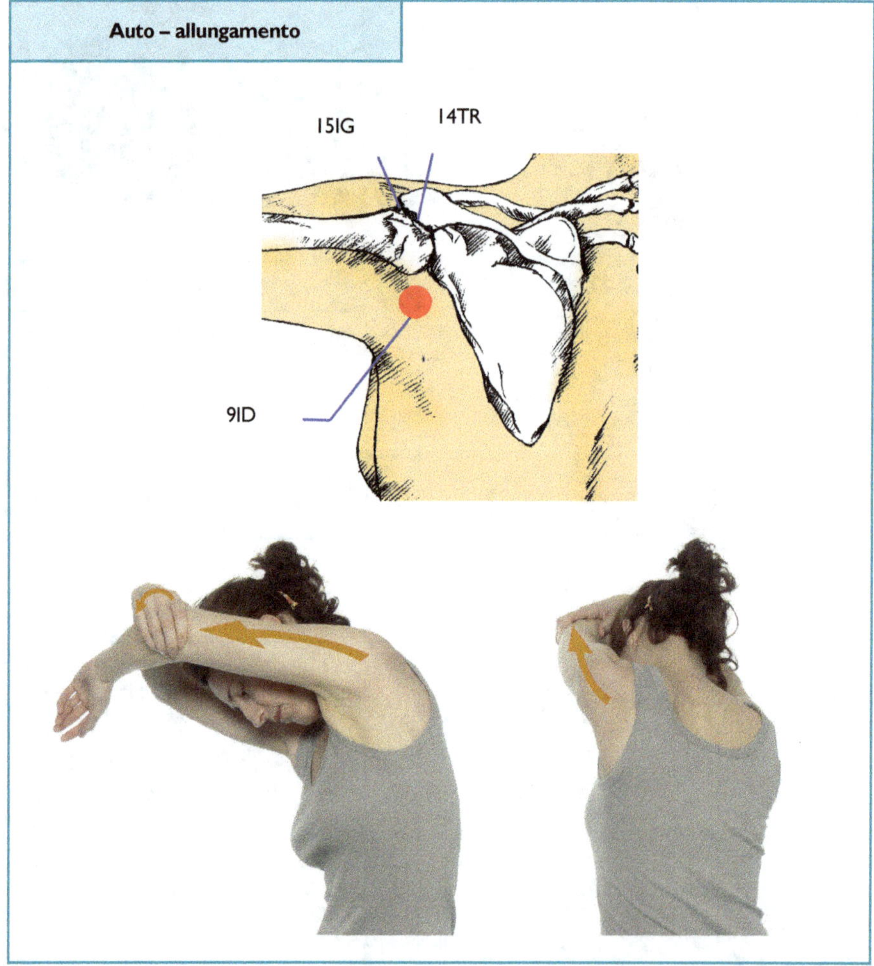

Posizione del paziente
Decubito laterale. Braccio destro in estensione.

Posizione del terapista
Si posiziona dietro la testa del paziente.

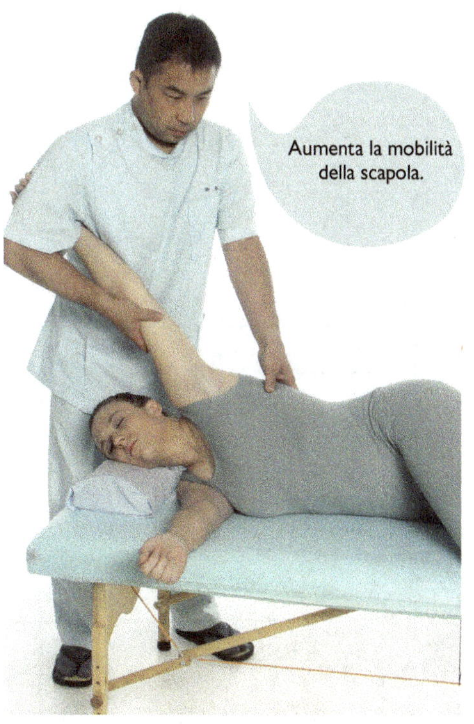

Preparazione
Sostenere il gomito del paziente con la mano destra e il busto. Realizzare una trazione leggera del braccio verso di se.

Tipo di pressione
Un pollice (sinistro).

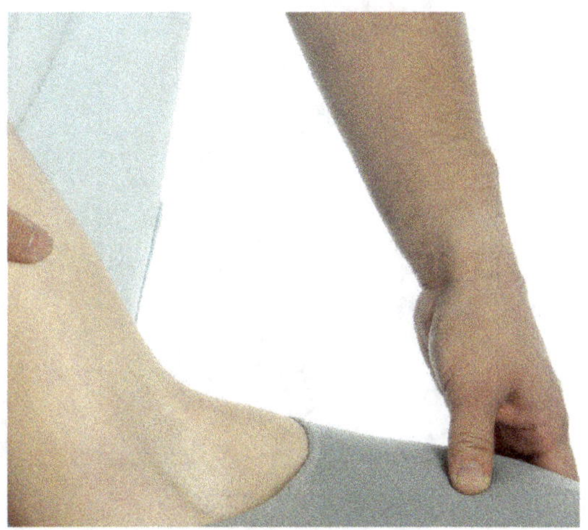

Zona di trattamento	Punti
Da sotto l'ascella fino livello toracico T7/8.	3×5

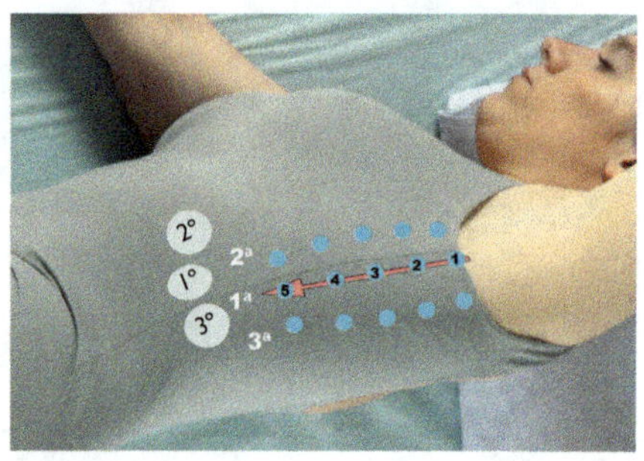

大包 21BP	
L	Lo spazio intercostale nella linea medio - ascellare, a 6 cun da sotto 1C.
I	Dolori al torace, dispnea, sensazione di stanchezza e debolezza, nevralgia intercostale.

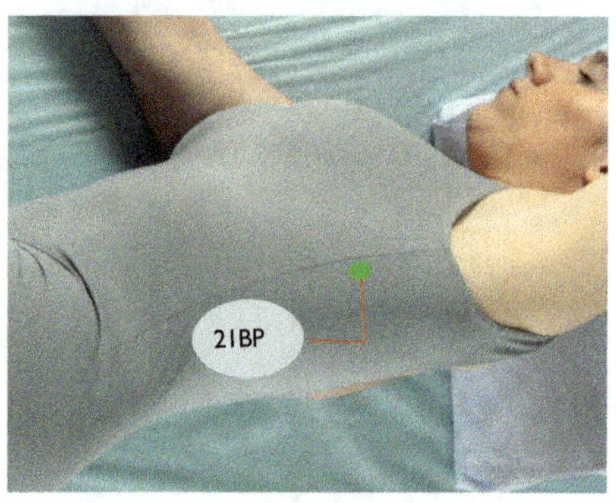

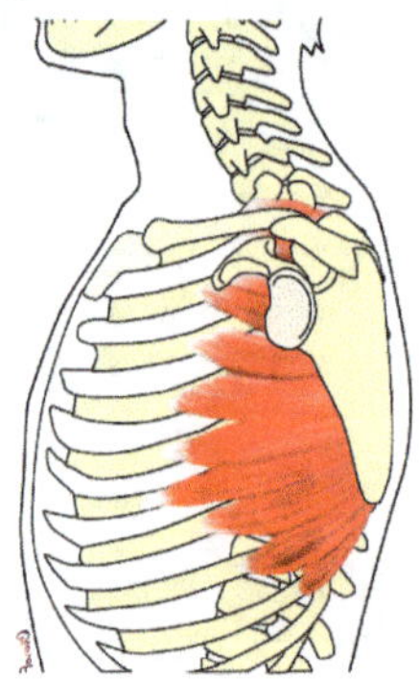

Serrato anteriore	
O	9 ò 10 fascio dalla superficie della 1a alla 9ª costola.
I	Bordo mediale della scapola (dall'angolo superiore all'angolo inferiore).
F	Trazione laterale e ventrale della scapola e la fissa al torace (azione congiunta col romboide, suo antagonista). Eleva le costole. - Porzione superiore: eleva la scapola. - Porzione centrale: scende la scapola. - Porzione inferiore: abbassa la scapola e ruota esternamente l'angolo inferiore.

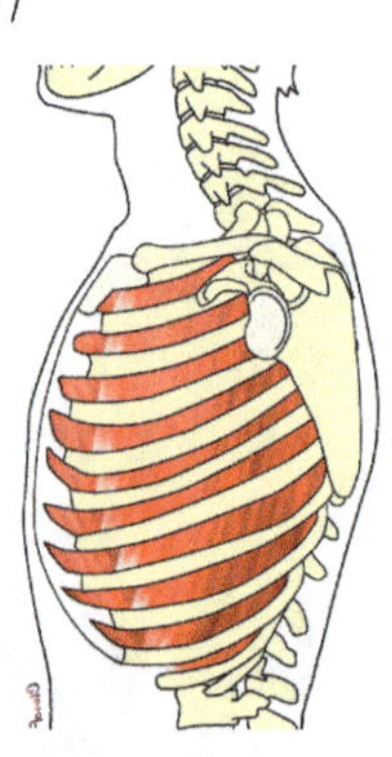

Intercostali interni

Intercostali esterni

Il muscolo serrato anteriore è uno dei muscoli poco visibili la cui funzione passa spesso inosservata. Stabilizza la scapola e aiuta nella sua mobilizzazione. La debolezza o la disfunzione di questo muscolo impedisce il corretto movimento della spalla, come ad esempio la sua corretta rotazione in alcuni sport. Una maggiore mobilità di questo muscolo dà più potenza al braccio quando si lanciano palle o oggetti.

Nella vita quotidiana partecipa alla mobilità della scapola: in rotazione verso l'alto o in abduzione. Quando si lavora al computer si contrae costantemente per mantenere l'abduzione scapolare.

In caso di un dolore sordo che si estende dalla spalla fino al braccio o di un mal di schiena lieve ma persistente, bisognerà prendere in considerazione i punti Aze situati nella regione laterale del busto.

Auto – allungamento

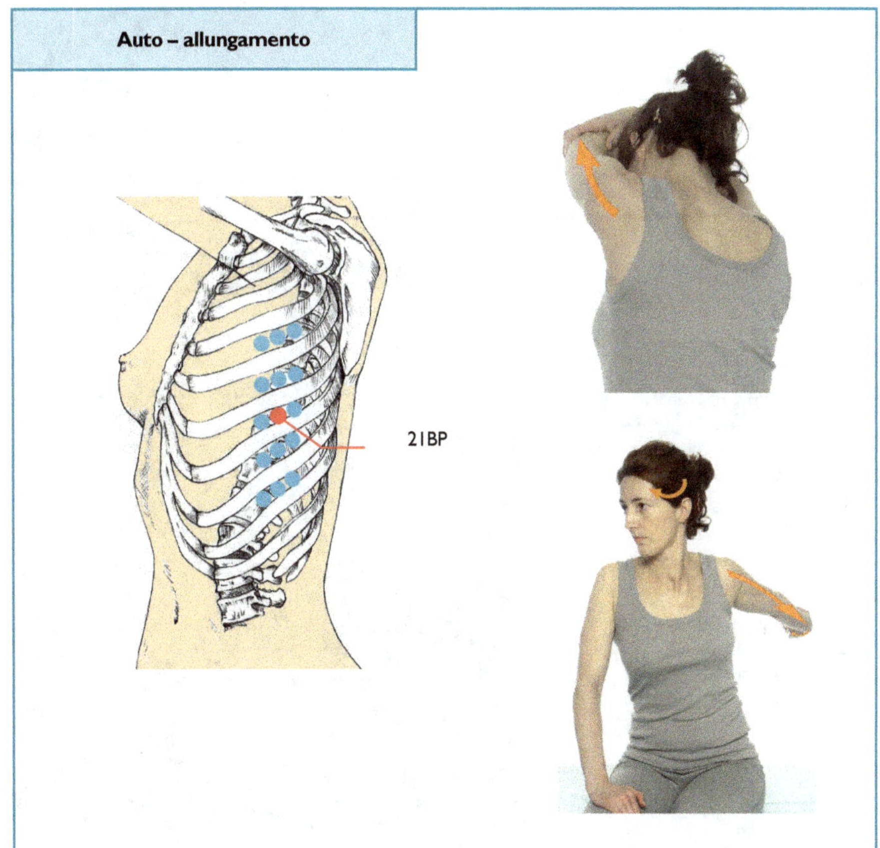

Regione brachiale mediale

Posizione del paziente

Decubito laterale. Braccio destro in estensione.

Posizione del terapista

Si posiziona sopra la testa.

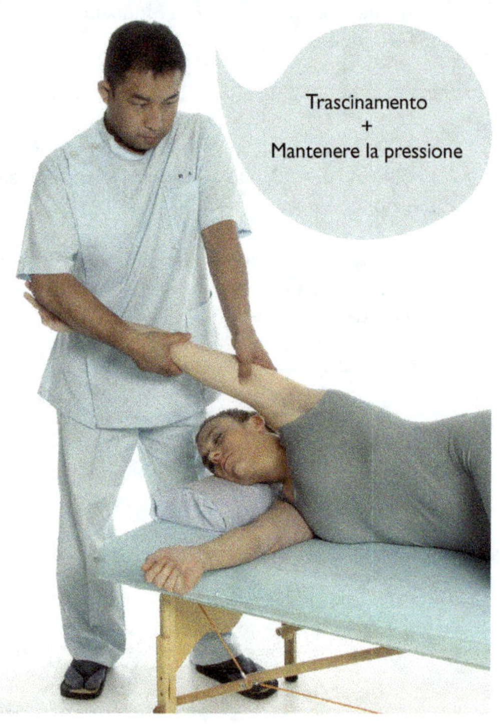

Preparazione

Sostener il gomito del paziente con la mano destra e, con il peso del busto, realizzare una leggera trazione del braccio verso di se.

Tipo di pressione

Un pollice (sinistro).

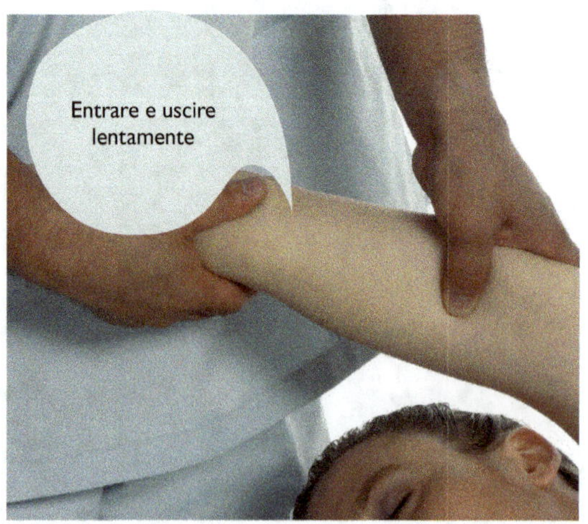

Zona di trattamento	**Punti**
Dall'ascella verso la fossa ulnare.	6

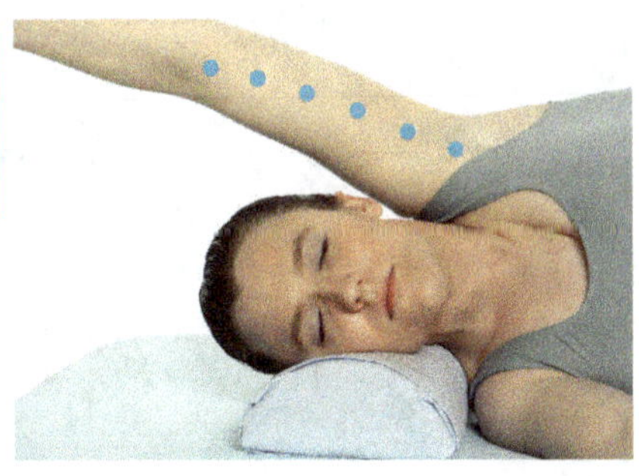

青霊 2C	
L	Tra il bicipite e il tricipite, 3 cun sopra il 3C (situato sul lato ulnare della piega del gomito).
I	Brachialgia, dolore alla spalla, brividi.

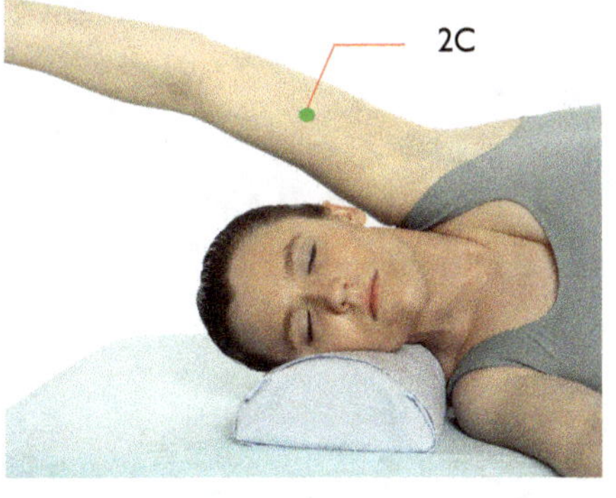

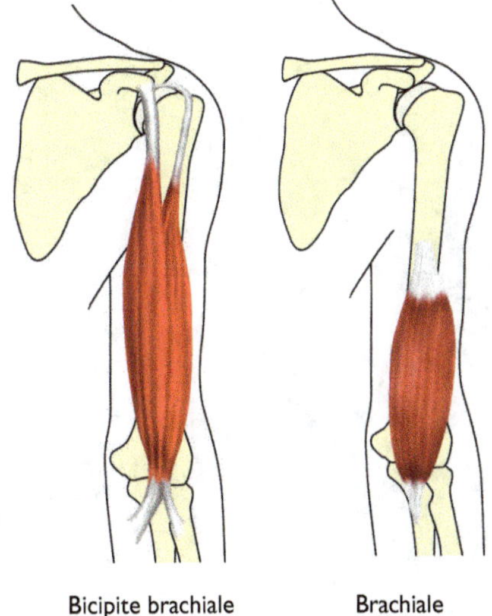
Bicipite brachiale   Brachiale

Bicipite brachiale	
O	Testa lunga: tubercolo sopraglenoideo. Testa corta: apofisi coracoide.
I	Tuberosità del radio, fascia dell'avambraccio.
F	Flessione del gomito, supinazione.

Brachiale	
O	Zona ventrale e mediale del 1/3 o 2/3 inferiore dell'omero.
I	Tuberosità ulnare.
F	Flessione del gomito.

COMMENTI DEL MAESTRO ONODA

Nella regione brachiale mediale applichiamo pressioni di trascinamento mentre eseguiamo una leggera trazione del braccio. Alla fine del trattamento, la trazione può essere eseguita dal mignolo del paziente. Questo esercizio stimola il meridiano del cuore.

Per una migliore penetrazione della pressione, entriamo lentamente in ogni punto e manteniamo la pressione per 3 o 4 secondi prima di uscire lentamente. Nelle persone ipertese o soggette a problemi cardiovascolari, si lavora principalmente sul braccio sinistro.

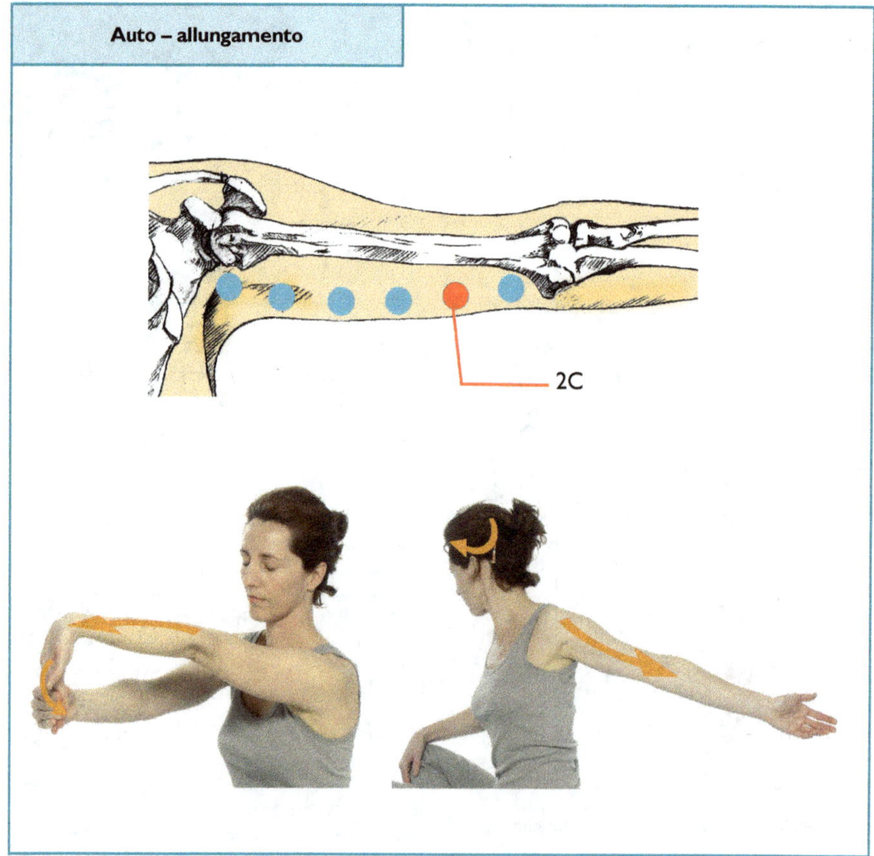
Auto – allungamento
2C

Regioni di trattamento

	Regione	Punti di riferimento		Muscoli principali
1	Regione temporale 1 (zona sopra-auricolare)	角孫	20TR	Temporale
2	Regione temporale 2 (Zona auricolare posteriore)	完骨	12VB	Occipital (sternocleidomastoid) Trapezius (ascending bundle)
3	Regione occipitale (ripetuto nello Shiatsu 12)	天柱 風池	10V 20VB	Trapezio (fascio ascendente) (Splenio della testa) (Semispinale della testa)
4	Regione della tempia	聴宮	19ID	Temporale Orbicolare dell'occhio
5	Regione cervicale anteriore (testa sternale SCM)	人迎 気舎	9E 11E	Sternocleidomastoideo (testa sternale)
6	Regione cervicale anteriore	完骨 天牖 天窓 天鼎	12VB 16TR 16ID 17IG	ECM (testa clavicolare)
7	Regione cervicale laterale	完骨 缺盆	12VB 12E	Scaleni
8	Regione cervicale postero-laterale	風池	20VB	Trapezio (fascio ascendente) Elevatore delle scapole
9	Regione cervicale posteriore	肩中兪 大椎	15ID 14VG	Splenio della testa Splenio del collo Semispinale della testa
10	Regione del bulbo rachideo	風府	16VG	Trapezio (fascio ascendente)
11	Base del collo	肩中兪 缺盆	15ID 12E	Scaleno (testa sternale SCM)
12	Regione occipitale	(風府) (天柱) (風池) (完骨)	16VG 10V 20VB 12VB	Splenio della testa Semispinale della testa (Trapezio fascio ascendente)

	Regione	Punti di riferimento		Muscoli principali
13	Regione soprascapolare 1 21VB	肩井	21VB	Trapezio (fascio ascendente)
14	Regione soprascapolare 2	(肩井) 巨骨	21VB 16IG	Trapezio (fascio ascendente) Sovraspinato
15	Regione interscapolare 1	神堂 膈関	44V 46V	Paravertebrale (Trapezio) (Romboidi)
16	Regione interscapolare 2	肺兪 厥陰兪 (心兪) (膈兪)	13V 14V 15V 17V	Parte più lunga del torace (Trapezio) (Romboidi)
17	Regione del bordo vertebrale della scapola 1	附分 魄戸	41V 42V	Romboidi Angolare della scapola (Trapezio, fascio ascendente)
18	Regione del bordo vertebrale della scapola 2 (43V)	膏肓	43V	Romboidi
19	Punto centrale della fossa infraspinata scapolare	天宗	11ID	Infraspinato
20	Regione infrascapolare e lombare (1ª linea)	腎兪 関元兪	23V 26V	Lunghissimo del torace (Ileo-costale lombare) (Ileocostale del torace) (Multifidi)
21	Regione infrascapolare e lombare (2ª linea)	魂門	47V	Dorsale grande Ileocostale lombare Ileocostale del torace.
22	Regione infrascapolare e lombare (3ª linea)	志室	52V	Quadrato lombare (Obliquo)
23	Regione della cresta iliaca	卵巣点	Punto ovarico	Punto ovarico Obliquo esterno dell'addome Obliquo interno dell'addome (Paravertebrali) (Quadrato lombare)

	Regione	Punti di riferimento		Muscoli principali
24	Regione del sacro e dell'articolazione sacroiliaca	次髎	32V	Multifidi (Paravertebrali)
25	Colonna vertebrale			Paravertebrali
26	Regione laterale del gluteo 1	浪越圧点	Punto Namikoshi	Gluteo medio Gluteo piccolo (Tensore della fascia lata)
27	Regione laterale del gluteo 2	環跳	30VB	Gluteo grande (Tensore fascia lata) (Gluteo medio)
28	Regione laterale del gluteo 3	秩辺	54V	Piramidale (Gluteo grande)
29	Regione femorale posteriore	承扶 殷門	36V 37V	Bicipite femorale Semitendinoso Semimembranoso
30	Regione laterale del femore	風市	31VB	Tensore della fascia lata (Vasto laterale)
31	Regione femorale anteriore	伏兎	32E	Sartorio Retto femorale
32	Regione laterale del ginocchio	犢鼻 外膝眼	35E Punto extra	Tensore fascia lata allungamento ileotibiale
33	Regione surale laterale	足の三里 陽陵泉	36E 34VB	Tibiale anteriore Peroneo lungo
34	Regione laterale del calcagno	申脈 崑崙	62V 60V	(Legamento astragalo peroneo anteriore) (Legamento astragalo peroneo posteriore) (Legamento calcaneo peroneale) (Tendine del peroneo lungo) (Tendine del peroneo breve)

	Regione	Punti di riferimento		Muscoli principali
35	Regione tarsale e metatarsale	解谿 足臨泣 太衝	41E 41VB 3H	Estensore lungo dell'alluce Estensore lungo delle dita
36	Regione del piede digitale	隱白 大敦 厲兌 足竅陰 至陰	1BP 1H 45E 44VB 67V	(Tendine dell'estensore lungo delle dita) (Tendine lungo dell'alluce)
37	Regione femorale mediale (passare alla gamba destra)	血海	10BP	Adduttore breve Adduttore lungo Adduttore grande
38	Regione della fossa poplitea	委陽 委中 陰谷	39V 40V 10R	Popliteo Plantare (Ischiotibiali) (Gastrocnemi)
39	Regione surale posteriore	承山	57V	Gastrocnemio Soleo
40	Regione surale mediale	曲泉 陰陵泉 三陰交	8H 9BP 6BP	Gastrocnemio Soleo
41	Regione del tendine di Achille	太谿	3R	Tendine di Achille (Gastrocnemio) (Soleo)
42	Regione del malleolo mediale	照海 商丘	6R 5BP	Tibiale posteriore Flessore lungo delle dita
43	Regione plantare	湧泉 然谷	1R 2R	Flessore breve dell'alluce Abduttore dell'alluce (Abduttore dell'alluce) (Quadrato plantare) (Flessore breve delle dita)
44	Regione deltopettorale	雲門 中府	2P 1P	Pettorale maggiore (Pettorale piccolo) (Deltoidi)
45	Regione deltoidea	肩髃 臂臑 肩髎	15IG 14IG 14TR	Deltoide
46	Regione brachiale laterale	臑会 天井	13TR 10TR	Tricipite Deltoide

	Regione	Punti di riferimento		Muscoli principali
47	Regione della fossa ulnare	少海 (曲尺) (尺沢)	3C 3MC 5P	Pronatore rotondo Flessore radiale del carpo Bici-piti brachiali (Brachioradiale) (Brachiale anteriore)
48	Regione antibrachiale mediale	孔最 郄門 内関	6P 4MC 6MC	Flessore radiale del capo Flessore ulnare del carpo (Flessore superficiale delle dita) (Brachioradiale)
49	Regione mediale del polso	太淵 大陵 神門	9P 7MC 7C	Brachioradiale, Palmare lungo o breve (Flessore radiale del carpo) (Flessore ulnare carpo)
50	Regione palmare	魚際 労宮	10P 8MC	Opponente del pollice Adduttore del pollice (Abduttore breve del pollice)
51	Regione antibrachiale laterale	手三里	10IG	Estensore radiale lunga del carpo Estensore radiale breve del carpo . (Estensore delle dita)
52	Regione laterale del polso	陽谷 陽池 陽谿	5ID 4TR 5IG	Estensore delle dita (Estensore lungo del pollice) (Estensore breve del pollice) (Estensore ulnare del carpo) (Estensore del mignolo)
53	Regione dorsale della mano	合谷 中渚 後谿 腰痛点	4IG 3TR 3ID Extra	(Interosseo dorsali)
54	Digitale, regione dorso-palmare e laterale	少商 商陽 中衝 関衝 少衝 少沢	11P 1IG 9MC 1TR 9C 1ID	Tendini dei gruppi flessori ed estensori.
55	Regione ascellare	極泉	1C	Sottoscapolare (arteria ascellare)
56	Regione della piega ascellare	肩貞	9ID	Rotondo grande Rotondo piccolo Dorsale grande
57	Regione intercostale	大包	21BP	Serrato anteriore Intercostali interni ed esterni
58	Regione brachiale mediale	青霊	2C	Bicipite brachiale Brachiale

CAPITOLO 2

Allungamento e mobilizzazione

Allungamento e mobilizzazione

QUESTO capitolo descrive vari stiramenti e mobilizzazioni che si applicano principalmente nella regione cervicale, nei membri superiori e nella regione scapolare. Nella pratica, questi metodi vengono integrati con lo Shiatsu, a seconda della condizione del paziente, con il fine di trattare l'ipomobilità articolare.

ALLUNGAMENTO

Sono manovre a scopo terapeutico o sportivo per allungare le strutture dei tessuti molli accorciati. Il metodo usato nel testo è statico e passivo, e differisce dal solito allungamento focalizzato su un singolo muscolo. Lavoriamo globalmente tenendo conto dei punti di agopuntura o dei percorsi dei meridiani: l'allungamento viene eseguito il più delle volte su una linea che coincide con la regione dello Shiatsu.

Il suo obiettivo è:

- riacquistare o mantenere la flessibilità, l'elasticità e l'estensibilità dei muscoli e di altri tessuti molli,

- ridurre la tensione non necessaria sui tessuti molli che circondano l'articolazione,

- ripristinare la normale gamma di movimento delle articolazioni. Pertanto, l'allungamento eseguito correttamente ha un effetto preventivo sulle contratture e riduce il rischio di lesioni. Si esegue applicando una tensione dolce e sostenuta su un muscolo in direzione opposta alla sua contrazione.

Linee guida e consigli:

- Il paziente deve essere totalmente rilassato.
- Riscaldare previamente la zona dell'allungamento.
- Determinare la linea di allungamento e fissare un punto o una zona dove l'effetto dovrebbe convergere (punto/zona di convergenza).
- Collocare una mano su un'estremità della linea e l'altra mano sull'altra estremità.
- Osservare la respirazione del paziente.
- Mentre il paziente espira, iniziare ad allungare sull'arto più lontano dal punto/zona di convergenza dell'effetto.
- Allungare progressivamente fino a quando il paziente sente tensione, ma mai dolore.
- Dopo di che continuare allungare l'arto più vicino al punto/zona di convergenza nello stesso modo.

• Mantenere l'allungamento per alcuni secondi mentre il paziente respira.

• Durante l'espirazione del paziente, allungare un po' oltre l'ampiezza normale.

• Mantenere l'allungamento per qualche secondo.

• Rilasciare la tensione lentamente per il doppio del tempo dell'allungamento.

• Ripeti l'allungamento due o tre volte.

• Allungare senza rimbalzare, scuotere o dondolare e rilasciare i muscoli lentamente per inibire i fusi muscolari ed evitare il riflesso miotatico.

• Il muscolo dovrebbe essere allungato più della sua ampiezza normale, ma mai in eccesso. Soprattutto, è necessaria un'estrema cautela per non sforzare troppo i muscoli che circondano le articolazioni dolorose.

• Evitare lo stiramento eccessivo dei legamenti e delle capsule articolari.

• Bisogna fare attenzione quando l'allungamento che coinvolgono le vertebre e i dischi intervertebrali, specialmente nella zona cervicale.

• Non interferire con la respirazione del paziente.

Nei casi acuti con infiammazione, eseguire prima il trattamento Shiatsu e poi l'allungamento.
Nei casi cronici, allungare prima e poi continuare con la pressione Shiatsu.

MOBILIZZAZIONE

È un mezzo terapeutico che accelera il recupero di lesioni o malattie che alterano la normale funzione del sistema locomotore.

Il suo obiettivo è quello di ottimizzare la funzione e la propriocezione dell'articolazione e il tono muscolare per mantenere o aumentare l'ampiezza di movimento.
Dopo aver ridotto la tensione del tessuto periarticolare, si esegue una mobilizzazione passiva mediante trazione o una serie di scorrimenti applicati alle superfici articolari.

Linee guida:

- Posizionare il paziente in una posizione rilassata.
- Ridurre preventivamente la tensione del tessuto periarticolare.
- Lavorare con cautela e ritmo, cambiando l'ampiezza del movimento senza superare il suo limite fisiologico e senza comportare alcun movimento brusco, forzato o doloroso.

TRAZIONE

L'obiettivo della trazione consiste nello stabilire un livello ottimale di gioco delle articolazioni.
Si inizia sempre con una delicata manovra di rilassamento per neutralizzare la pressione delle ar-

ticolazioni. Se questo non causa dolore, è possibile passare a un grado superiore, eliminando la lassità articolare e separando le superfici articolari. La fase successiva prevede lo stiramento dei tessuti molli per ripristinare il gioco delle articolazioni.

Una trazione eseguita correttamente allevia il carico capsulare, ma è controproducente forzare la manovra quando i tessuti molli circostanti (legamenti e tendini) sono ipertesi. Per ripristinare la mobilità articolare, tutti gli elementi che circondano l'articolazione devono essere lavorati in modo equilibrato e proporzionato. In caso di dolore spontaneo o notturno, la trazione non viene applicata direttamente all'articolazione dolorosa.

La regione cervicale anteriore
(Regione soprascapolare - la mandibola)

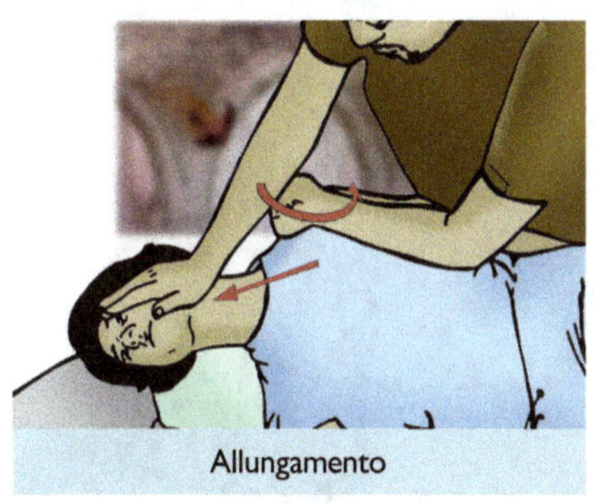

Allungamento

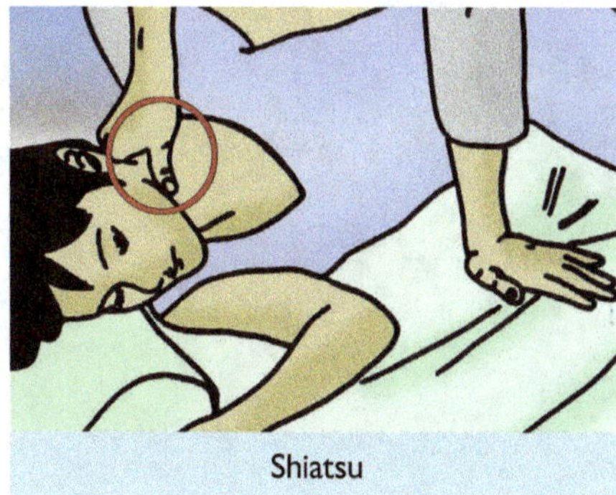

Shiatsu

Si allungano:	SCM, scaleni, retto anteriore maggiore e minore, retto laterale della testa.

POSIZIONE

Il paziente è in decubito laterale, con il braccio sinistro appoggiato al busto. Il terapista sta dietro il paziente.

LINEE GUIDA

1. Il terapista posiziona il cuscino molto vicino alla spalla in modo che la testa del paziente abbia una certa mobilità mentre realizza l'allungamento. Il collo è leggermente allungato.
2. Tenere la spalla del paziente con la mano sinistra e mettere la mano destra sulla mandibola. L'eminenza tenar della mano coincide con l'angolo della mandibola.
3. Allungare caudalmente la spalla del paziente. Questo fa sì che la schiena si estenda leggermente e che la gabbia toracica si apra liberando la zona intorno alla testa clavicolare e sternale del muscolo SCM.
4. Con la mano destra, allungare lentamente la zona di inserimento dello SCM, conforme con l'espirazione del paziente.
5. Quando lo SCM sporge, il terapista mantiene l'allungamento per tre secondi e rilascia molto lentamente la zona di inserimento (con la mano destra) e poi la zona di origine (con la mano sinistra).
6. Ripetere tre volte.

<table><tr><td>**2**</td><td>## Regione cervicale laterale
(L'acromion – L'apofisi mastoide)</td></tr></table>

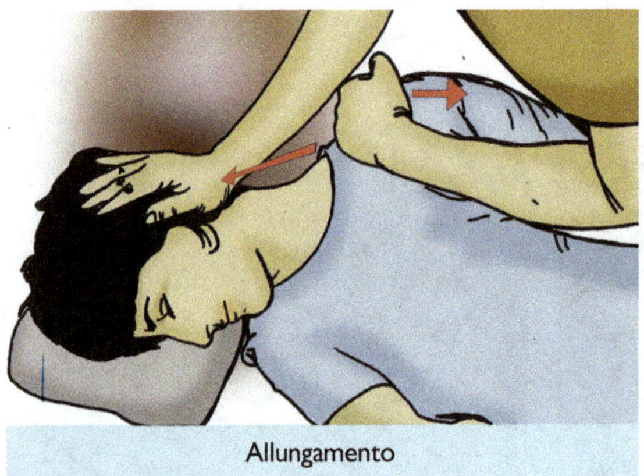

Allungamento

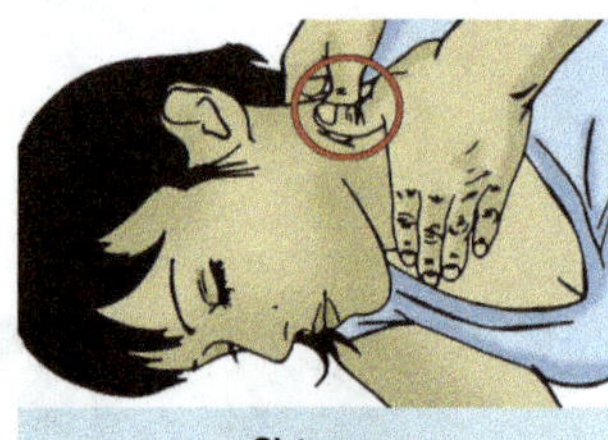

Shiatsu

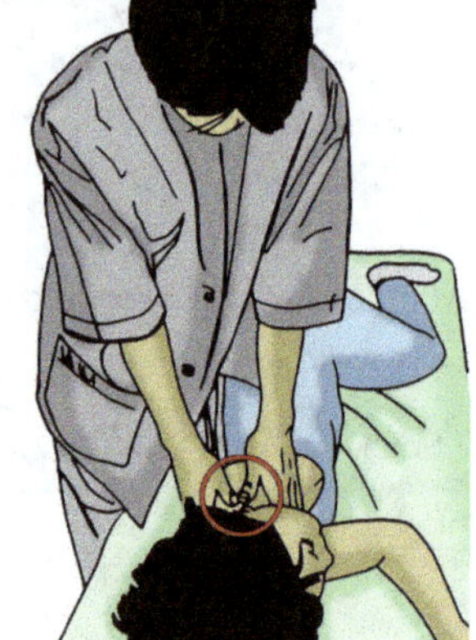

Si allungano:	Scaleni, trapezio.

POSIZIONE

La medesima del caso precedente.

LINEE GUIDA

1. Il terapista posiziona la spalla del paziente in modo che la regione laterale del collo e l'acromion siano allineati. La mano sinistra abbraccia la spalla e la mano destra si appoggia sull'apofisi mastoide.
2. Iniziare l'allungamento con la mano sinistra per liberare la zona vicino all'articolazione scapolo-omerale.
3. Mantenendo la posizione della spalla sinistra e mentre il paziente espira, la mano destra allunga il collo cranialmente.
4. Quando raggiungi il limite dell'allungamento, lasciare che il paziente faccia un respiro. Di nuovo, quando espira, allunga il collo un po' di più per andare oltre il limite, ma senza forzare.
5. Ripetere tre volte.

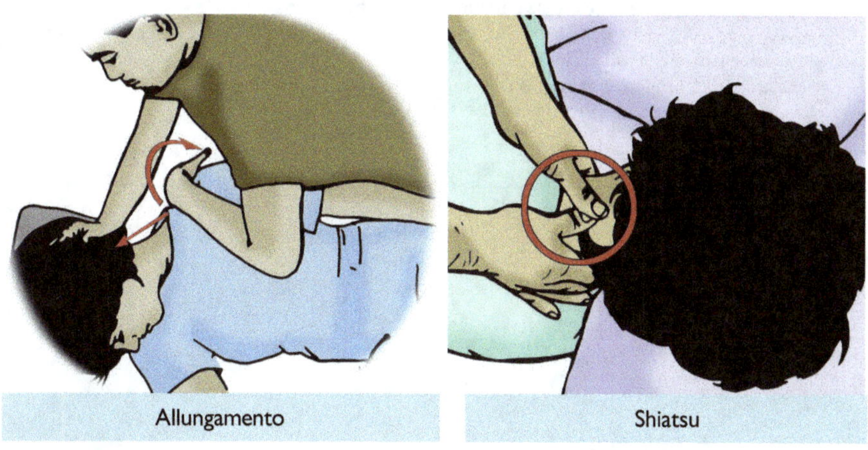

Allungamento   Shiatsu

Si allungano:	Trapezio (fibre superiori), elevatore della scapola, muscoli paravertebrali, splenio della testa, splenio del collo, retto posteriore maggiore e minore della testa, obliquo superiore e inferiore della testa.

POSIZIONE

La medesima del caso precedente.

LINEE GUIDA

1. Il terapista gira la testa del paziente a 45° in modo che la metà destra del viso del paziente sia premuta contro il cuscino.
2. La mano e l'avambraccio sinistro abbracciano la spalla e il braccio del paziente.
3. La mano destra riposa sulla regione occipitale. Le eminenze tenar e ipotenar si collocano nella zona di origine del trapezio.
4. Nell'espirazione del paziente, il terapista allunga la spalla caudalmente, ma in modo semicircolare: prima, tenendo la spalla, si muove all'indietro (verso la schiena del paziente) e poi verso il basso. Conforme a questo movimento la gabbia toracica del paziente si apre e la linea posteriore del collo sporge.
5. Mentre il paziente espira, comincia ad allungare il collo con la mano destra. La testa del paziente viene progressivamente flessa.
6. Quando si raggiunge il limite dell'allungamento, lasciare che il paziente faccia un respiro. Di nuovo, nell'espirazione, il terapista allunga il collo un po' di più per andare oltre il limite, ma senza forzare.
7. Ripetere tre volte.

L'effetto di stiramento è principalmente concentrato nel punto 10V.

PROMEMORIA

— Senza causare dolore.
— Allungare lentamente.
— Al percepire una certa resistenza, mantenere l'allungamento.
— Man mano che viene ripetuto, l'allungamento guadagnerà un po' più di ampiezza e potrà essere mantenuto più a lungo.
— Rilasciare l'allungamento molto lentamente.

A seconda di ogni punto situato sul bordo occipitale, variare il grado di rotazione del collo.

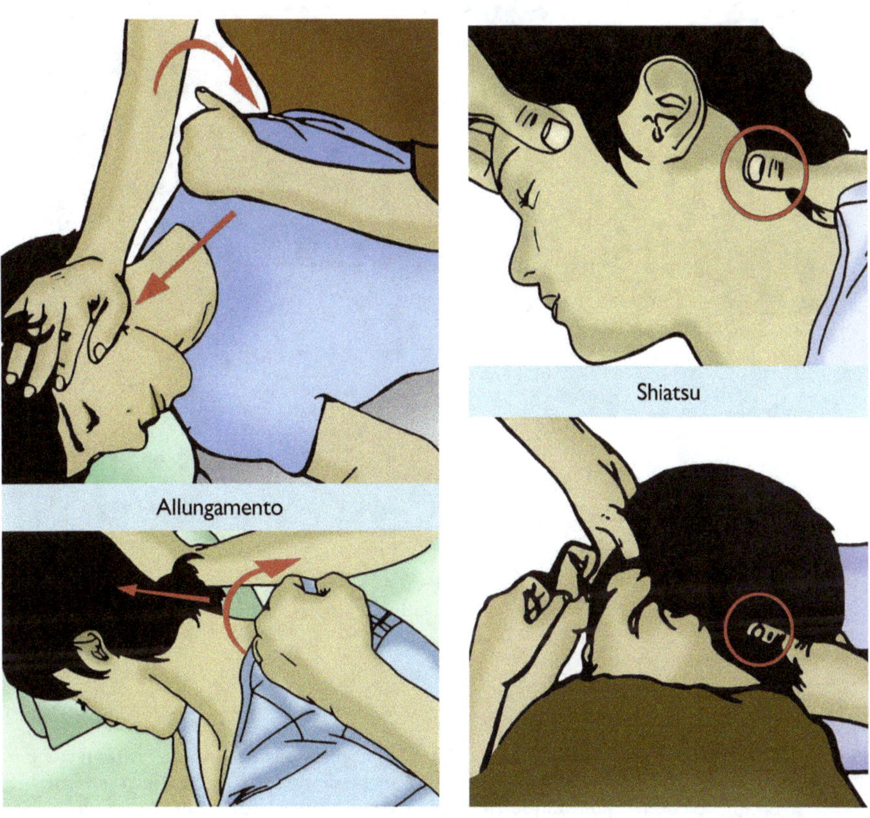

Si allungano:	splenio della testa, splenio del collo, trapezio (fibre superiori), retto posteriore maggiore e minore della testa, obliquo superiore e inferiore della testa.

POSIZIONE

La medesima del caso precedente.

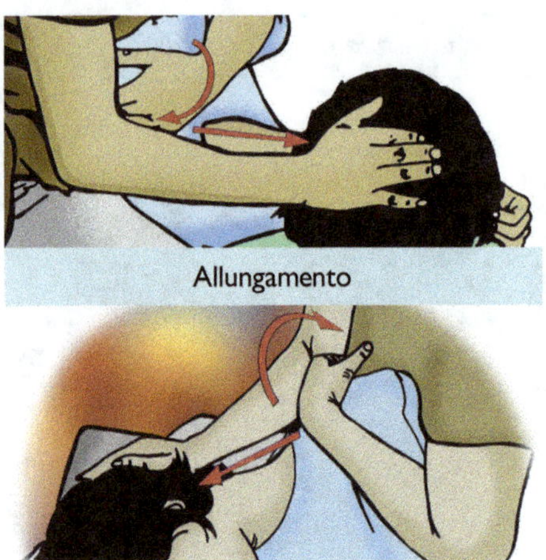

Allungamento

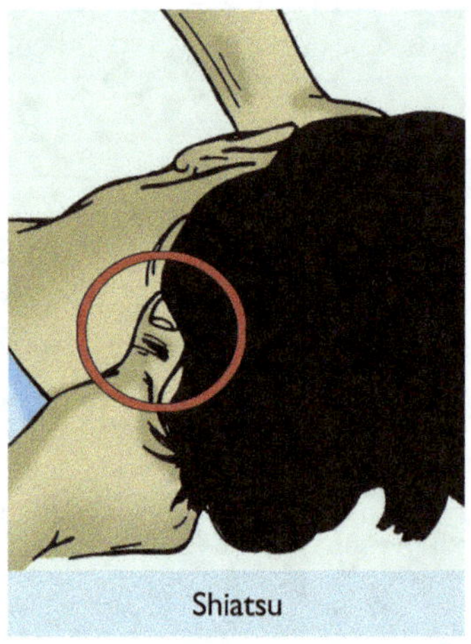

Shiatsu

Si allungano:

i muscoli estensori del collo.

POSIZIONE

La medesima del caso precedente.

LINEE GUIDA

1. Girare la testa del paziente in modo che il 70% del viso del paziente sia contro il cuscino.
2. La spalla è tenuta con la mano sinistra. La mano destra è posizionata sulla protuberanza occipitale esterna, ponendo le eminenze tenar e ipotenar su entrambi i lati della spina dorsale.
3. Accompagnando l'espirazione del paziente, il terapista, sostenendo la spalla del paziente, si muove all'indietro e poi verso il basso. In seguito alla rotazione esterna della spalla, la gabbia toracica del paziente si apre e il collo si flette leggermente.
4. Con la mano destra, il terapista allunga lentamente il collo per eliminare il "gioco o allentamento" nella parte posteriore del collo.
5. Sempre sincronizzando con l'espulsione dell'aria, continuare ad allungare un po' di più (fino a sentire una certa tensione e resistenza dei tessuti molli) fino a raggiungere circa il punto 16V.
6. Dopo aver mantenuto l'allungamento per qualche secondo, rilasciare molto lentamente per non provocare la reazione di Menken.
7. Ripetere due o tre volte.

Il paziente è in decubito laterale con il gomito in flessione. In questa posizione, il terapista tira il gomito del paziente verso di sé in modo che la spalla esegua una retropulsione. Questo fa che il collo si vada flettendo spontaneamente. Questo è un esempio di un movimento a catena che si verifica nel corpo quando si muove un'articolazione. Quando si esegue un allungamento, si può approfittare di questo processo concatenato per introdurre un certo movimento senza forzare.

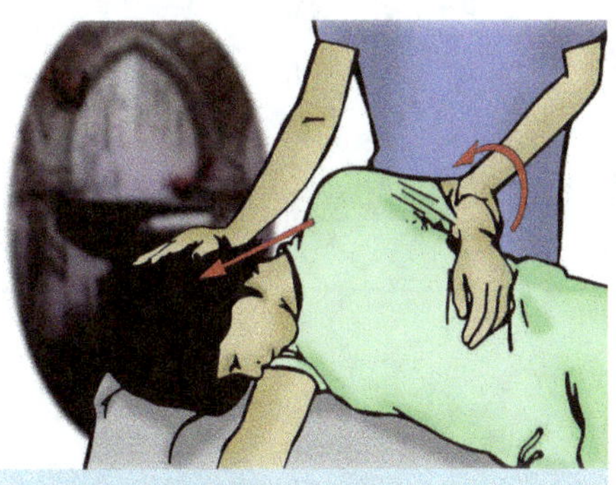

Vista frontale

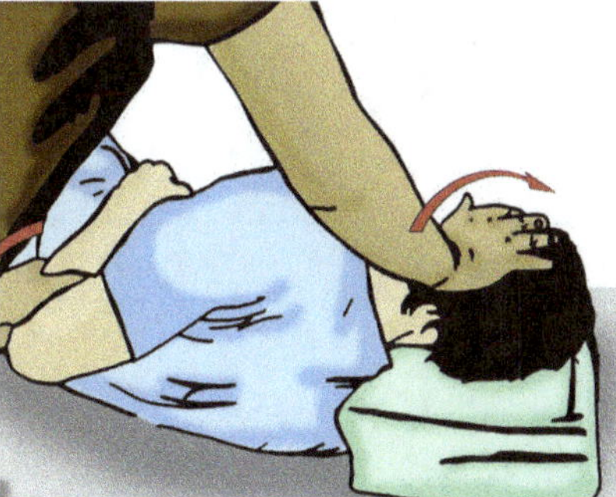

Vista posteriore

Si allungano: Splenio del collo, retto laterale della testa, SCM del lato che allunghiamo e leggermente la fascio anteriore del deltoide e del pettorale grande.

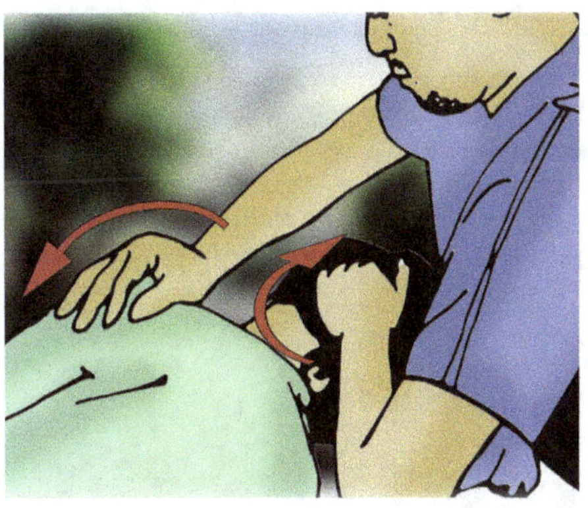

Si posiziona dietro il paziente, con le braccia incrociate. Le eminenze tenar e ipotenar della mano sinistra sostengono il bordo occipitale.

Questa Posizione permette al terapista di lavorare con meno sforzo.

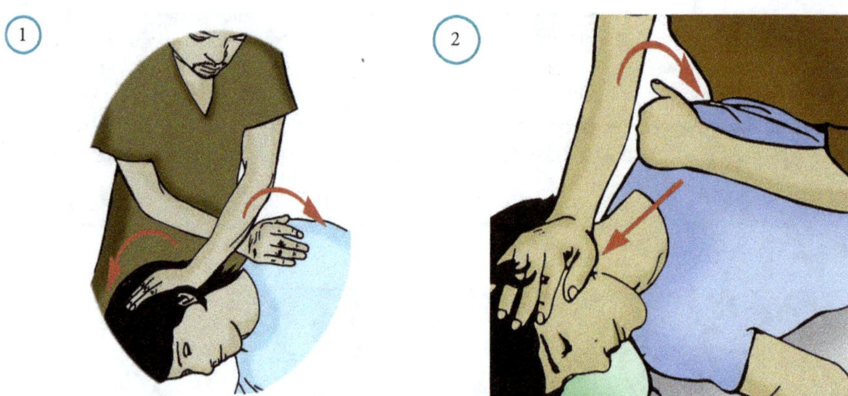

Si allungano:	Trapezio (fibre superiori), scaleni.

POSIZIONE

La medesima del caso precedente.

LINEE GUIDA

Metodo 1

1. Il terapista gira la testa del paziente leggermente verso la sua destra.
2. La mano sinistra si posiziona dietro l'orecchio, mettendo l'eminenza tenar e ipotenar sopra l'apofisi mastoide. La mano destra abbraccia la spalla.
3. Iniziare l'allungamento con la mano sinistra fino a finché si allunga sufficientemente la zona suboccipitale.
4. La mano destra allunga previamente la spalla fino ad apprezzare la tensione sul bordo superiore del trapezio. In questa posizione, lasciare che il paziente respiri, e nell'espirazione iniziare ad allungare gradualmente in direzione caudale.
5. Al limite dell'allungamento, il terapista aspetta che il paziente respiri prima di allungare ancora un po'. Mantenere la posizione per circa tre secondi e rilasciare molto lentamente.

Si veda anche ➤ 11. 肩井 21VB Pressione + Rotazione

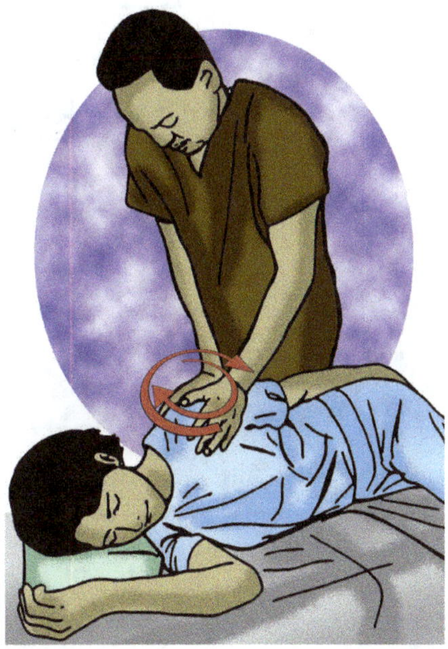

Non si lavora livello superficiale, ma sui muscoli profondi: la cuffia dei rotatori.

Attraverso una serie di movimenti progressivi e ripetitivi, il terapista agisce sull'articolazione gleno-omerale e sui tessuti molli circostanti. L'ampiezza di movimento e la funzionalità della spalla saranno gradualmente ripristinate e il dolore sentito nella regione soprascapolare sarà alleviato.

POSIZIONE

La medesima del caso precedente.

LINEE GUIDA

1. Il terapista posiziona il busto del paziente in posizione neutra e il braccio appoggiato sul costato.
2. Abbraccia il deltoide con entrambe le mani e l'immobilizza esercitando una pressione perpendicolarmente.
3. Comprovare la stabilità della spalla e iniziare a ruotarla a destra e a sinistra. Iniziare con un movimento di ampiezza limitata e aumentarlo gradualmente.

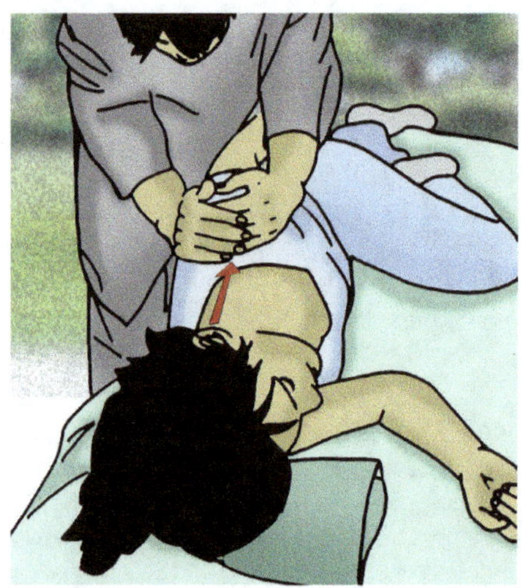

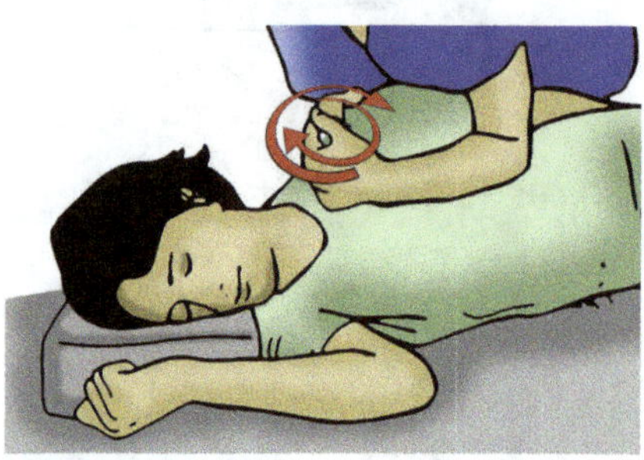

Si allungano:	Trapezio (fibre superiori), scaleni.

POSIZIONE

La medesima del caso precedente.

LINEE GUIDA

1. Il terapista flette leggermente le ginocchia e abbraccia la spalla del paziente con entrambe le mani. Con i gomiti chiusi, controlla il movimento del braccio del paziente e concentra la sua azione sull'articolazione della spalla.
2. Iniziare allungando la spalla in direzione caudale e in modo graduale.
3. Mantenendo lo stiramento nella regione soprascapolare, il terapista comincia a ruotare la spalla usando tutto il corpo. Aumentare gradualmente l'ampiezza del movimento, in modo che il paziente non soffra di dolore o faccia resistenza al movimento.
4. Ripetere una trentina di volte in ogni senso.

Il movimento di rotazione si realizza mentre la regione soprascapolare rimane allungata. Attraverso questa mobilizzazione, le rigidità croniche della spalla e del collo si vanno allentando dalla profondità, e questo può facilitare la pratica dello Shiatsu in una fase successiva.

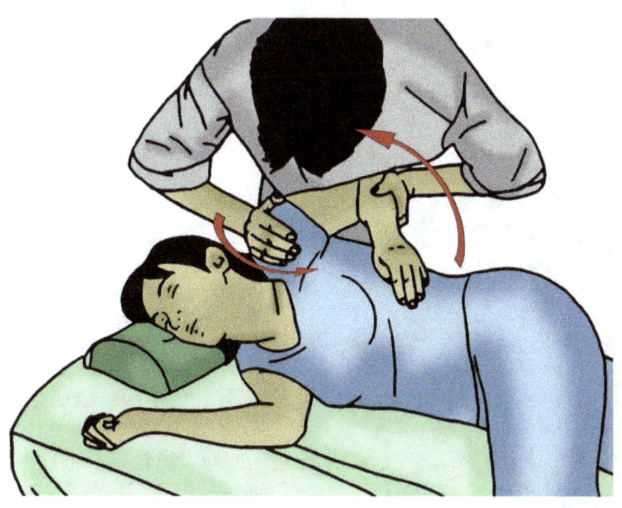

POSIZIONE

La medesima del caso precedente.

LINEE GUIDA

1. Il terapista flette leggermente le ginocchia. Sostiene la spalla con la mano destra e il gomito con la mano sinistra.
2. Posizionare la spalla del paziente in leggera estensione e il gomito in flessione per bloccare i muscoli rotondo grande e dorsale grande.
3. Con la mano destra spingere la spalla in una direzione caudale graduale. Durante la retro-pulsione della spalla dal gomito, usare il lavoro della mano destra per evitare che la spalla del paziente si sposti in avanti.

Nei casi di disfunzione articolare o di retrazione capsulare della spalla, questa mobilizzazione della spalla serve ad alleviare la tensione sul fascio anteriore del deltoide e sul tendine del bicipite brachiale.

Si veda anche → 12. Mobilizzazione dell'articolazione gleno-omerale.

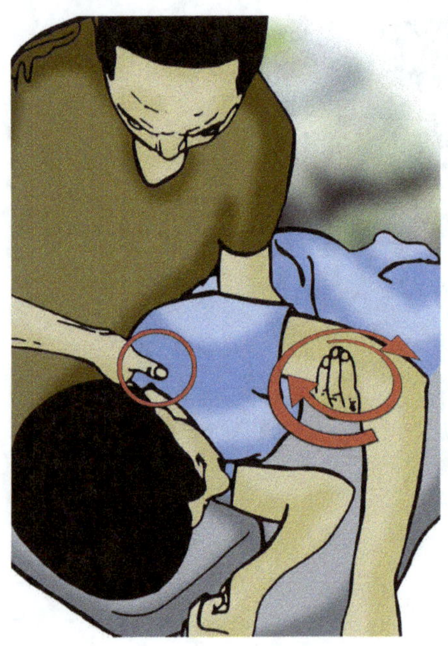

Realizzare una pressione sul punto 21VB con il pollice destro, mentre si realizza la mobilizzazione della spalla con la mano sinistra. Questa combinazione dei due esercizi fa sì che la pressione penetri più in profondità.

Dopo il lavoro di Shiatsu, il terapista allunga la zona dolorosa nei casi acuti.
Nei casi cronici, il terapista dovrebbe allungare prima di applicare la pressione.

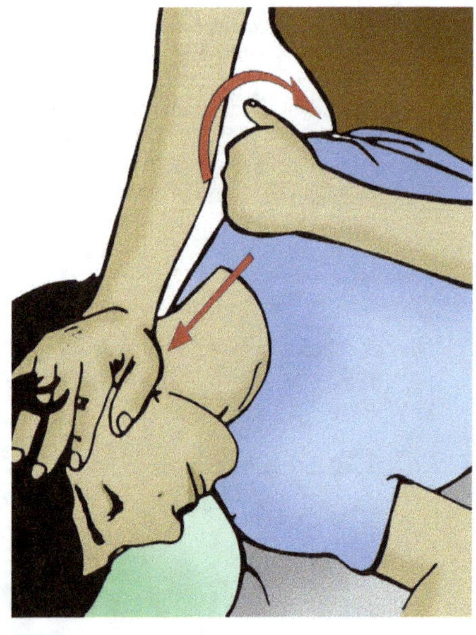

POSIZIONE

Posizione iniziale del paziente: la spalla in estensione e il gomito in flessione. Modificando il grado di abduzione del braccio, agisce sui muscoli rotatori, adduttori e flessori dell'articolazione scapolo-omerale.

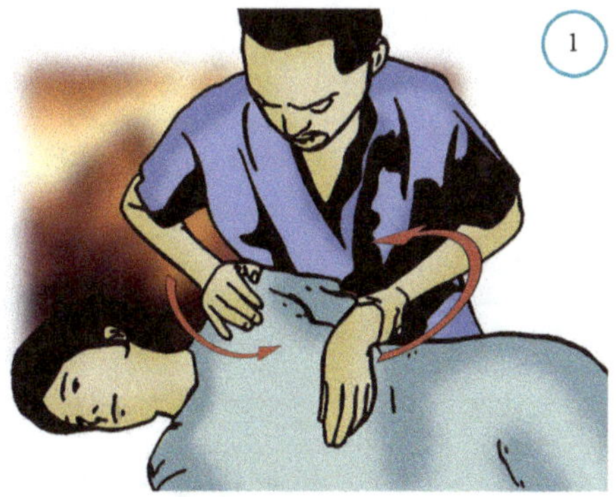

1

Si allungano:
Sottoscapolare, fascio deltoideo anteriore, coracobrachiale, serrato anteriore e, leggermente, pettorale grande.

Blocca la spalla con la mano destra in modo che non si muova in avanti.

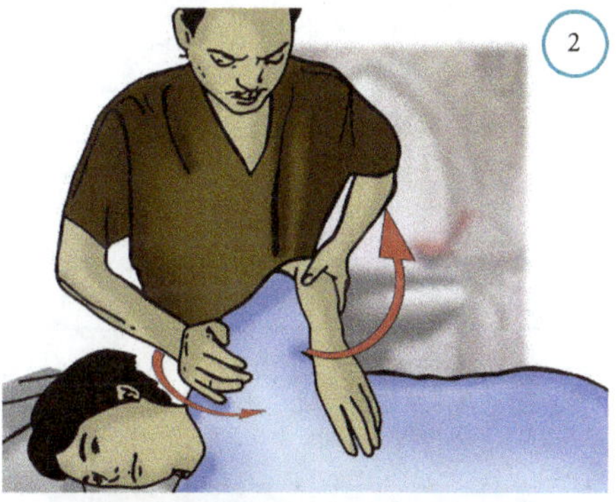

2

ABD di circa 30°.

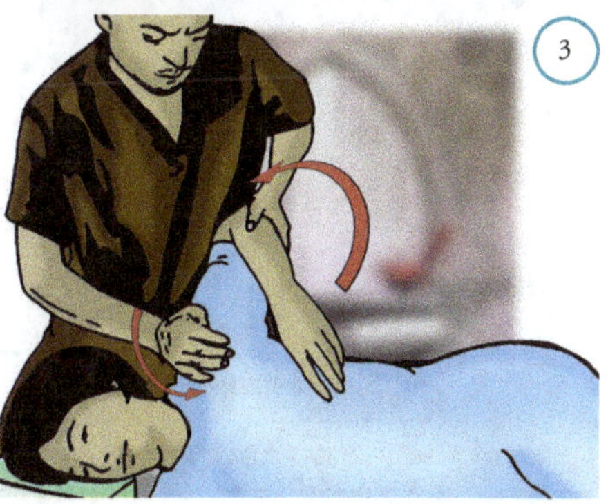

3

Il muscolo grande pettorale si allunga di più.

ABD di 40° ~ 45°.

POSIZIONE

Posizione iniziale del paziente: spalla in flessione e gomito in estensione. Variando il grado di flessione del braccio, allungare progressivamente i muscoli estensori e rotatori.

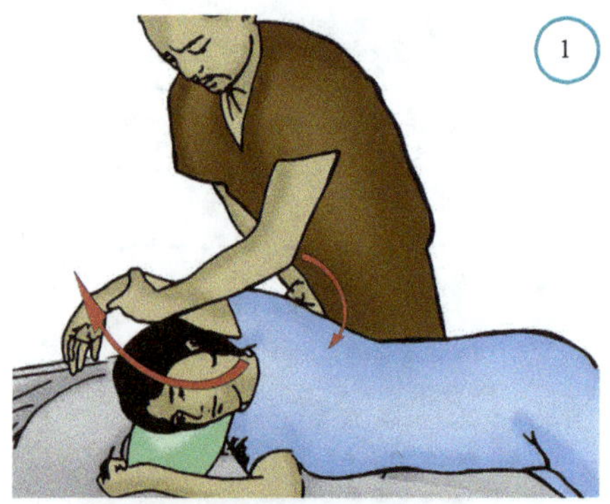

Si allungano:

principalmente grande dorsale, grande rotondo.

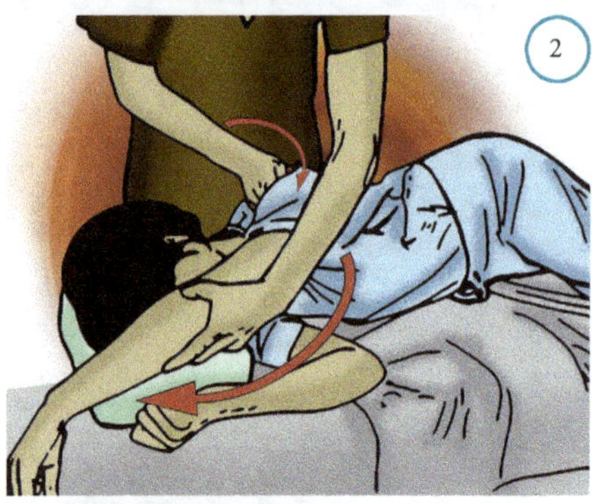

Si allungano:

i muscoli grande dorsale, grande rotondo, infraspinato, fascio inferiore del trapezio, fascio posteriore del deltoide.

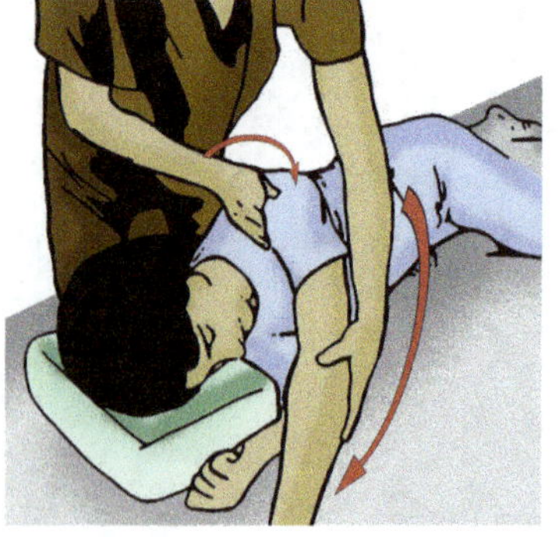

Si allungano:

fascio mediale del trapezio e dei romboidi.

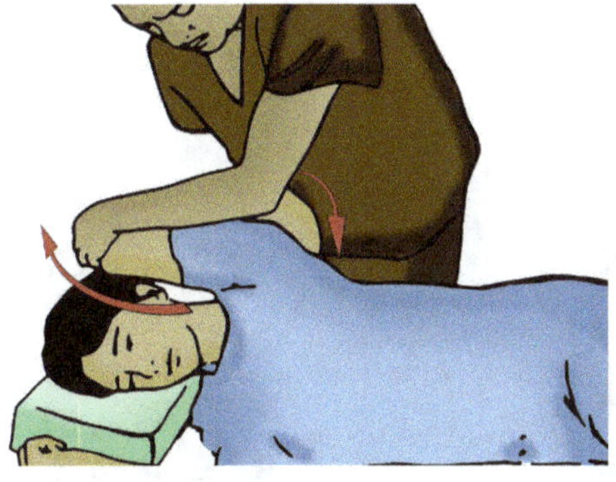

Il braccio e il gomito del paziente sono in flessione. In questa posizione si esegue l'allungamento della regione brachiale laterale.

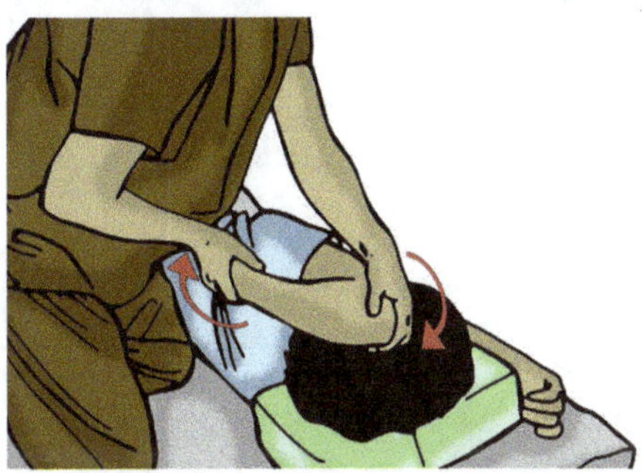

Si allungano:

Tricipite brachiale, grande dorsale, grande rotondo

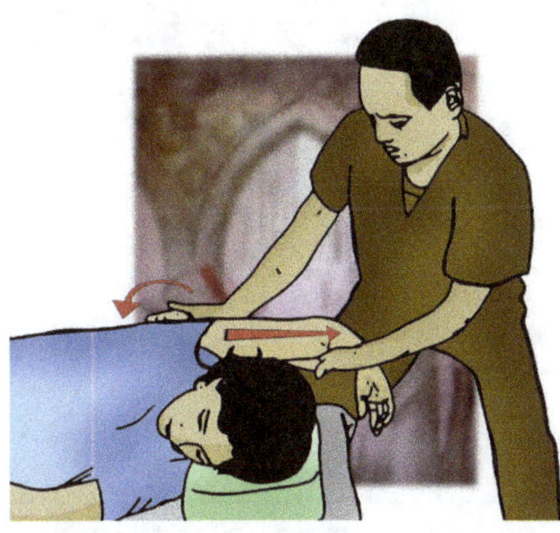

Realizzando una trazione del braccio, il terapista allunga gradualmente il laterale del busto. La tensione negli spazi intercostali viene liberata.

Il movimento produce la decoaptazione dell'articolazione scapolo-omerale.
Il grado di allungamento dei tricipiti è minore.

Agisce sul meridiano del polmone.

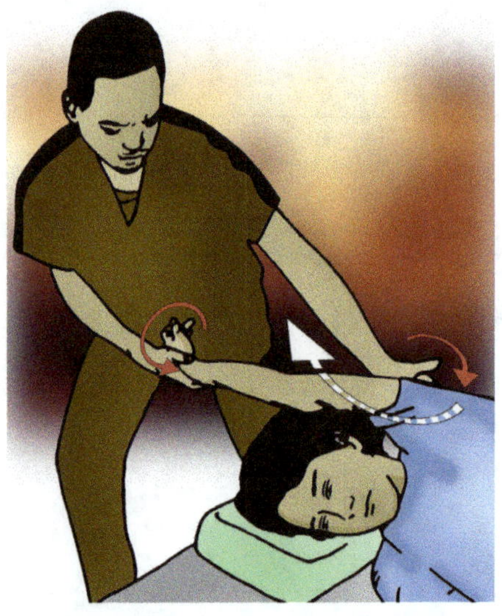

Lavoriamo su: 極泉 IC -- 神門 7C

La spalla in flessione e l'avambraccio in supinazione in forma di ''Kotegaeshi'', una tecnica di lussazione dell'Aikido.

Agisce sui seguenti muscoli: grande dorsale, bicipite brachiale, coracobrachiale, pettorale grande, pettorale piccolo, pronatore rotondo, pronatore quadrato.

Mentre si realizza una trazione del braccio, eseguire la supinazione dell'avambraccio. La fossa ascellare e il punto IC si aprono.
La mano sinistra sostiene la spalla da dietro.

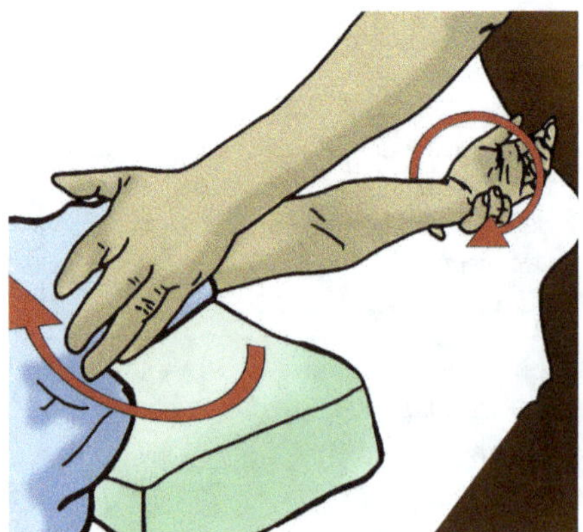

Variante:

Eseguendo l'inclinazione radiale del carpo, si apre il punto 7C.

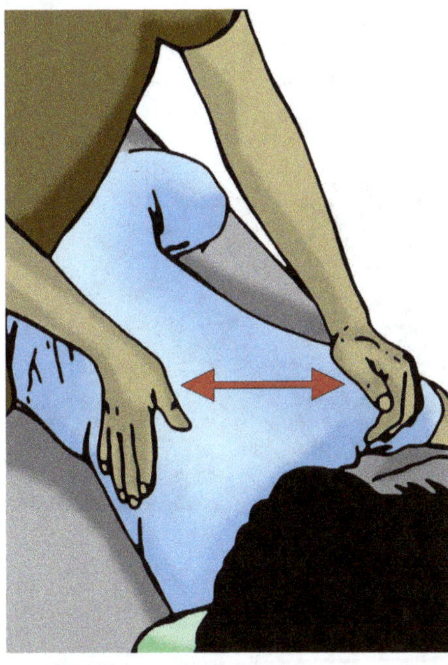

L'allungamento tiene in considerazione il percorso del meridiano dell'intestino tenue.

Si allungano leggermente:

— Infraspinato.
— Rotondo piccolo.
— Fascio inferiore del trapezio.

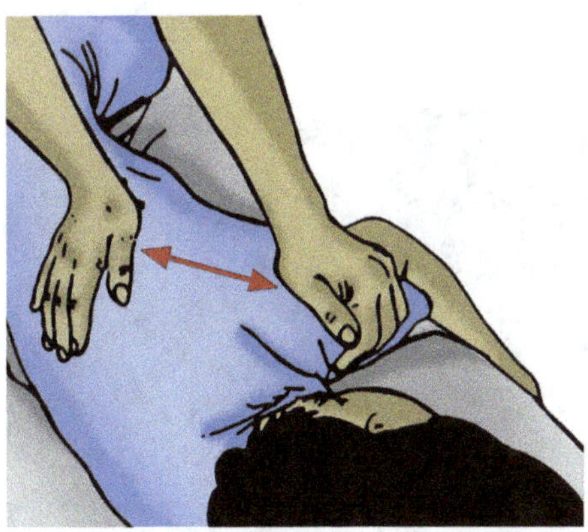

Variare la posizione di entrambe le mani per eseguire l'allungamento in diverse direzioni.

Il terapista allunga gradualmente la spalla in direzione caudale, in modo che il bordo mediale della scapola sporga. Mentre preme il punto 43V, il terapista esegue una mobilizzazione della spalla. Entrambe le mani agiscono in sincronia secondo la direzione della pressione.

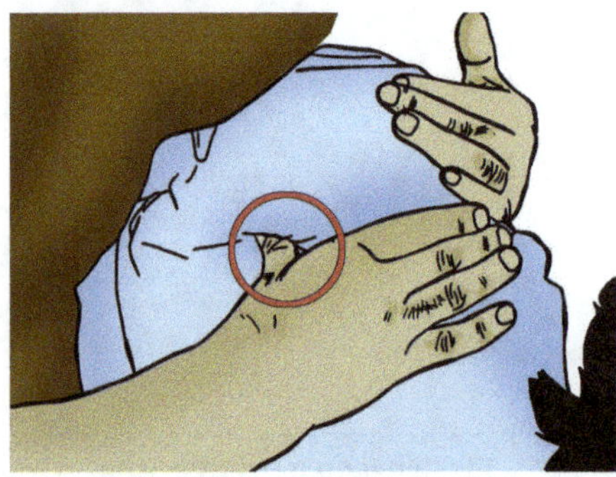 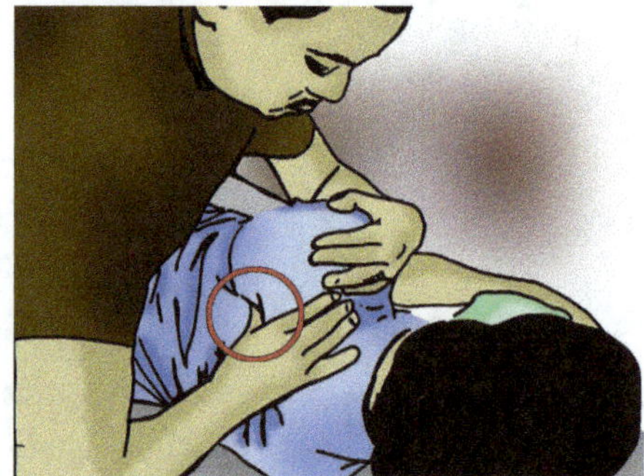

La scapola e il collo

Queste due aree sono strettamente correlate. Quando un paziente si lamenta di tensione o rigidità del collo, controlliamo la condizione dei tessuti molli che circondano la scapola. Rilassare l'intero bordo mediale, specialmente il punto 43V, può alleviare il disagio o il dolore al collo.

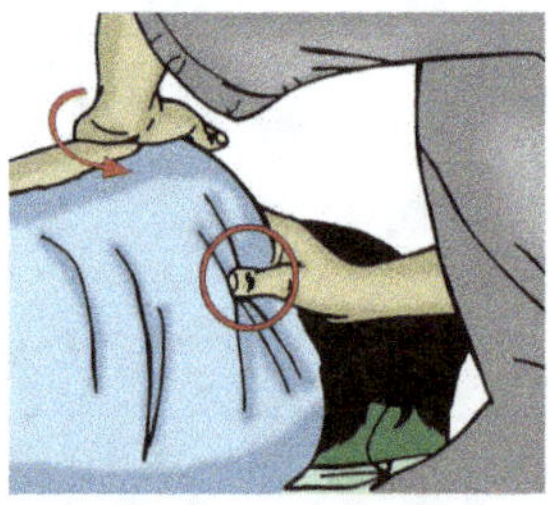 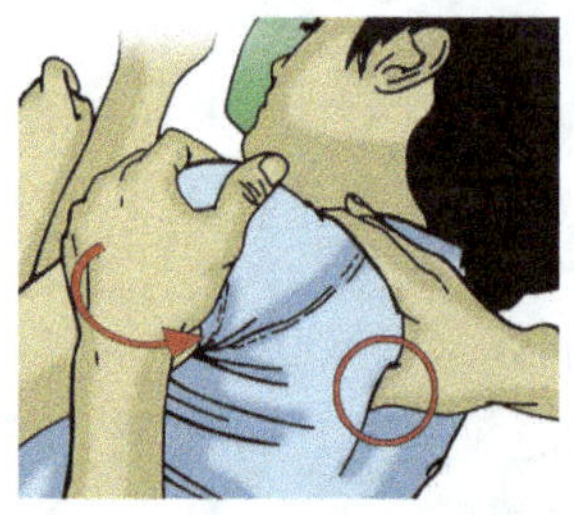 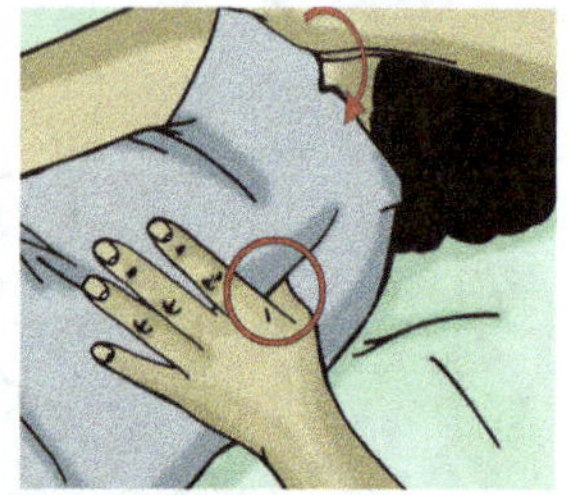

Sul bordo mediale della scapola, il terapista preme cinque punti dall'angolo superiore fino a quello inferiore con il pollice destro. La mano sinistra sostiene la spalla.

Salire sul bordo mediale applicando cinque pressioni con il pollice sinistro. La mano destra tiene la spalla.

Agisce sui muscoli romboidi e trapezio.

Il terapista preme il punto 11ID con il pollice destro. La mano sinistra esegue una leggera circonduzione della spalla.

Premendo il punto 11ID con i pollici sovrapposti, si mobilizza leggermente la scapola.

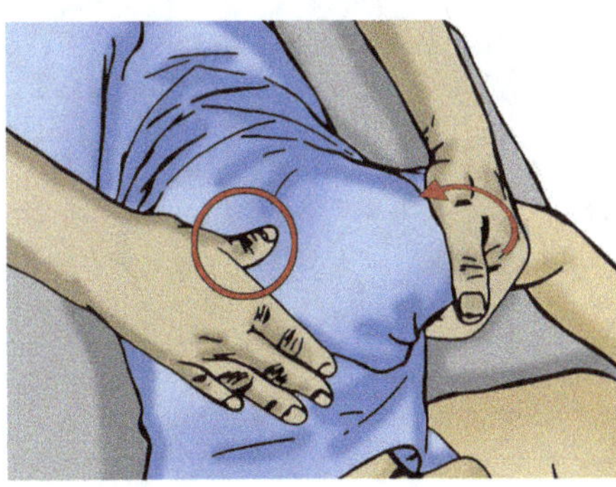

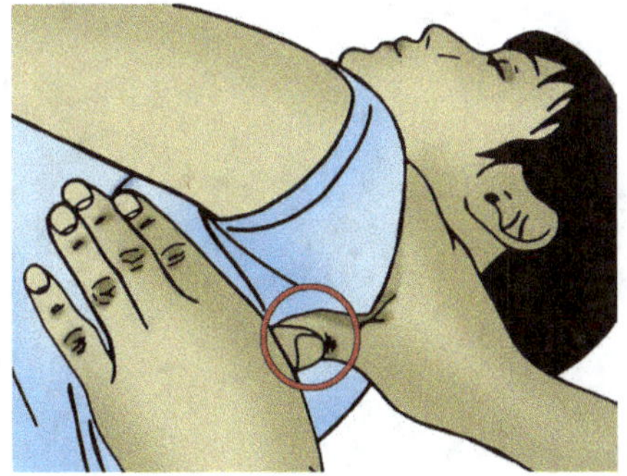

Mantenendo la pressione sul punto 11ID, si realizza una trazione del braccio, dal polso verso l'articolazione scapolo-omerale.

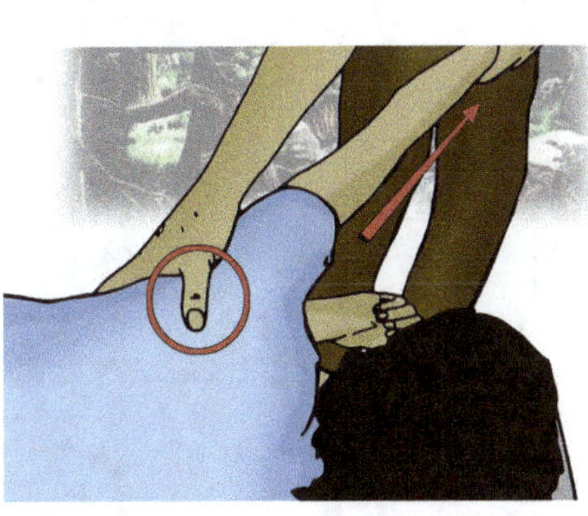

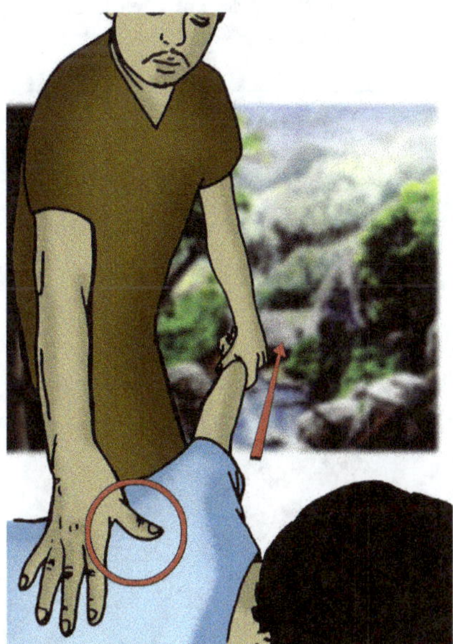

Trazione del braccio tenendo in considerazione il percorso del meridiano dell'intestino tenue.

Agisce sui muscoli rotondo grande e piccolo.

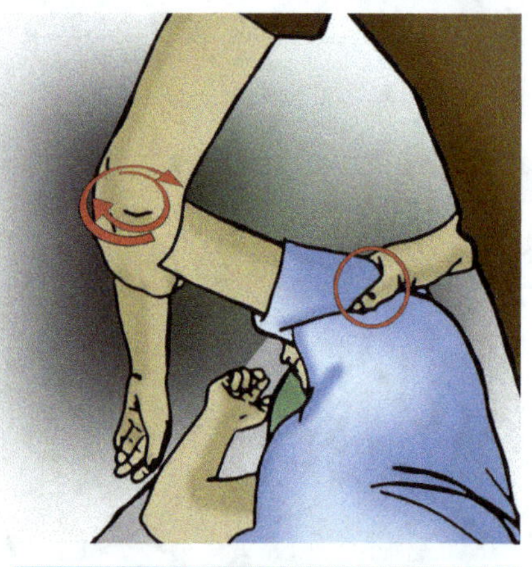

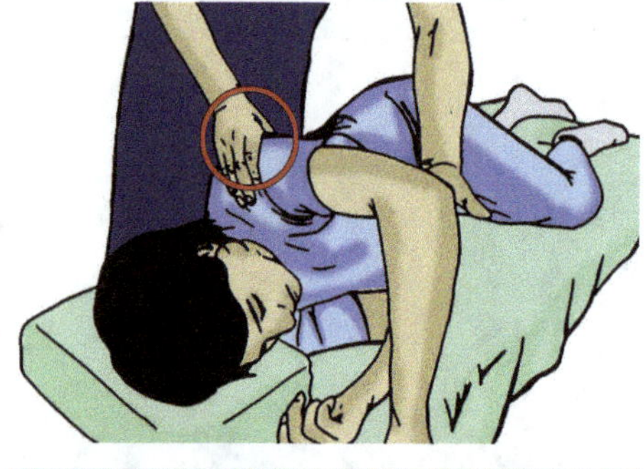

Realizza una pressione e trazione, tenendo presente il meridiano dell'intestino tenue.

Il terapista esegue due esercizi simultanei: una pressione profonda sul punto 9ID con il pollice. Un allungamento del braccio con la mano sinistra mentre il paziente espira, eseguendo allo stesso tempo una leggera circonduzione della spalla. Questo movimento circolatorio si ripete dieci volte in entrambe i sensi.

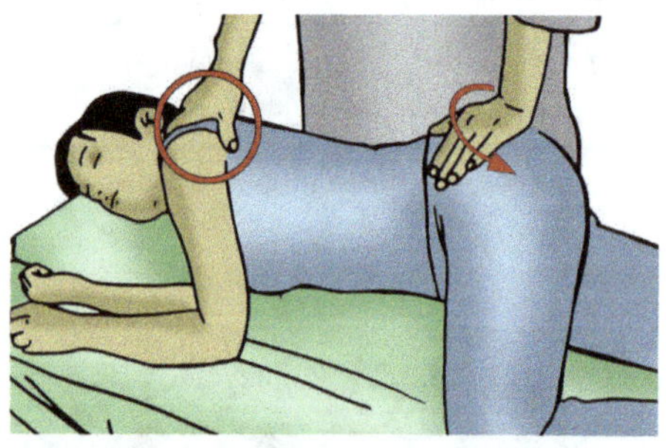

Attraverso il movimento ripetuto e una trazione passiva e progressiva applicata all'articolazione, il gioco articolare e l'ampiezza totale del movimento vengono ripristinati.

La mano sinistra sostiene la cresta iliaca e allunga l'anca caudalmente. Nel frattempo, il pollice destro preme il punto 9ID perpendicolarmente alla superficie.

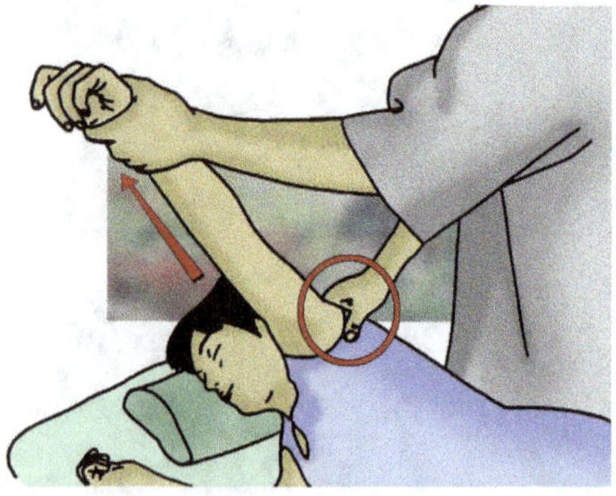

Obliqui addominali.

Pressione e allungamento tenendo presente il meridiano dell'intestino tenue.

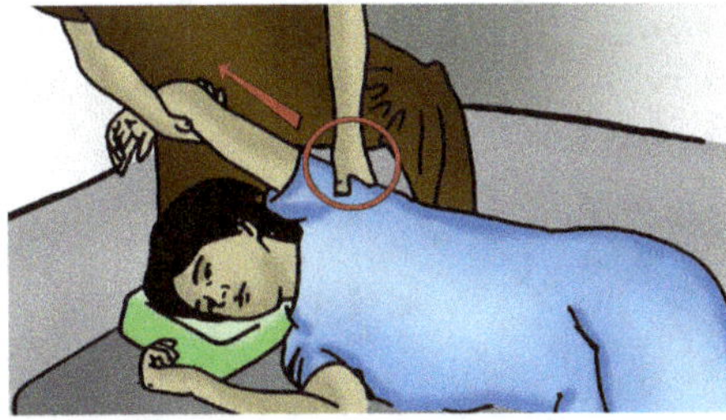

Agisce sui muscoli: pettorale maggiore, rotondo grande, dorsale grande, pettorale piccolo.

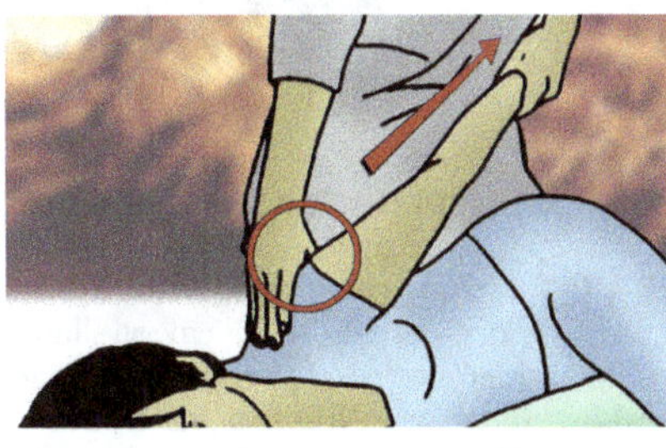

Trazione del braccio mantenendo una abduzione di 45°. La scapola viene bloccata premendo il 9ID. Questo punto è efficace per alleviare i dolori alle spalle e al collo, ma a causa della sua sensibilità si lavora per gradi in combinazione con una serie di allungamenti.

Pressione + trazione delle articolazioni del polso, del gomito e del cingolo della spalla.

LINEE GUIDA

1. Il terapista sostiene e mantiene il gomito del paziente tra il costato e la mano destra.
2. Osservare la respirazione del paziente. Durante l'espirazione, il terapista comincia a tirare il braccio. Questo movimento viene fatto spostando il peso del corpo all'indietro. Contemporaneamente, premere il punto 9ID con il pollice sinistro.
3. Rimuovere lentamente la pressione del pollice e aspettare che il paziente faccia un paio di respiri. Di nuovo, il terapista esegue una trazione del braccio un po' di più premendo sul punto 9ID e mantiene la posizione per circa venti secondi.
4. Rilasciare gradualmente prima la trazione e poi la pressione.
5. Lo stesso processo viene ripetuto tre volte.

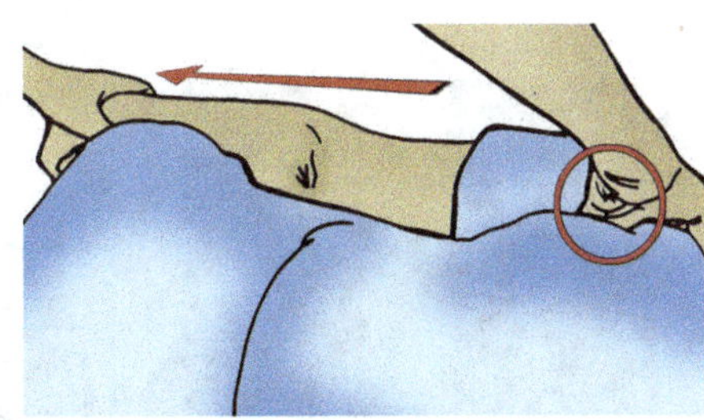

Pressione + vibrazione

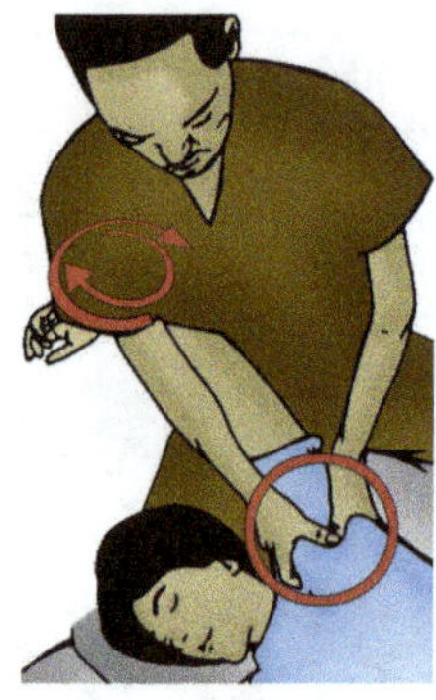
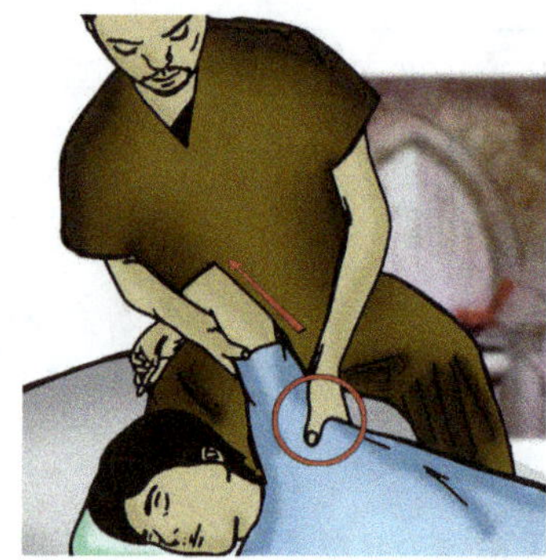

LINEE GUIDA

1. Il terapista sostiene il gomito del paziente tra il suo costato e la mano destra.
2. Premi il punto 1C insieme all'allungamento delle braccia.
3. Ripetere diverse pressioni sullo stesso punto, cambiando leggermente la direzione. Quando la direzione è corretta, il paziente sente una certa sensazione di dolore radiante, ma piacevole.
4. Mantenendo la pressione, il terapista esegue lentamente una serie di piccole circonduzioni della spalla, utilizzando il movimento del suo corpo.

La rigidità di questo punto è una delle cause della limitazione articolare della spalla, in particolare nella flessione del braccio. Quando il paziente ha una patologia cardiaca, di solito si percepisce una contrattura persistente nell'ascella sinistra. In questo caso, il punto 1C viene lavorato delicatamente e con cautela diverse volte.

> Pressione e trazione dal mignolo allo stesso tempo.

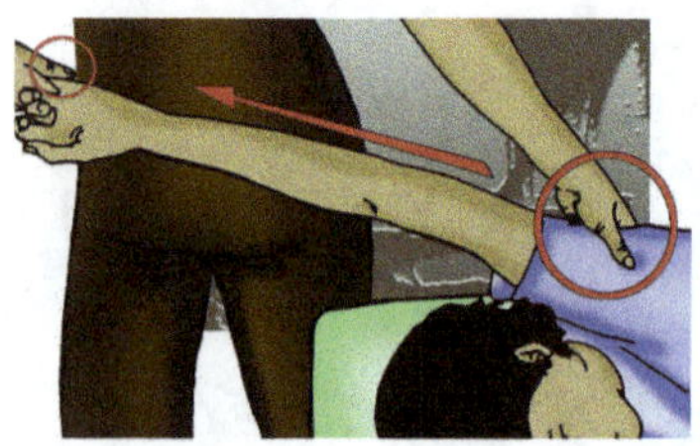

> A seconda del grado di supinazione o pronazione dell'avambraccio, il punto 1C o 11ID viene stimolato maggiormente. Se l'allungamento raggiunge la zona costale, si stimola il punto 21BP.

> **Si allungano:**
>
> Principalmente: fascio anteriore del deltoide, coraco-brachiale, dorsale grande, rotondo grande, bicipite brachiale.

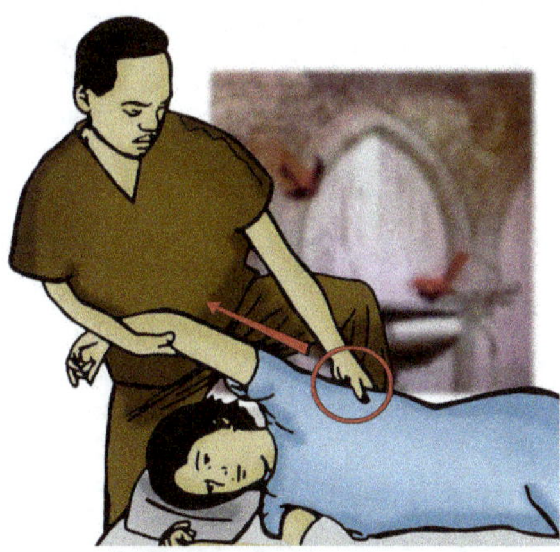

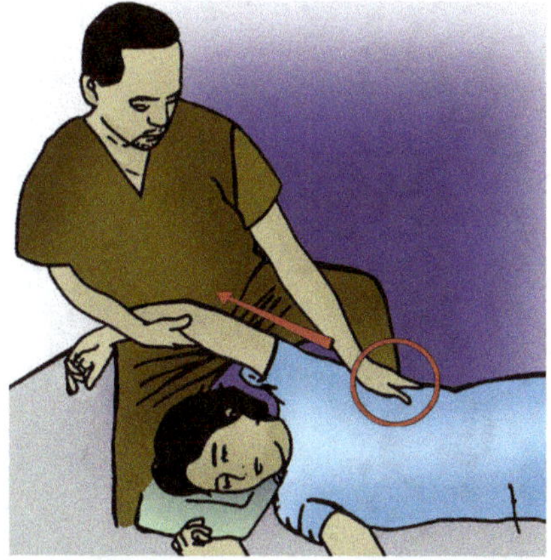

Il terapista sostiene il gomito del paziente tra il suo costato e la sua mano destra. Premendo il punto 21BP, realizza una trazione gradualmente del braccio (il terapista sposta il suo peso corporeo all'indietro).

Nella regione intercostale, una zona tipica di ''Kyo'', si applica allungamenti in quattro zone dalla fine della cassa toracica e verso l'ascella. Il rilassamento del lato del busto migliora la respirazione e calma la mente.

Si allungano: principalmente i muscoli: pettorale maggiore, grande dorsale, grande rotondo, quadrato lombare, gli obliqui dell'addome, intercostali.

Premendo caudalmente sulla cresta iliaca, allunga gli obliqui dell'addome. Questo abbassa indirettamente la tensione sentita nella schiena.

Con la mano che sostiene il gomito, si possono fare delle pressioni sui punti di agopuntura che si trovano nelle prossimità del gomito: 三里 10IG, 曲池 11IG 尺沢 5P, ecc.

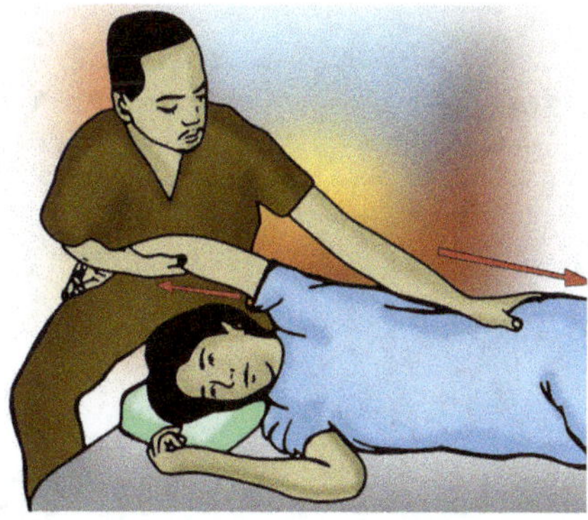

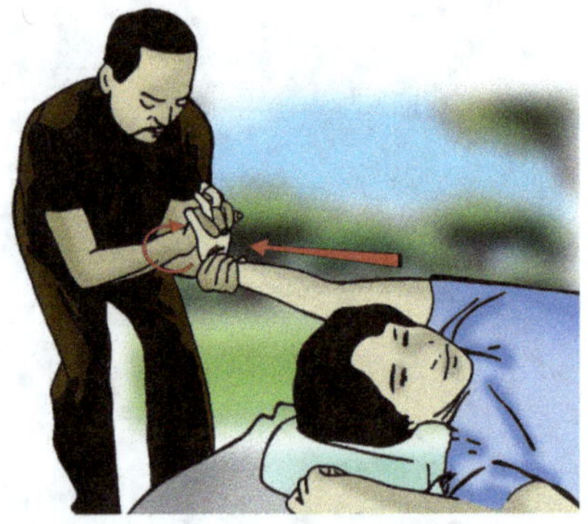

Flessibilizzare il carpo equivale al trattamento indiretto del collo.

Si allungano:

i muscoli flessore radiale del carpo, palmare lungo, flessore ulnare del carpo, flessore superficiale delle dita, flessore profondo delle dita.

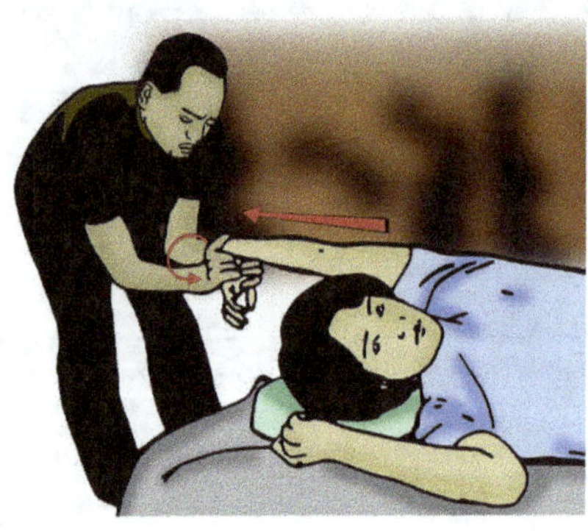

Si allungano:

i muscoli estensore radiale lungo del carpo, estensore radiale corto del carpo, estensore delle dita estensore del mignolo, estensore ulnare del carpo.

Si allungano anche:	i muscoli pettorale grande, bicipite brachiale, deltoidi, coracobrachiale, grande dorsale, grande rotondo, fascio inferiore del trapezio.

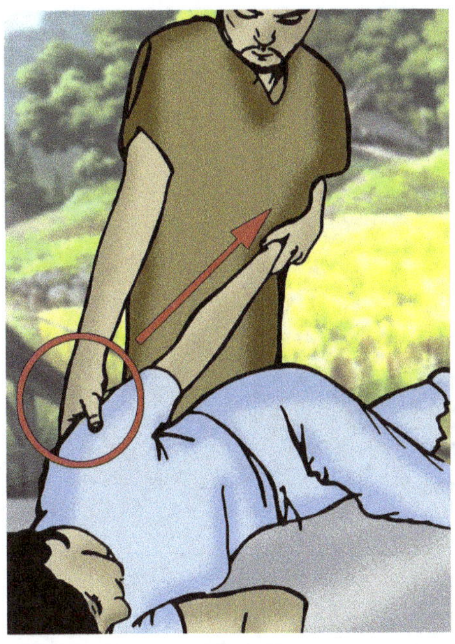

Allungare il braccio in leggera abduzione.

La mano sinistra sostiene il polso e esegue una trazione del braccio. Nel frattempo, il pollice destro preme sul punto 15IG.

Mantenendo la trazione, la mano destra blocca perpendicolarmente il deltoide e lo spinge in direzione craniale.

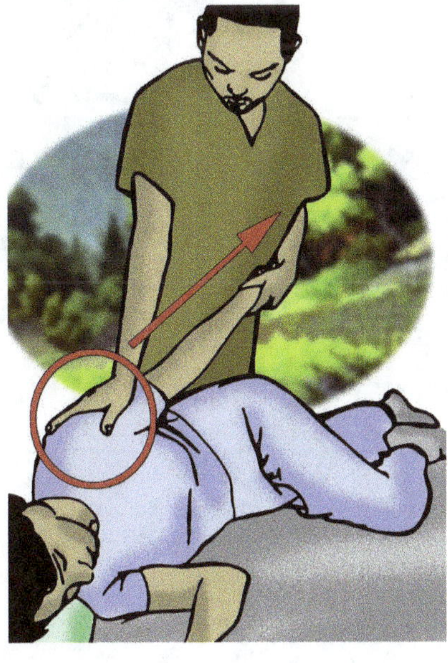

Mantenendo la pressione sul punto 10IG, il terapista mobilizza l'articolazione della spalla o del gomito.

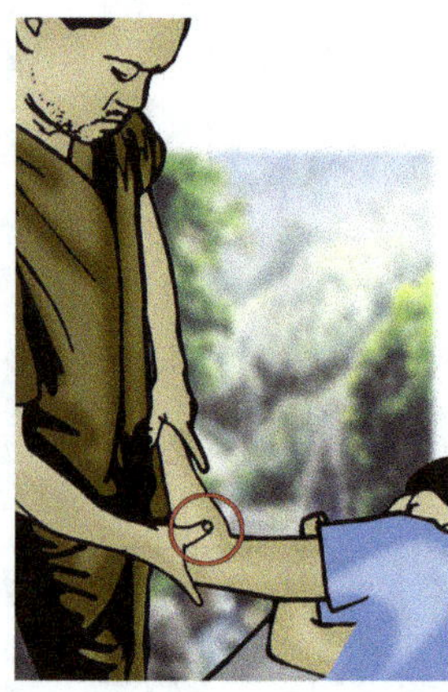

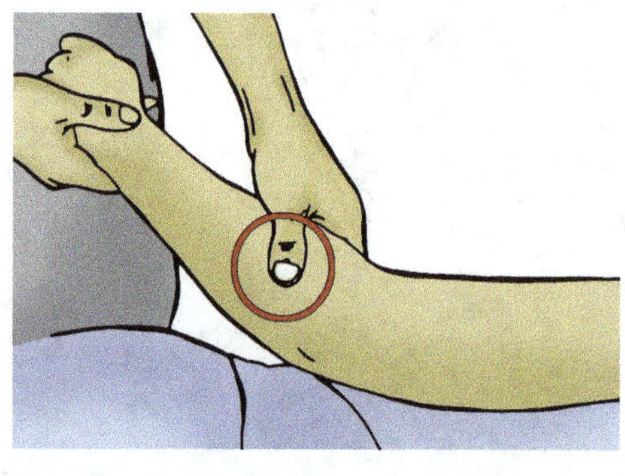

Pressione al punto 10IG.

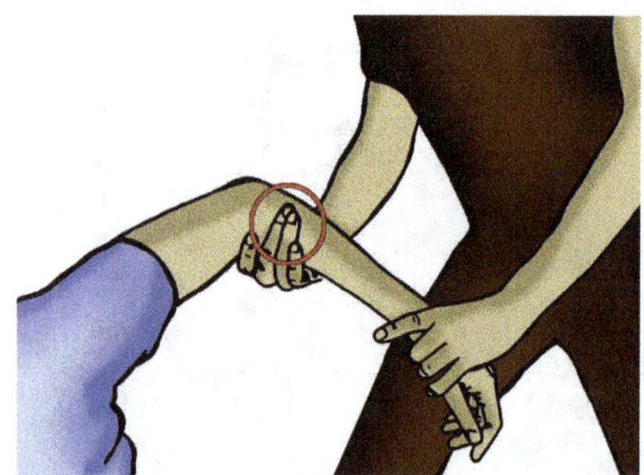

Sostenendo il braccio del paziente, il terapista si muove verso la testa. In questo modo si apre la fossa ascellare. Premendo il punto 10IG con le dita anulare e medio, accompagnando con un movimento di supinazione dell'avambraccio.

Il laterale del busto si libera e si allungano leggermente i muscoli: grande dorsale, fascio inferiore del trapezio, romboidi, piccolo rotondo, infraspinato, fascio deltoide posteriore.

Premendo sul punto 3C, il terapista esegue una trazione sull'avambraccio.

Rotondo piccolo, infraspinato, fascio posteriore del deltoide.

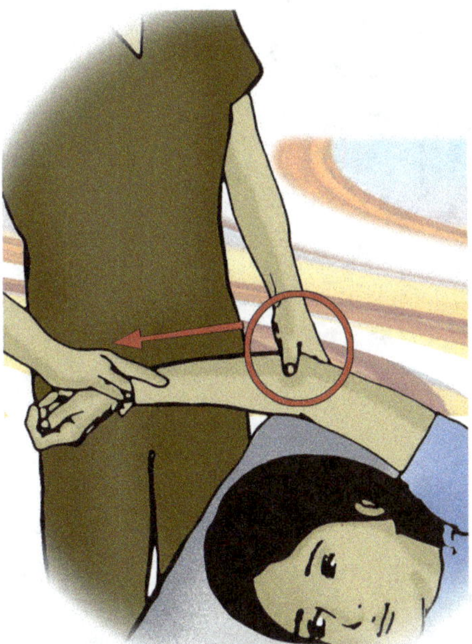

Premere con il pollice.

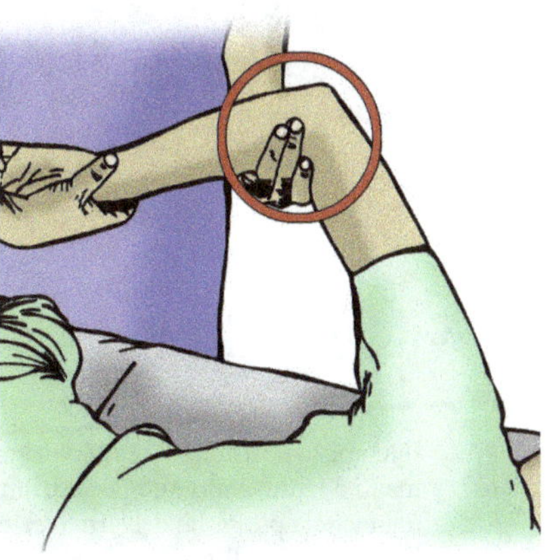

Premere con il dito medio.

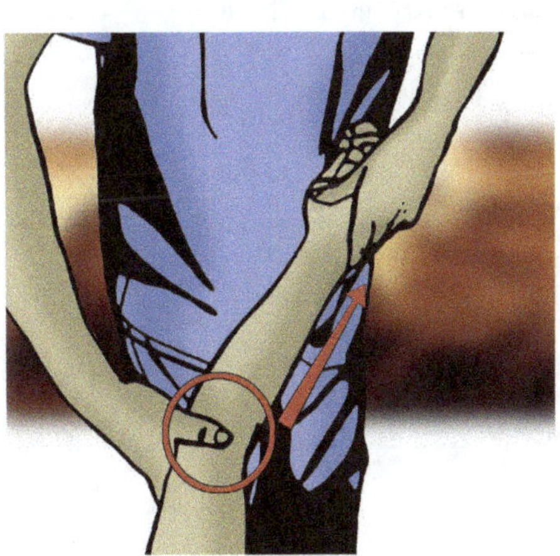

Si può accedere ai punti che si trovano nel gomito
少海 3C, 曲沢 3MC, 尺沢 5P.

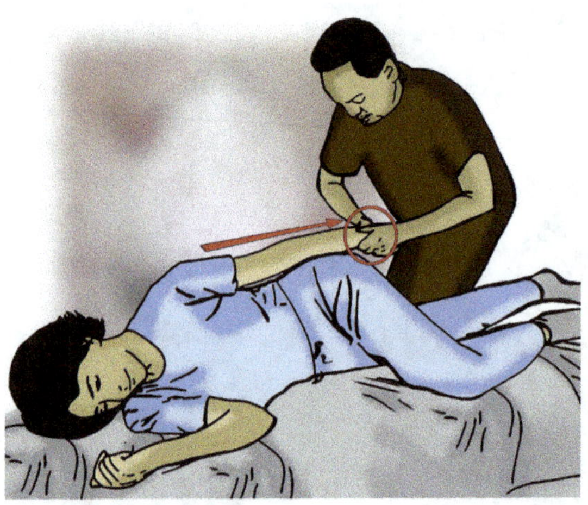

LINEE GUIDA

1. Il terapista posiziona il braccio del paziente lungo il busto e afferra il polso con entrambe le mani. Mantenendo questa posizione, il terapista esegue una trazione dolce e graduale per rilasciare la pressione dell'articolazione.
2. Il movimento di trazione viene trasmesso dal polso, passando per il gomito, la spalla, la regione soprascapolare, la regione laterale del collo e raggiungendo il bordo occipitale.
3. Mantenere la trazione per alcuni secondi e poi eseguire una vibrazione di piccola ampiezza.
4. Rilasciare la trazione lentamente, diminuendo progressivamente il suo effetto sul collo, la regione soprascapolare, la spalla e il gomito fino a raggiungere il polso.

Si deve impedire al paziente di trattenere il respiro durante l'esercizio.
La mobilizzazione sarà effettuata senza fretta o dolore in modo che il paziente respiri profondamente e lentamente durante tutto il processo.

Insieme alla trazione del braccio, il terapista lavora sulle ossa carpali.

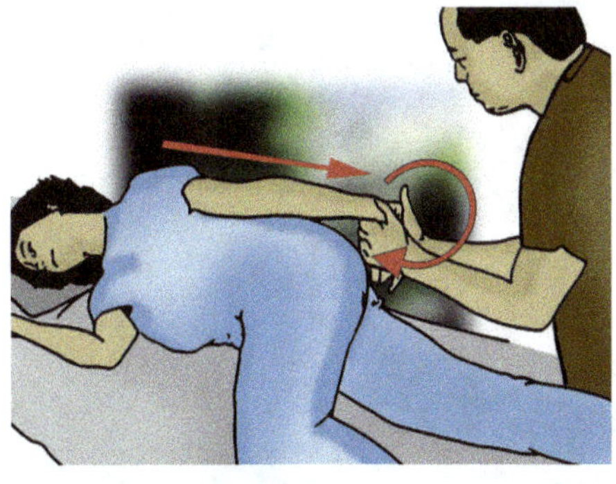

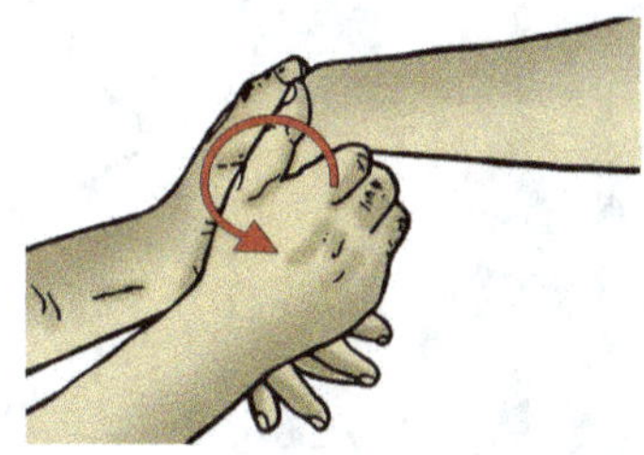

Agisce principalmente sui punti 4TR e 5TR.

Si allungano:	Estensore radiale lungo del carpo, estensore radiale corto del carpo, estensore delle dita, estensore del mignolo, estensore ulnare del carpo.

Insieme alla trazione del braccio, il terapista lavora sulle ossa carpali.

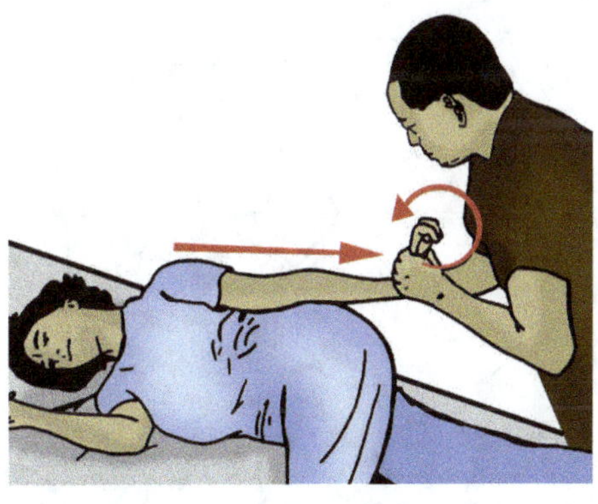

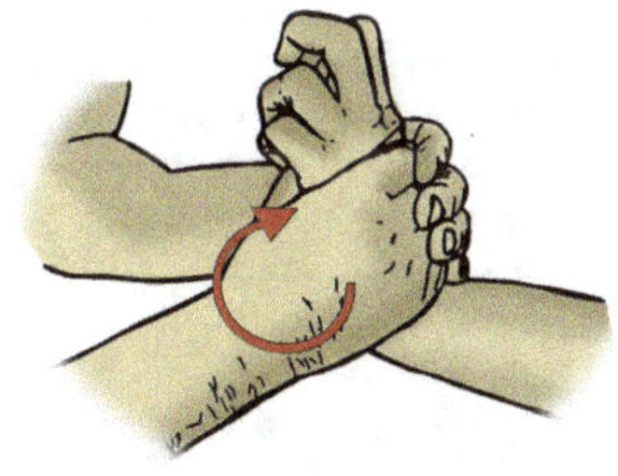

Agisce principalmente sui punti di 6MC e 7MC.

Si allungano:	flessore ulnare del carpo, palmare lungo, flessore ulnare del carpo, flessore delle dita, flessore profondo delle dita.

Questi esercizi rendono il polso più flessibile e attivano i sei meridiani che corrono lungo entrambi i lati del carpo. Serve a migliorare indirettamente la circolazione del sangue nel collo.

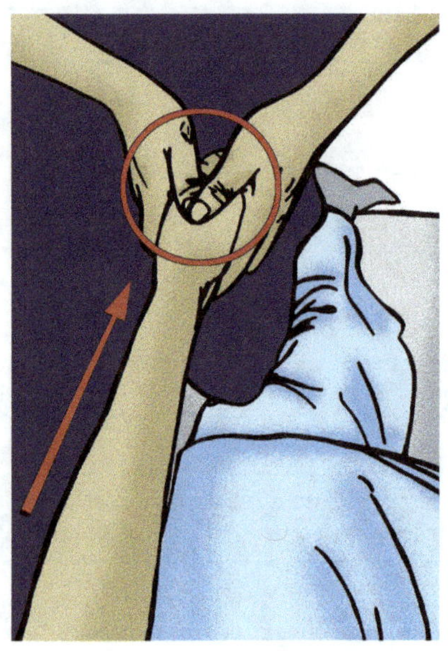

Premendo il punto 4IG, si esegue una trazione simultanea dell'avambraccio.

Il movimento viene trasmesso dal polso, attraverso il gomito e arriva fino alla spalla.

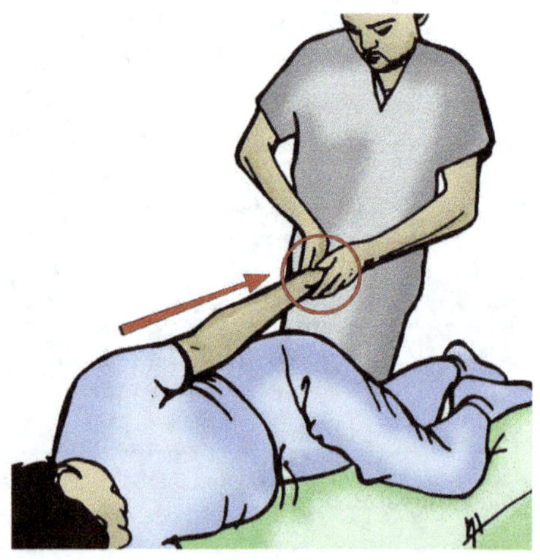

Trazione e flessione ulnare. Anche il punto 5IG viene allungato.

Trazione e pronazione

Si allungano:

muscoli supinatori: bicipiti brachiale, brachio-radiale (supinatore lungo), supinatore corto.

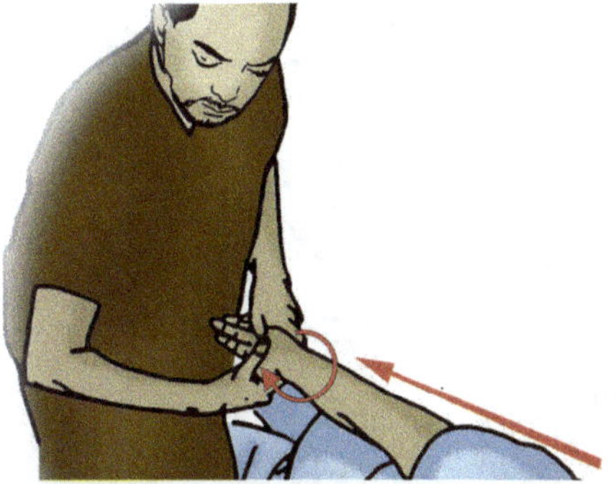

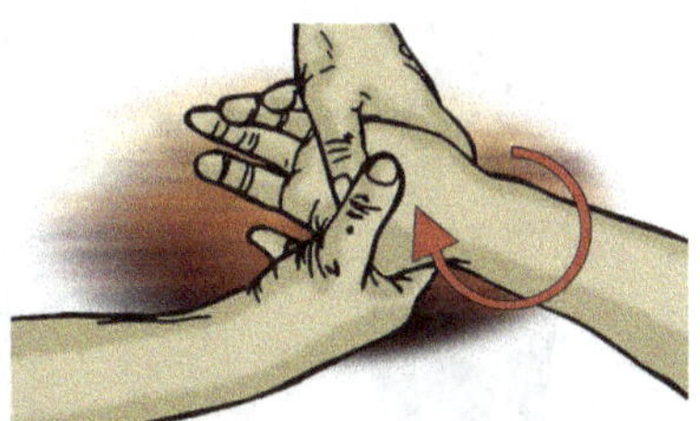

Il terapista colloca il braccio in una posizione neutra. Premendo il punto 8MC con entrambi i pollici, il terapista esegue una trazione dell'avambraccio. Il terapista realizza una pronazione dello stesso, in modo tale da coinvolgere il movimento dell'articolazione scapolo-omerale (leggera rotazione interna).

Trazione e supinazione

Si allungano:

I muscoli pronatori: pronatore rotondo, pronatore quadrato.

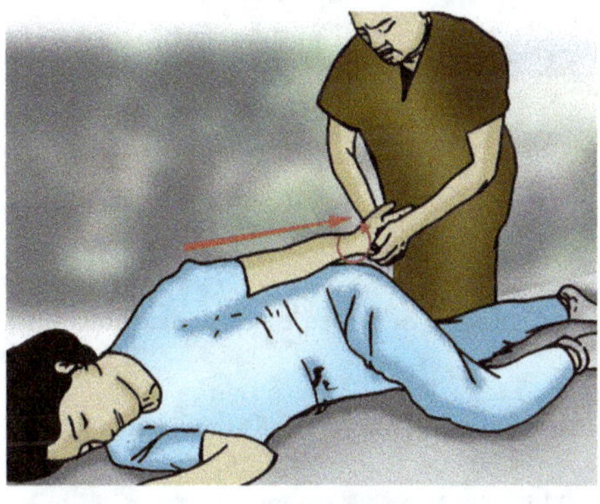

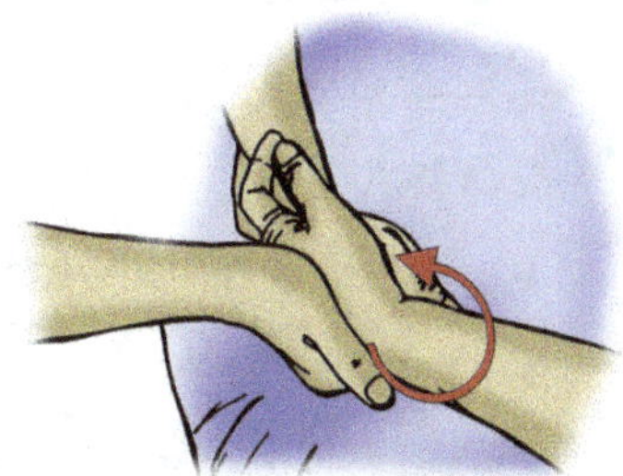

Premendo il punto 8MC, si esegue una trazione dell'avambraccio. Poi si realizza lentamente una supinazione dell'avambraccio. Il movimento si trasmette fino alla spalla e comporta la mobilità dell'articolazione scapolo-omerale (leggera rotazione esterna).

Durante tutto il processo il terapista deve lavorare con attenzione, senza causare dolore al paziente.

Cominciando dal polso, il terapista genera un movimento a catena verso la scapola. È una manovra indiretta per rilassare la tensione del braccio, del collo e del bordo mediale della scapola.

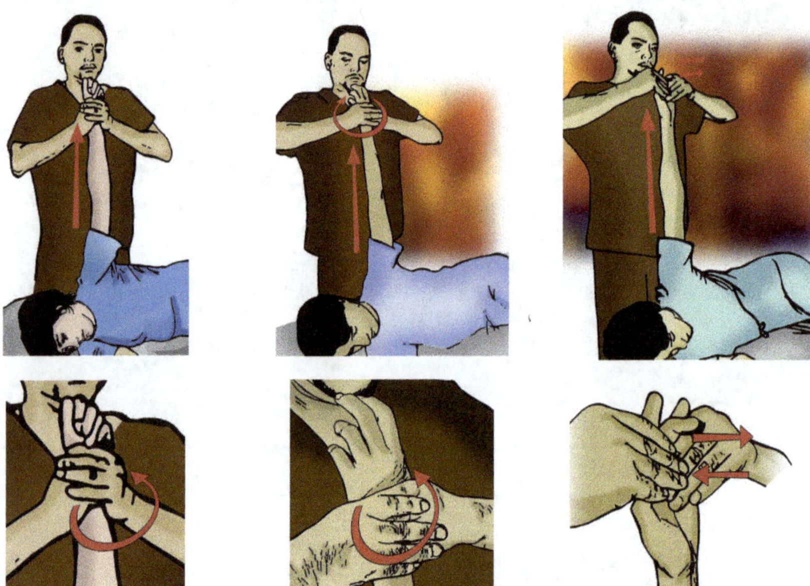

LINEE GUIDA

1. Il braccio del paziente si posiziona in abduzione di 90° ed è posizionato sulla linea mediana del corpo del terapista.
2. Sostenendo il polso del paziente, il terapista tira il braccio verso l'alto.
3. Mantenendo la trazione, realizza lentamente la pronazione dell'avambraccio accompagnando dalla espirazione del paziente. Quando si arriva al limite di ampiezza del movimento, si ci ferma durante qualche secondo.
4. Ripetere il movimento, ora con la supinazione dell'avambraccio.
5. Infine, sostenendo le dita, applicare una vibrazione di piccola ampiezza al braccio.

Si allungano:	Pettorale grande, rotondo grande, grande dorsale, trapezio medio, romboide, sottoscapolare, coracobrachiale, bicipite brachiale.

Mantenendo il gomito del paziente in flessione, il terapista inizia, dal polso, un movimento che viene trasmesso gradualmente verso la spalla, la regione deltopettorale e la regione cervicale. È una manovra efficace per trattare indirettamente le zone afflitte dove non è possibile agire direttamente perché causerebbe un dolore acuto.

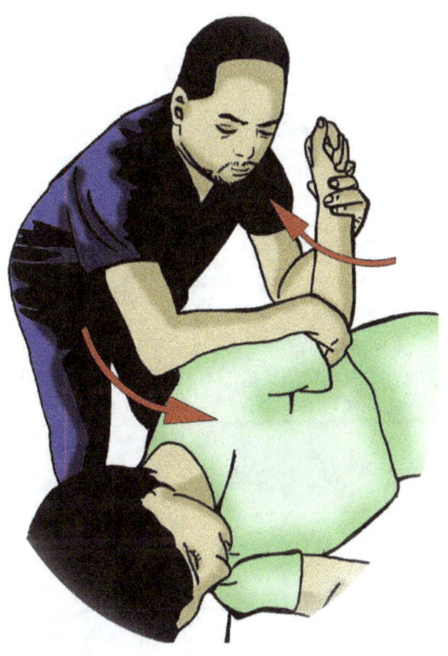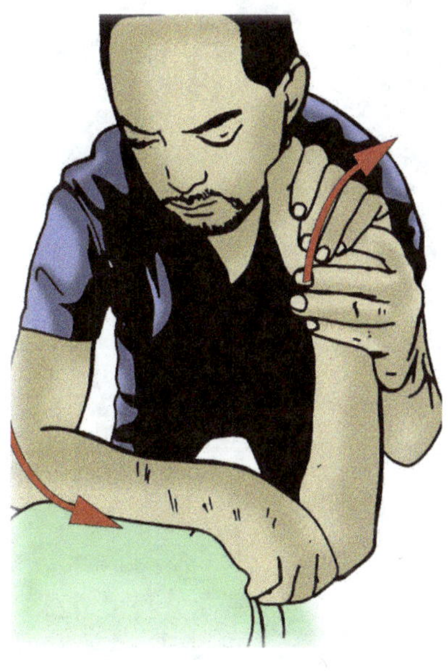

Posizione iniziale del paziente: spalla in rotazione esterna, gomito in flessione di 90°. Il terapista tiene il polso del paziente e lo tira verso il corpo.

Nel dirigere il polso all'indietro, il gomito si muove verso avanti spontaneamente. Il terapista blocca leggermente con il braccio destro. Questo fa che si concentri la forza nella regione deltopettorale del paziente.

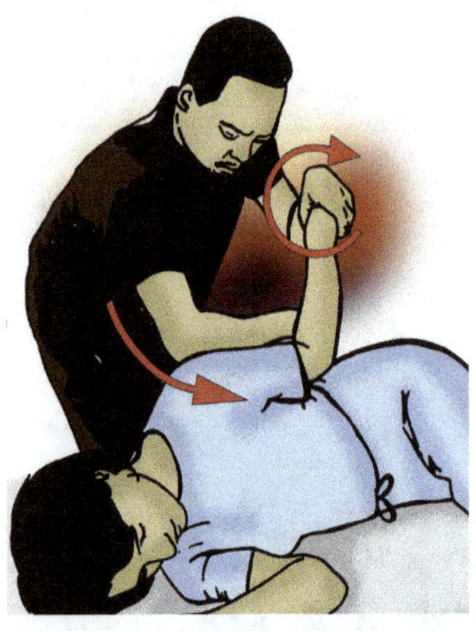

Posizione iniziale del paziente: spalla in rotazione esterna e gomito in flessione. Il terapista sostiene il polso e il braccio del paziente. In questa posizione, eseguire una serie di movimenti combinati: pronazione e supinazione dell'avambraccio, inclinazione radiale e ulnare del carpo, flessione ed estensione del carpo.

Agisce distalménte sui muscoli maggiormente inseriti nel condilo laterale e mediale dell'omero: supinatore lungo, supinatore breve, pronatore rotondo, pronatore quadrato, estensore radiale lungo del carpo, estensore radiale breve del carpo, flessore radialedel carpo, flessore ulnare del carpo.

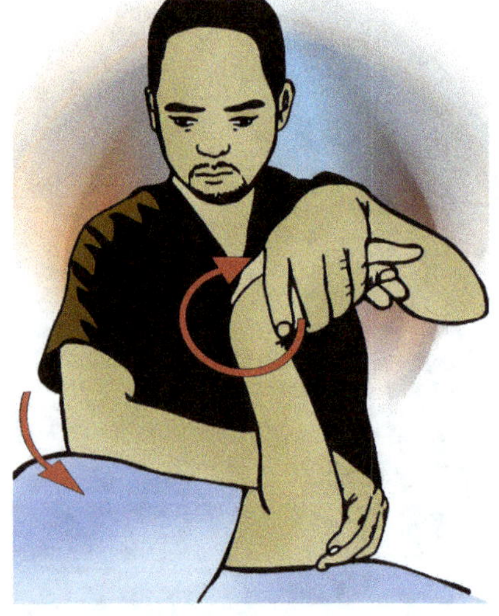

Bloccare il gomito che tende a muoversi spontaneamente.

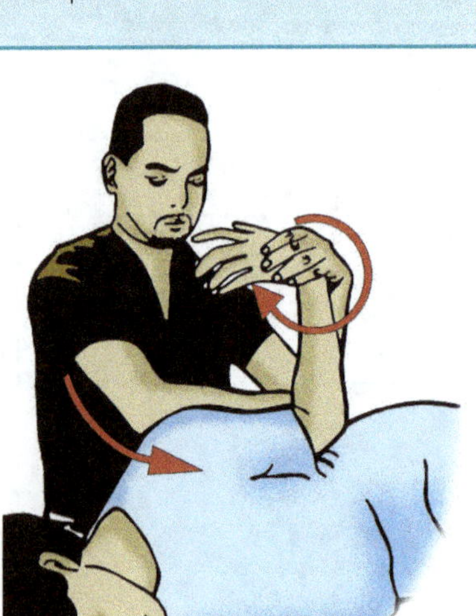

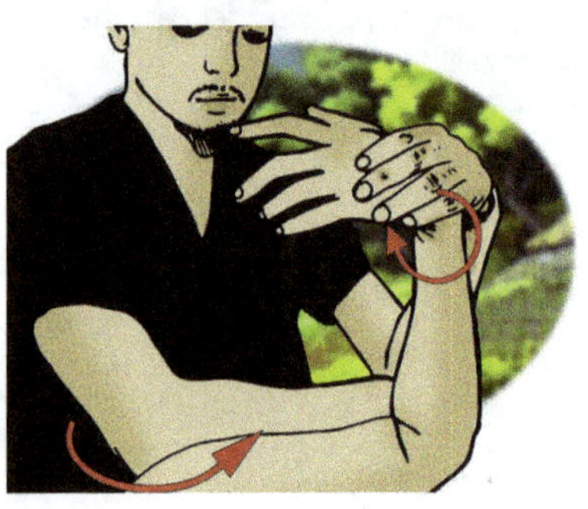

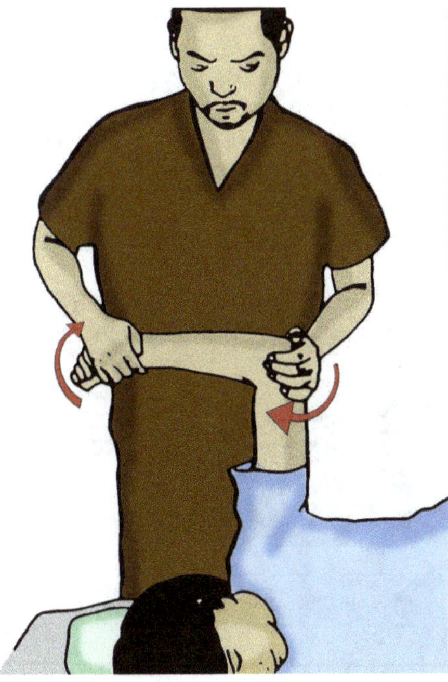

Posizione iniziale del paziente: spalla in abduzione di 90° e rotazione esterna. Gomito in flessione di 90°.

Il terapista tiene il gomito e il polso del paziente. In questa posizione, cominciate ad allungare lentamente il polso verso di sé (un movimento simile al lancio di una palla).

Con la mano sinistra, bloccate il gomito del paziente in modo che non si muova in avanti.

Agisce accessoriamente su: pettorale maggiore, sottoscapolare, grande dorsale, grande rotondo, deltoide (fibre anteriori).

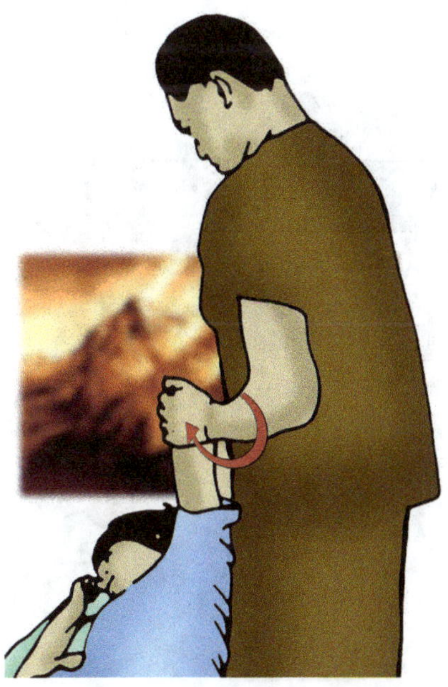

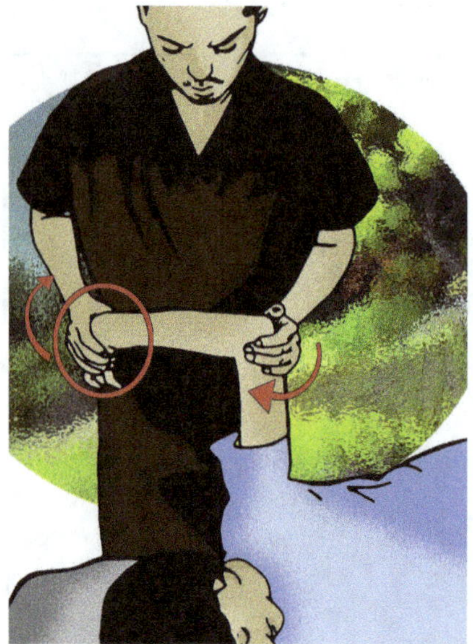

Posizione iniziale del paziente: spalla in abduzione e rotazione esterna di 90° con gomito e polso in flessione. Il terapista sostiene il polso e il gomito del paziente. In questa posizione, si eseguono la supinazione e la pronazione dell'avambraccio, bloccando il gomito in modo da non coinvolgere la rotazione della spalla.

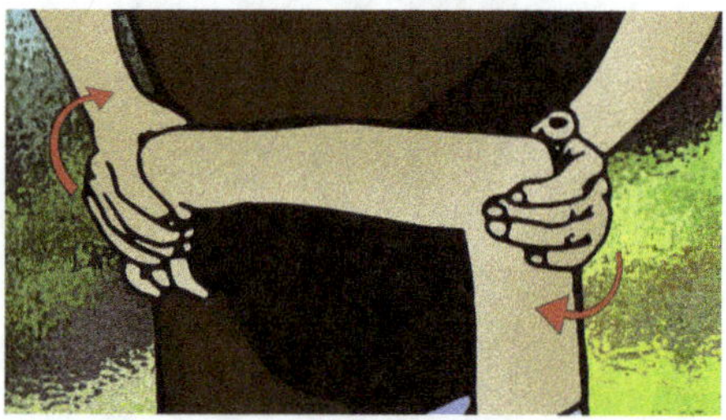

Agisce sui muscoli pronatori.

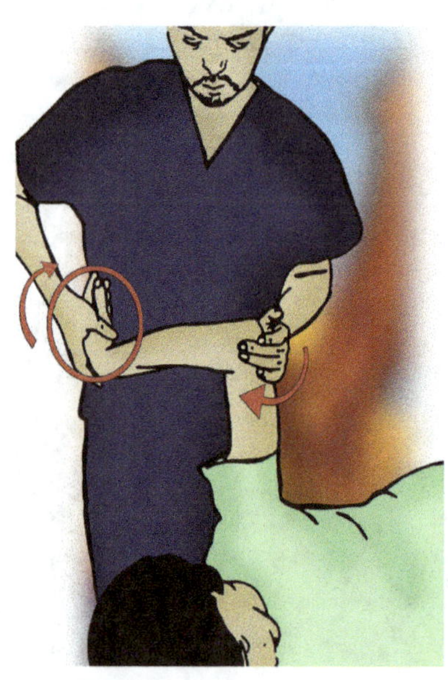

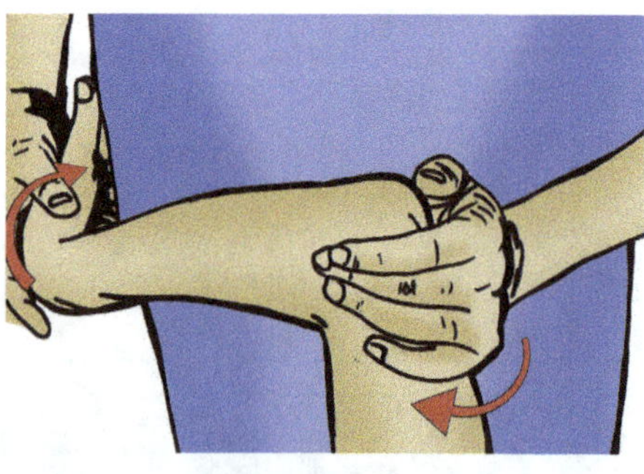

Agisce sui muscoli supinatori.

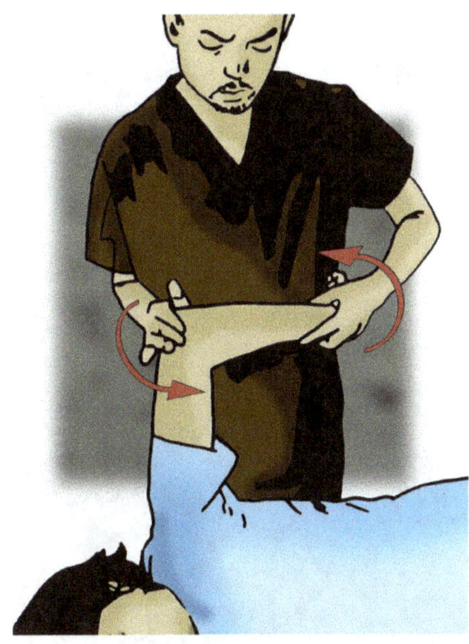

Posizione iniziale del paziente: spalla in abduzione e rotazione interna di 90° con gomito e polso in flessione. Il terapista sostiene il polso e il gomito del paziente. In questa posizione, eseguire la supinazione e la pronazione dell'avambraccio, bloccando il gomito in modo da non coinvolgere la rotazione della spalla.

Questo movimento viene eseguito molto lentamente e senza forzare per non causare dolore nella parte anteriore della spalla.

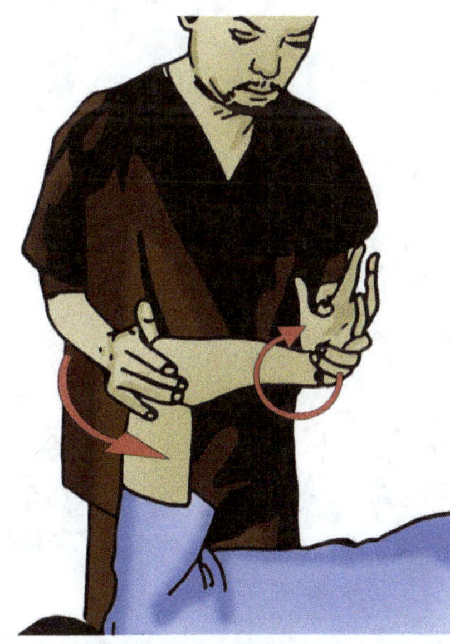

Agisce sui muscoli supinatori.

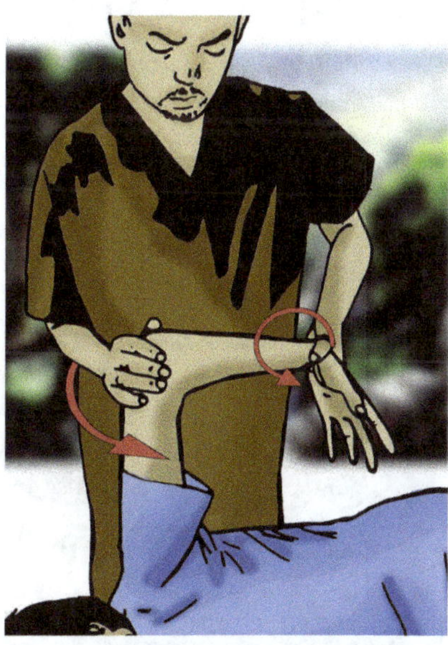

Agisce sui muscoli pronatori.

Posizione iniziale del paziente: spalla in estensione, rotazione interna e leggera adduzione. Gomito in flessione e dietro la schiena. In questa posizione, il terapista esegue una serie di movimenti di piccola ampiezza: circonduzione, rotazione interna o esterna, abduzione o adduzione, ecc. Questa mobilizzazione sarà molto dolorosa per chi soffre di capsulite adesiva. In questo caso, la manovra deve essere eseguita con molta attenzione e senza causare dolore.

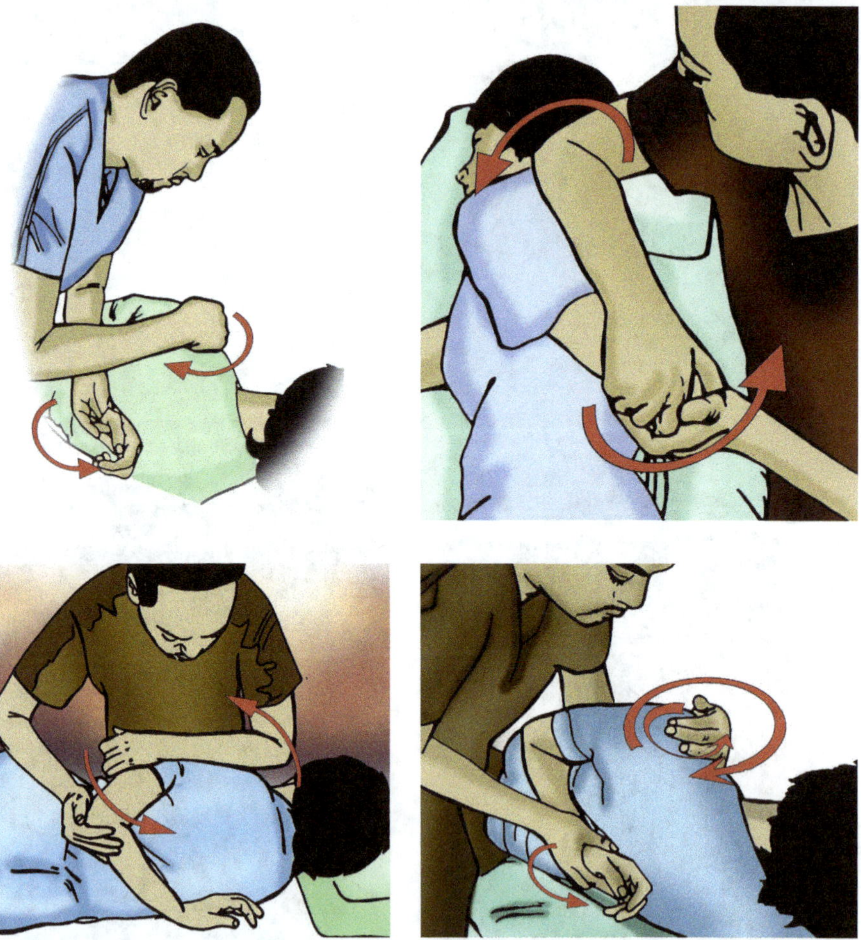

Agisce sui muscoli sovraspinato, fascio anteriore del deltoide, pettorale piccolo, bicipite brachiale.

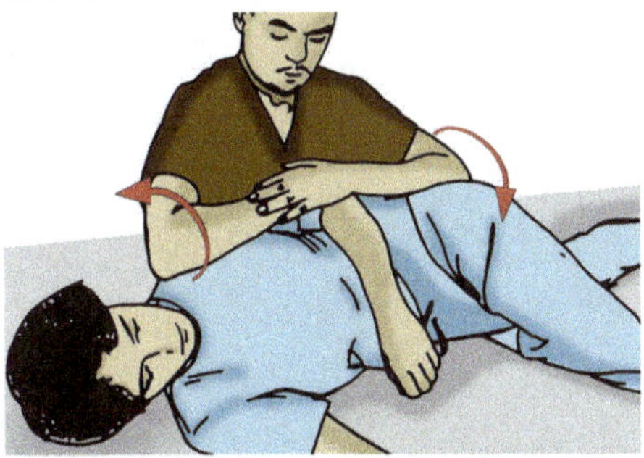

Allungamento tra le vertebre D10 e L2.

Agisce su: pettorale grande, quadrato lombare, obliqui dell'addome.

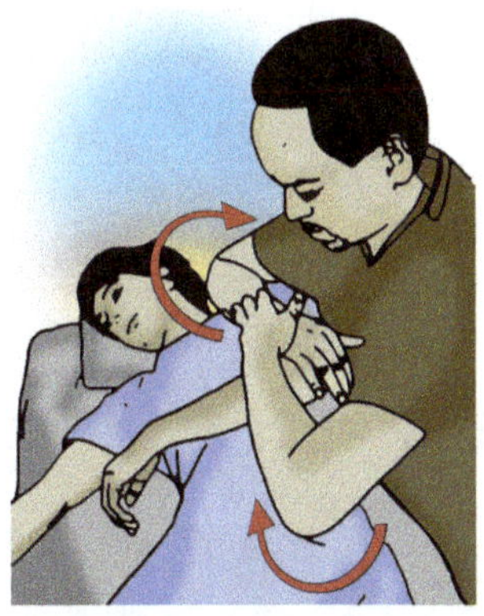

Questo allungamento viene inizialmente eseguito con un'ampiezza ridotta.

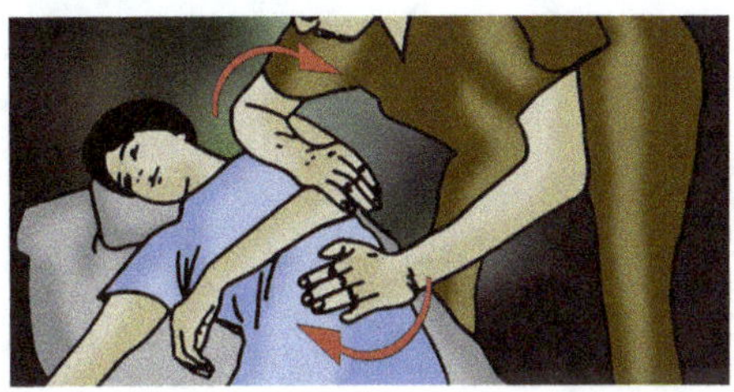

Con le ginocchia piegate, in posizione semi accovacciata, eseguire la stessa operazione.

LINEE GUIDA

1. Il terapista si inginocchia dietro il paziente, attaccandosi al bordo del lettino. Posiziona entrambe le braccia coprendo dalla regione deltopettorale al trocantere femorale del paziente.
2. Durante l'espirazione del paziente, il terapista tira gradualmente la spalla all'indietro con il braccio destro, mentre il braccio sinistro porta l'ilio in avanti ventralmente. Questo fa ruotare leggermente il busto, aprendo la gabbia toracica. Mantenere la posizione per alcuni secondi prima di tornare lentamente alla posizione di partenza.
3. Il terapista si alza e flette il busto sul paziente. Il braccio destro rimane nello stesso posto e la mano sinistra tiene l'anca del paziente. In questa posizione, il terapista ripete lo stesso movimento con maggiore ampiezza.

CAPITOLO 3

Trattamenti
(Capsulite adesiva, Rigidità del collo, Gravidanza)

Scelta della posizione più adatta

Lo Shiatsu utilizza tre posizioni basiche per lavorare con i pazienti: decubito prono, decubito supino e decubito laterale. Ognuno ha vantaggi e svantaggi e la scelta della posizione influenza la qualità del trattamento.

Uno dei requisiti per essere un terapista professionista è sapere come preparare i piani di lavoro secondo le condizioni e i sintomi del paziente, e di eseguirli nella posizione più appropriata.
Lo Shiatsu è un trattamento olistico che mira a ripristinare l'equilibrio del corpo. Pertanto è essenziale regolare lo stato del centro del corpo (la zona lombare), che normalmente viene lavorata in decubito prono. I terapisti Shiatsu ottengono un tasso di successo del 60-70% nel trattamento delle lombalgie di origine muscolare.

Il decubito supino è particolarmente adatto per lavorare l'addome, il collo e la testa.
Il decubito laterale, d'altra parte, è raccomandato per trattare i problemi del braccio e della spalla grazie al suo facile accesso alle regioni brachiale, cervicale e interscapolare. Un altro vantaggio di questa posizione sta nel suo comfort per le persone che soffrono di patologie cardiovascolari o respiratorie. Le donne in gravidanza, le persone anziane o obese possono rilassarsi meglio in questa posizione.
Sulla base delle nostre esperienze e tecniche, prepariamo schemi di lavoro per trattare i sintomi principali e modelli di lavoro per trattare i sintomi principali e applicarli nella nostra pratica professionale, modificando i loro dettagli per adattarsi alla condizione specifica di ogni paziente.
In questo capitolo presentiamo i modelli di trattamento progettati per trattare casi tipici nel decubito laterale: spalla congelata, rigidità del collo e gravidanza.

Spalla congelata (capsulite adesiva)

COS'È UNA SPALLA CONGELATA?

"Spalla congelata" è il termine comunemente usato per riferirsi alla capsulite adesiva, una condizione infiammatoria della capsula articolare della spalla (non è una forma di artrite).

Questa capsula, uno stabilizzatore elastico dell'articolazione, circonda la testa dell'omero e la cresta ossea della cavità glenoidea sotto forma di una borsa fibrosa, lassa e resistente.

Quando si infiamma per qualsiasi motivo, c'è un'alterazione progressiva dei tessuti molli, formando cicatrici adesive. Questo fa sì che la separazione delle superfici articolari sia limitata, ostacolando il movimento delle ossa e causando la limitazione dell'ampiezza di mobilità articolare attiva e passiva della spalla. Oltre alla diminuzione della mobilità, la spalla congelata è caratterizzata da un forte dolore meccanico e notturno.

Nella maggior parte dei pazienti, la mobilità articolare si recupera spontaneamente nella sua totalità o con leggere limitazioni.

QUALI SONO LE CAUSE E I FATTORI DI RISCHIO?

È una malattia di origine idiopatica, la causa dell'infiammazione è indeterminata.

Può essere il risultato di un trauma alla spalla, di un intervento chirurgico o di precedenti problemi cervicali. Può anche venire da cambiamenti ormonali, de cattive abitudini posturali o immobilizzazione prolungata. Esiste un'alta prevalenza tra i diabetici (cinque volte più comune).

Raramente appare prima dei 40 anni. C'è una maggiore prevalenza tra i 40 e i 70 anni con una leggera predominanza nelle donne.

Si evolve in tre fasi:

1. **Fase infiammatoria e dolorosa** (Fase di congelamento, 2-9 mesi):

   — Inizio progressivo del dolore e sua estensione.
   — Insorgenza di dolori notturni/prima mattina, quando la circolazione del sangue è ridotta.

2. **Fase di insorgenza della rigidità (fase congelata, 4-12 mesi):**

   — Persistenza del dolore o leggera diminuzione.
   — Difficoltà nell'esecuzione dei movimenti quotidiani (vestirsi, pettinarsi, portare un peso sulla spalla, ecc.) causata dalla rigidità.
   — Perdita di massa muscolare a causa alla scarsa mobilità.
   — Insonnia causata dal dolore notturno, stress da dolore meccanico e mancanza di mobilità. Aggravamento del dolore.

3. **Fase di sblocco** (fase di scongelamento, 5-12 mesi):

   — Diminuzione del dolore e recupero della mobilità.

QUAL È IL COMPITO DEL TERAPISTA?

Il medico specialista stabilisce la diagnosi attraverso la storia clinica e l'esame fisico per escludere altre malattie come la tendinite, la borsite o lo strappo della cuffia dei rotatori. A seconda dello stadio della malattia, somministra farmaci AINEs, raccomanda riposo o riabilitazione.

Di solito c'è un recupero spontaneo della mobilità articolare insieme a una diminuzione del dolore in circa diciotto mesi. Tuttavia, questo periodo può essere più lungo e, nei casi peggiori, può persistere un maggior grado di limitazione della mobilità.

Il terapista Shiatsu può contribuire al processo locale di recupero del tessuto connettivo e della mobilità articolare della spalla attraverso il massaggio e l'allungamento dolce. Il compito principale del terapista Shiatsu è quello di portare l'intero corpo del paziente in uno stato di equilibrio e quindi abbreviare il tempo di recupero.

Ho visto personalmente molti pazienti che lamentavano un dolore alla spalla sinistra associato a una lombalgia destra. Questo mi ha suggerito una possibile correlazione tra lo stato della spalla e l'asse del corpo che passa attraverso il centro delle anche.

Il dolore lombare cronico può essere una conseguenza del disallineamento degli arti inferiori e delle anche in cui è tenuta la parte superiore del corpo. Le spalle per mantenere il corpo in equilibrio compensano la deviazione del centro di gravità. La spalla che viene usata meno soffre di più le conseguenze.

Per queste ragioni, nei casi di spalla congelata, eseguo un trattamento essenzialmente della zona lombare, l'articolazione sacroiliaca, la zona intorno al grande trocantere, le caviglie e i piedi. Il paziente è ovviamente perplesso da questo approccio; tuttavia, nella maggior parte dei casi, questo approccio produce un risultato migliore.

TRATTAMENTO DELLA SPALLA CONGELATA

1. **Trattamento sul lato non interessato** (paziente sdraiato sul lato sinistro).

    (A) Trattamento locale: regione cervicale, regione scapolare.
    (B) Trattamento generale: regione lombare, sacro, trocantere femorale e gambe.

2. **Trattamento sul lato interessato** (paziente sdraiato sul lato destro).

    (A) Trattamento locale: regione cervicale, regione scapolare.
    (B) Trattamento generale: regione surale laterale, regione occipitale, regione lombare e sacrale, trocantere femorale.
    (C) Trattamento locale: regione scapolare, regione deltopettorale, braccio.

3. **Esercizi di auto-riabilitazione.**

    (1) Rotazione dell'anca.
    (2) Piegamento delle gambe.
    (3) Rotazione della caviglia e del ginocchio.
    (4) Oscillazione del braccio.

1(A). LATO NON INTERESSATO. TRATTAMENTO LOCALE: REGIONE CERVICALE, REGIONE SCAPOLARE.

La sessione inizia dal lato non afflitto dal dolore, seguendo l'ordine "standard" del trattamento cervicale indicato sotto. Posizionando il paziente sul lato dolorante, il tempo del trattamento sarà ridotto se questa posizione causa disagio o dolore.

(1) Cervicale anteriore → (2) Cervicale laterale → (3) Cervicale posteriore, Bordo occipitale → (4) Soprascapolare, interscapolare.

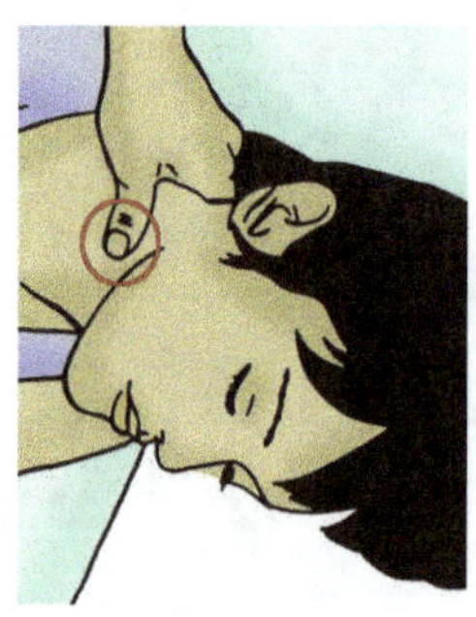

Cervicale anteriore.

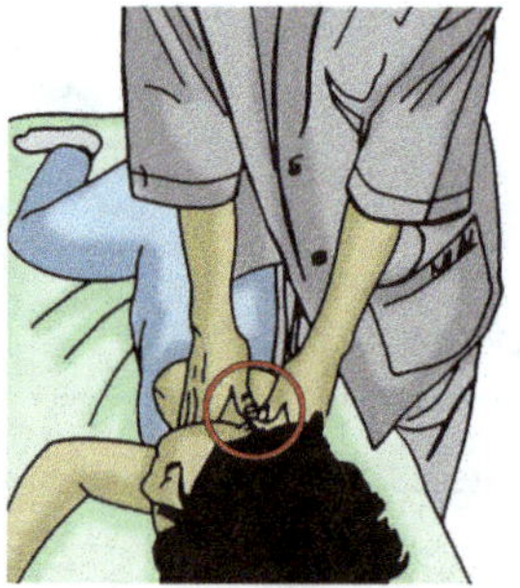

Cervicale laterale (punto di insonnia).

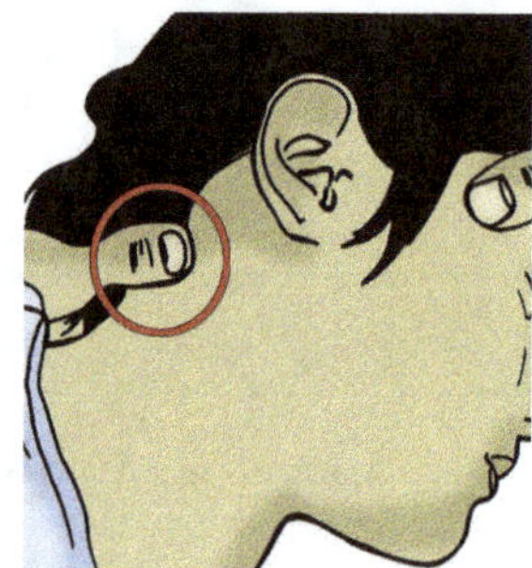

Bordo occipitale.

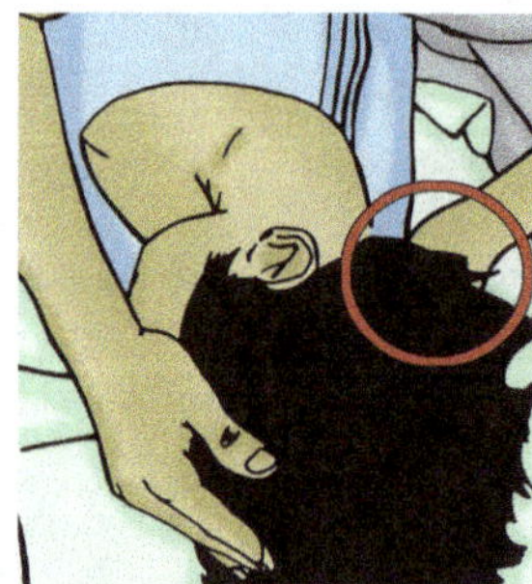

Bulbo rachideo.

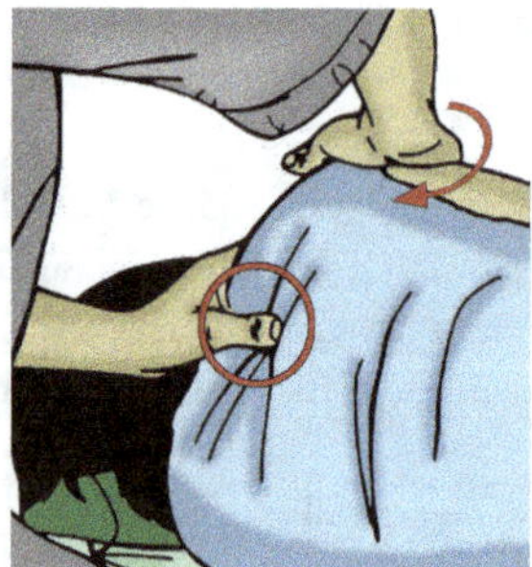

Interscapolare.

Spesso molte contratture e tensioni si trovano sul lato apparentemente sano, il che può sorprendere il paziente. Questi segni, che si manifestano nei punti riflessi, potranno servire come riferimento per il trattamento del lato doloroso.

C'è una certa relazione tra il dolore alla spalla sinistra e la zona lombare destra, così come tra il dolore alla spalla destra e la zona lombare sinistra. Come primo passo del trattamento generale, lavoriamo dalla regione lombare verso il grande trocantere.

1. Erettori lombari:

   — Bordo interno degli erettori (linea infrascapolare interna): premere 大腸兪 25V and 関元兪 26V verso 3 cm sopra il pube.
   — Bordo laterale: 志室 52V è solitamente molto rigido nella parte sana.

2. Intorno alla cresta iliaca: lavorare tre linee proprio sul bordo, sopra e sotto la cresta, modificando l'angolo di pressione.

3. Articolazione sacroiliaca: cambiando il grado di flessione dell'anca, lavorare con attenzione per liberare le contratture profonde.

4. Intorno al 2° orifizio sacrale: 次髎 32V: applicare la pressione di trazione e tenerla sulla contrattura.

5. Intorno al grande trocantere femorale: dopo la pressione palmare, premere con il pollice. Di solito c'è tensione dal lato sano.

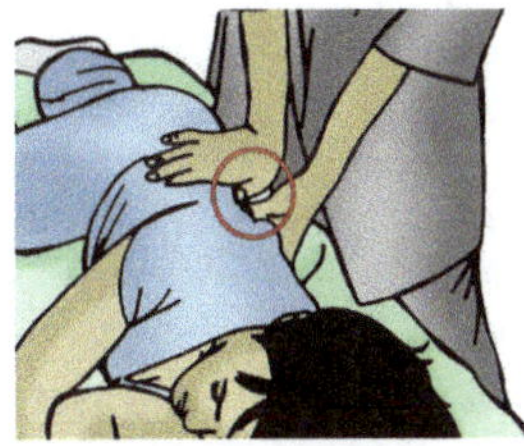

Erettore lombare.

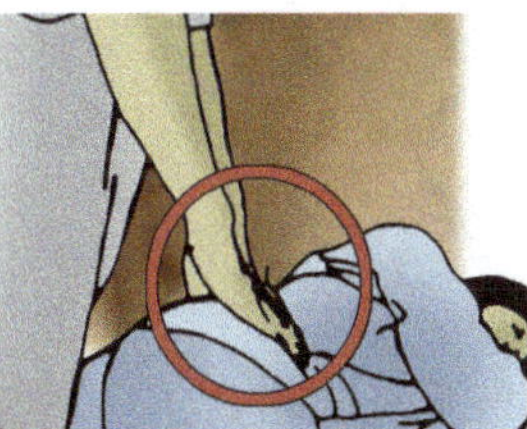

Cresta iliaca.

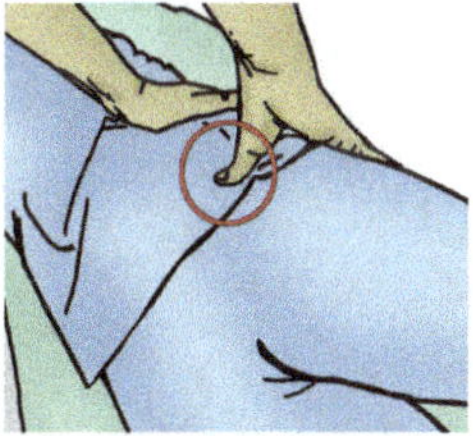

In prossimità del grande.

Sul lato sano, applichiamo diversi allungamenti lasciando il braccio in flessione.

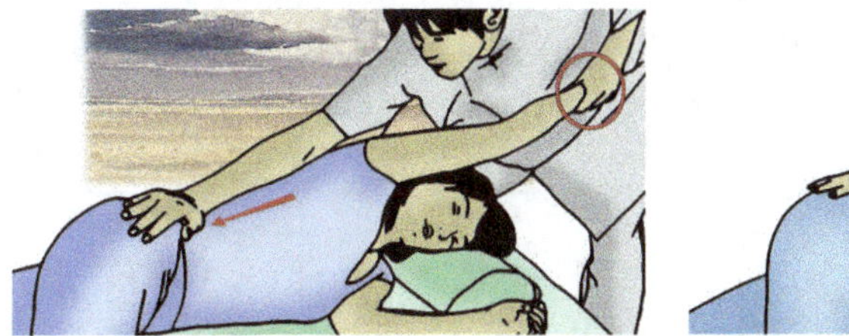

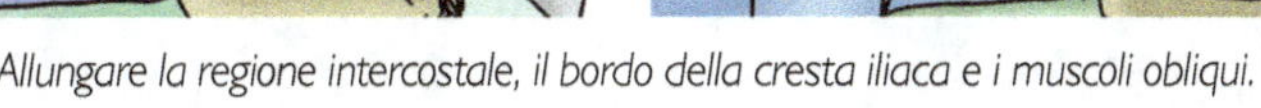

Allungare la regione intercostale, il bordo della cresta iliaca e i muscoli obliqui.

Lavoriamo soprattutto la regione surale, la regione tibiale anteriore e il suo punto principale 足三里 36E. Il trattamento si sviluppa in due fasi:

— 1a fase: applicare ritmicamente una serie di brevi pressioni.
— 2a fase: eseguire gradualmente una serie di pressioni sostenute con un effetto irradiante verso il piede e le dita.

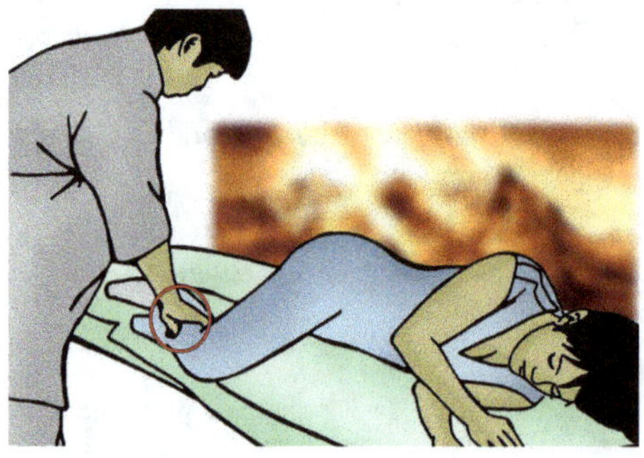

Regione surale.

Ripetere questi due esercizi per 5 minuti fino a che il paziente si rilassa per bene e respira con l'addome.

Questi trattamenti sul lato sano migliorano la circolazione del sangue. La respirazione diventa più calma e profonda. Si produce una secrezione di endorfine con un effetto analgesico e allo stesso tempo l'umore cambia in uno stato di rilassamento psicosomatico.

Questo facilita la percezione delle contratture durante il trattamento del lato interessato.

1 Regione cervicale   2 Regione soprascapolare   3 Regione interscapolare

Ora lavoriamo sul lato interessato. Applicando delle pressioni moderate lungo la zona di trattamento, controlliamo la condizione generale dei tessuti molli e la confrontiamo con la condizione del tessuto sul lato sano precedentemente trattato. I punti dolorosi che coincidono con i punti riflessi trovati nella zona sana vengono lavorati con attenzione.

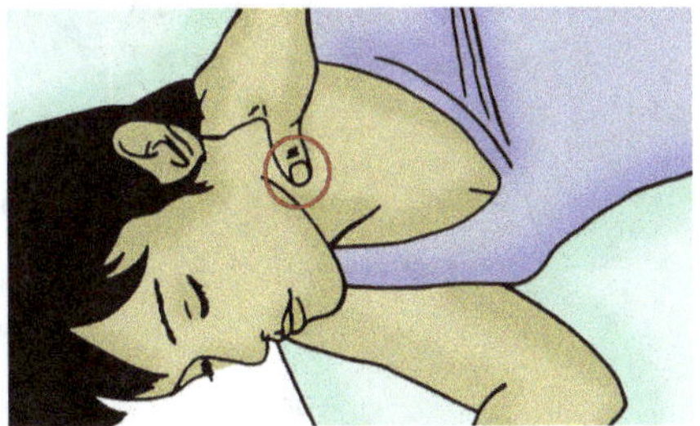

Cervicale anteriore. Il terzo punto (人迎 9E).

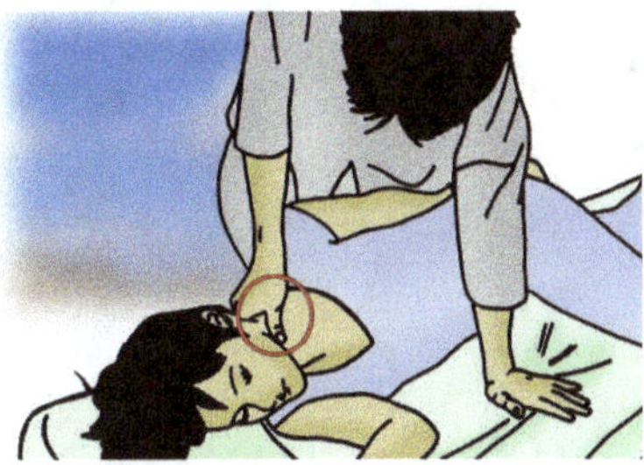

Lato esterno dello SCM (testa clavicolare).

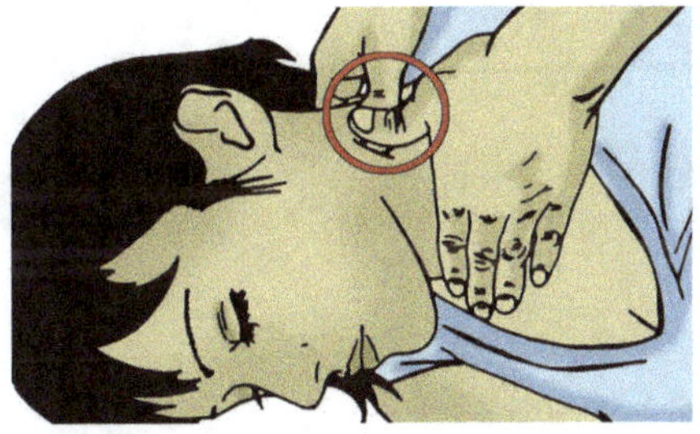

Cervicale laterale. 2° punto per l'insonnia.

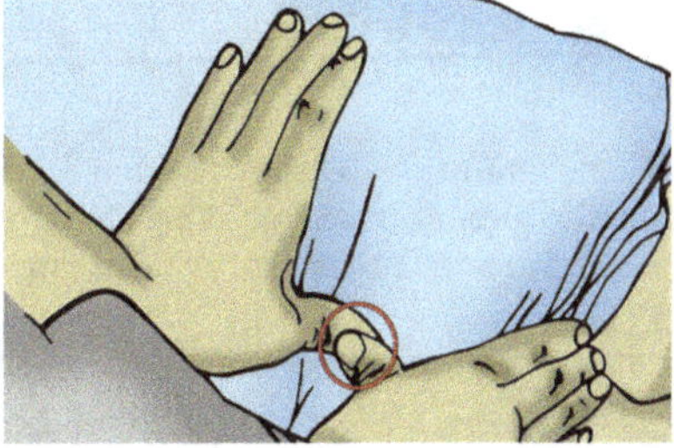

Interscapolare.

— Quando si realizza il trattamento muscolare, ci concentriamo maggiormente sulle zone di origine e di inserzione, dove le tensioni e i punti dolorosi tendono ad accumularsi.
— La pressione deve entrare perpendicolarmente per non danneggiare i capillari ed evitare la reazione di Menken.
— Dopo aver mantenuto la pressione su un punto doloroso, rimuovilo lentamente, impiegando il doppio del tempo di quando lo inserisci.
— La tecnica del trascinamento non si applica nelle contratture profonde.
— L'effetto dello Shiatsu può essere aumentato se associato all'allungamento.

Possiamo ripetere il punto 36E e il bordo occipitale diverse volte durante la sessione, modificando il ritmo, l'angolo e il tempo di mantenimento della pressione.

Man mano che il sovraccarico muscolare percepito in queste aree scompare, il paziente comincia a sentire sollievo in misura maggiore o minore.

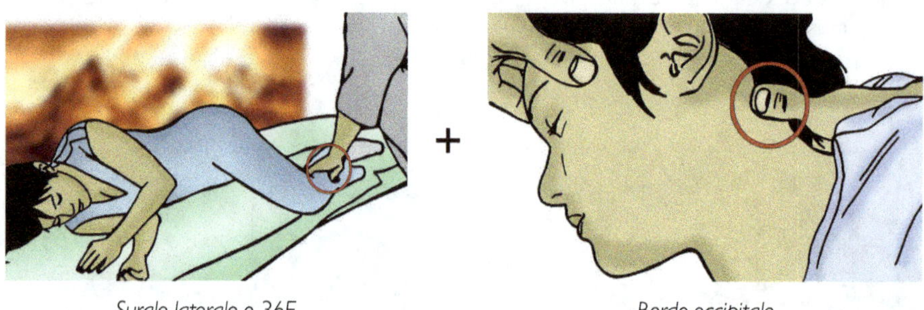

Surale laterale e 36E   Bordo occipitale

2(B).   LATO INTERESSATO. TRATTAMENTO GENERALE:
REGIONE LOMBARE E SACRALE, TROCANTERE FEMORALE

Come abbiamo visto nel trattamento del lato non afflitto, un piccolo squilibrio dell'anca, o un piccolo disallineamento dell'articolazione sacroiliaca, può produrre dolore nella parte superiore del corpo. Sul lato colpito lavoriamo allo stesso modo:

(1)   Regione lombare, muscoli erettori della spina dorsale:
  — 大腸兪 25V and 関元兪 26V dirigendosi 3 cm sopra la zona pubica.
  — 志室 52V.

(2)   Intorno la cresta iliaca: lavorare tre linee.

(3)   Applicare delle pressioni sostenute nell'articolazione sacroiliaca, cambiando il grado di flessione dell'anca.

(4)   Utilizzando la pressione di trazione, cercare eventuali contratture intorno al 2° orifizio sacrale (次髎 32V) e mantenere la pressione.

(5)   Pressione palmare e pressione del pollice intorno al grande trocantere femorale.

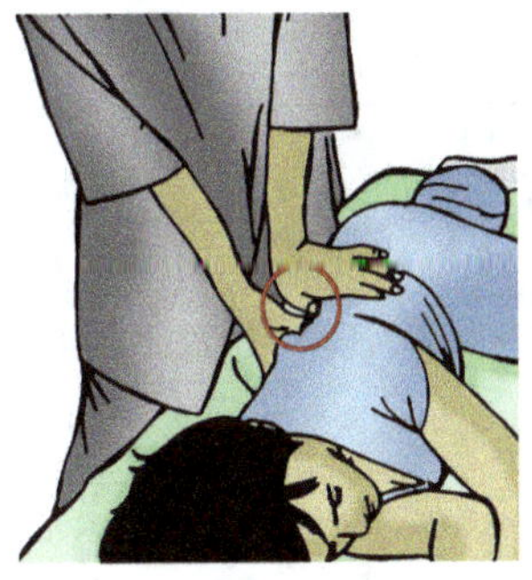

Erettori lombari.

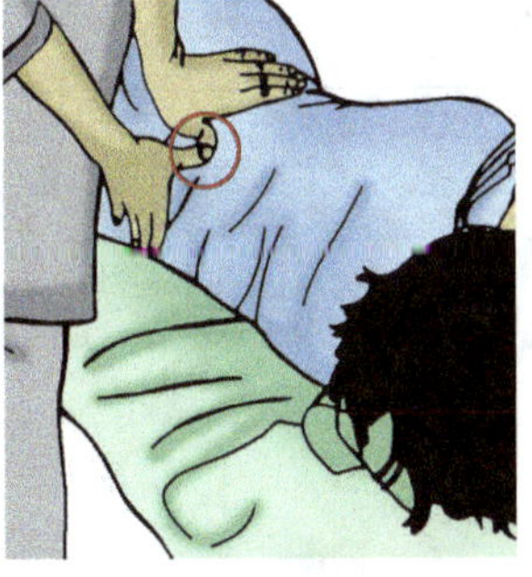

Cresta iliaca.

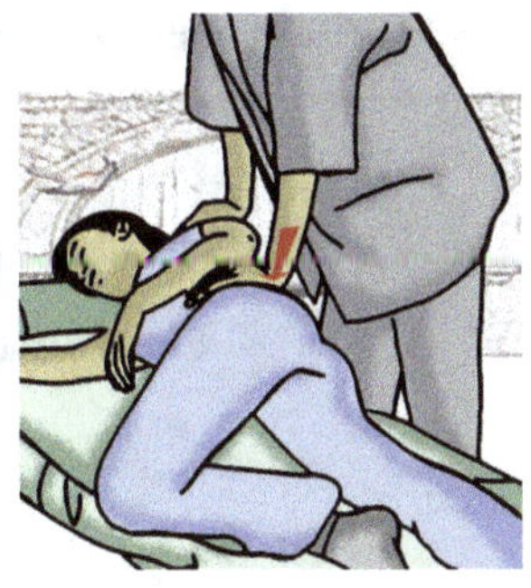

Allungare tra L5 e S1 mantenendo l'anca in flessione.

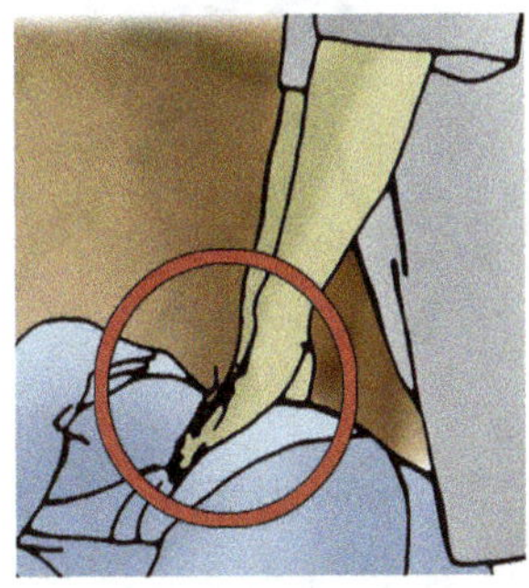

Articolazione sacroiliaca.

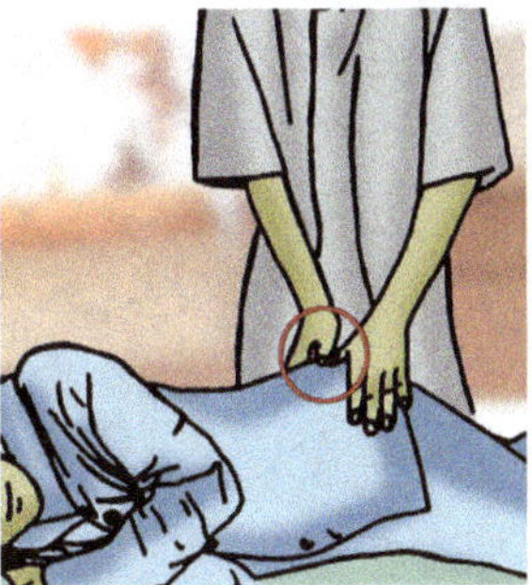

Intorno del grande trocantere.

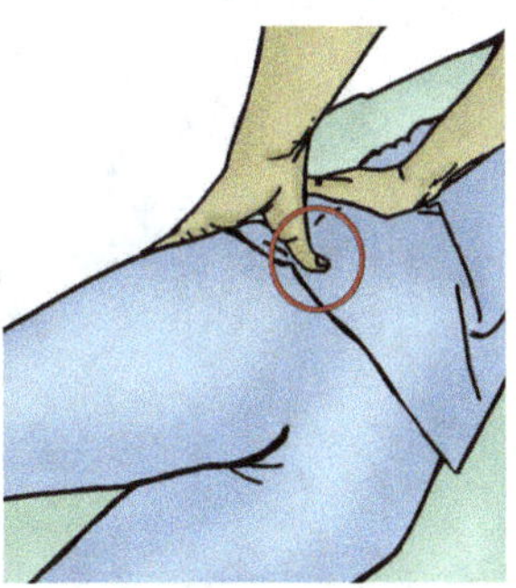

Glutei.

Ripetendo questi esercizi intorno all'articolazione sacroiliaca e all'anca, si accelera il recupero dell'equilibrio del corpo. Tutti abbiamo una mano o una gamba che è più abile dell'altra e senza rendercene conto, carichiamo di più sul lato che si risulta più comodo per noi. Così come l'ortodonzia è basata sull'applicazione di tensioni molto piccole per correggere i difetti dei denti, l'accumulo di un leggero sovraccarico, legato a un'abitudine posturale o a un tipo di lavoro specifico, può influenzare la struttura ossea nel tempo.

Tenete presente che l'essenza del trattamento è di mantenere l'asse del corpo nella normalità del paziente.

Ritorniamo al lato interessato.

2(C). LATO INTERESSATO. TRATTAMENTO LOCALE: REGIONE SCAPOLARE, DELTOIDE, BRACCIO.

1. Bordo mediale della scapola: Per recuperare la mobilità scapolare, effettuiamo una pressione lungo il bordo mentre realizziamo la mobilizzazione. Il terzo punto (膏肓 43V) è il più importante,

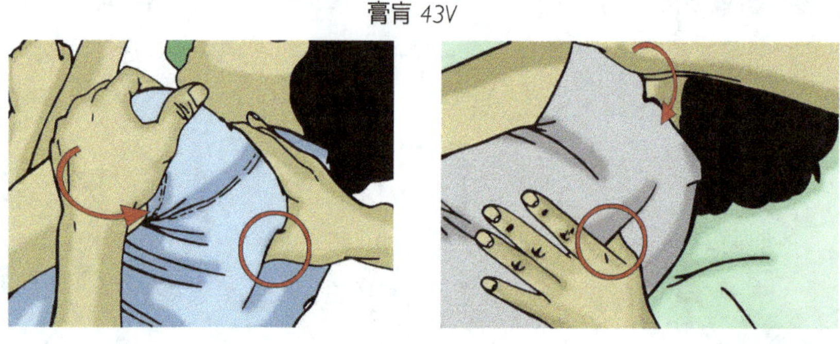

膏肓 43V

2. Piega ascellare (肩貞 9ID) + Centro della scapola (天宗 11ID): questi punti sensibili richiedono dolcezza, ma la pressione deve entrare con decisione. Premiamo con il nostro corpo.

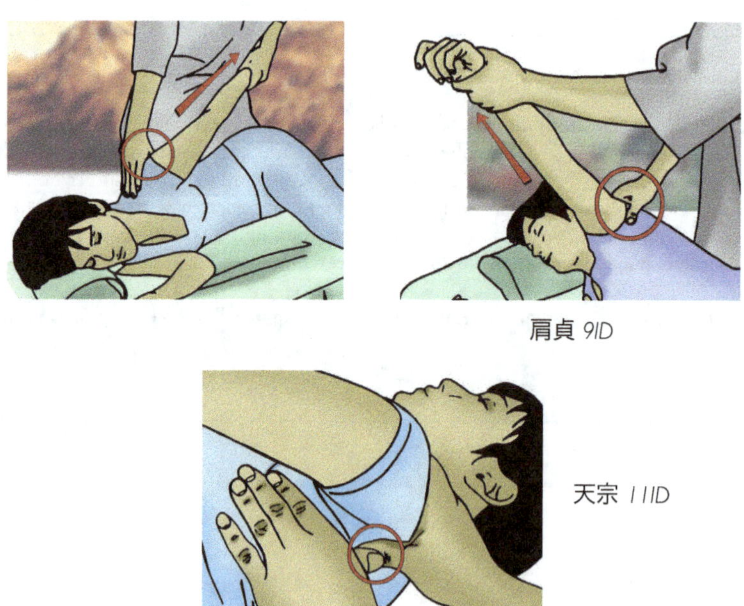

肩貞 9ID

天宗 11ID

③ **Regione deltopettorale e deltoidi:** trattiamo il deltoide, specialmente il fascio anteriore nelle zone di origine e di inserzione.

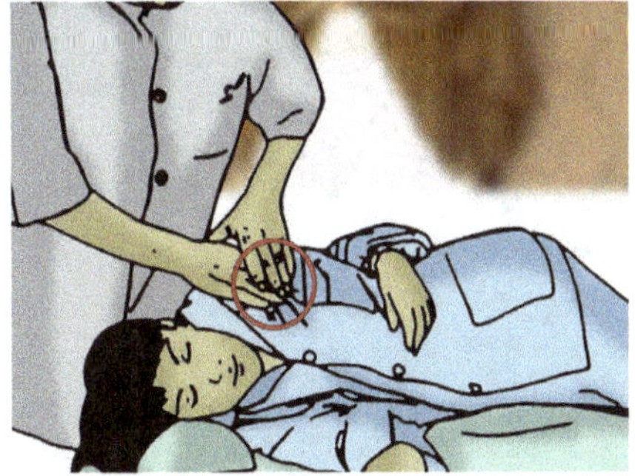

Deltopettorale

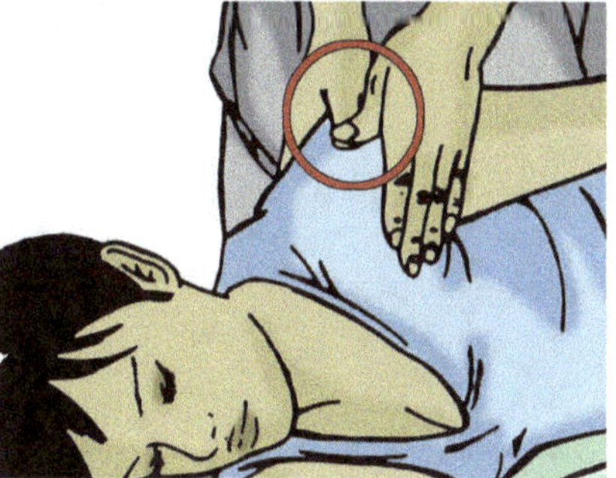

Fascio mediale del deltoide.

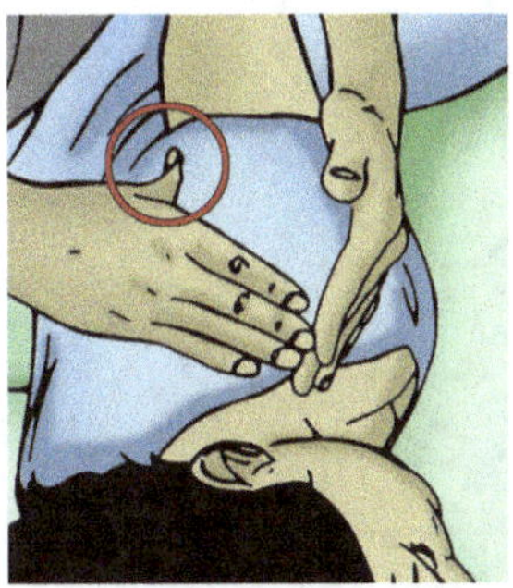

Fascio posteriore del deltoide.

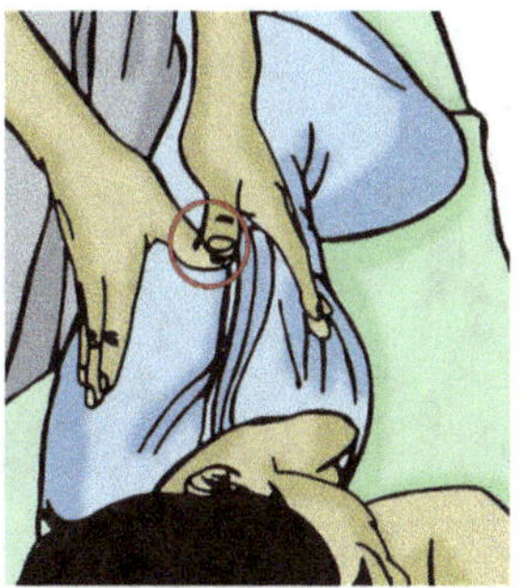

Deltoide (臂臑 14IG).

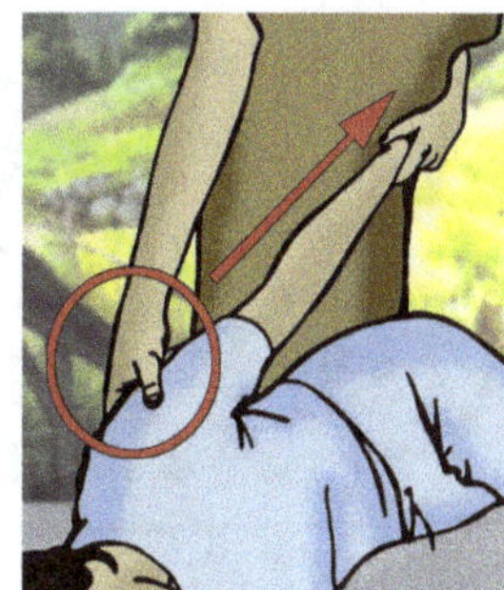

Allungare premendo 肩髃 15IG.

④ **Pettorale maggiore:** attraverso la pressione e l'allungamento, alleviamo la tensione muscolare per liberare il movimento della gabbia toracica.

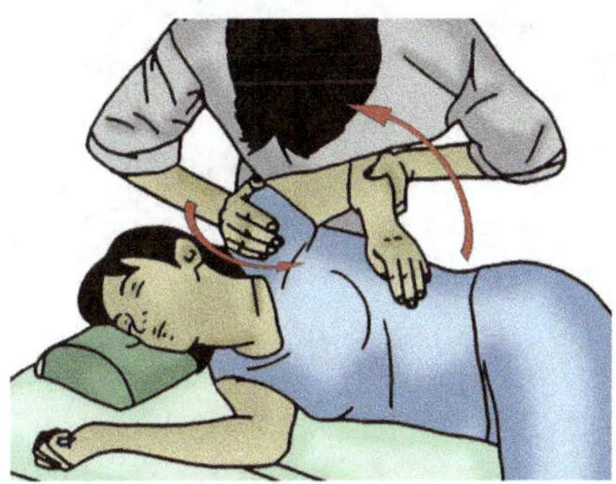

Allungare il pettorale maggiore.

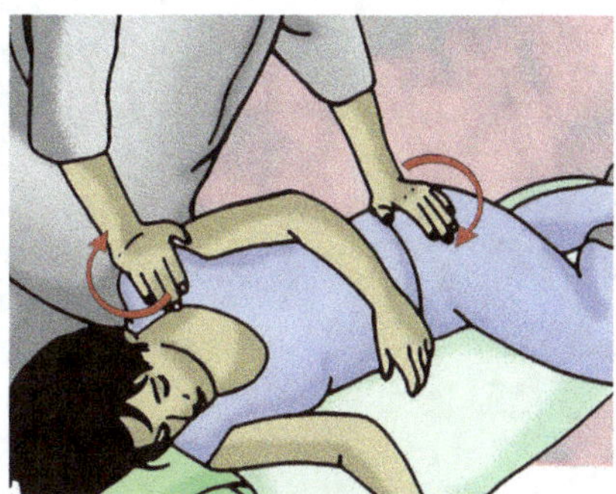

Allungare la parte bassa della schiena e i pettorali.

(5) Braccio:

— Piega del gomito: 尺沢 5P, 曲池 11IG
— Sei punti per il polso:
  — 内関 6MC, 外関 5TR
  — 手の三里 10IG

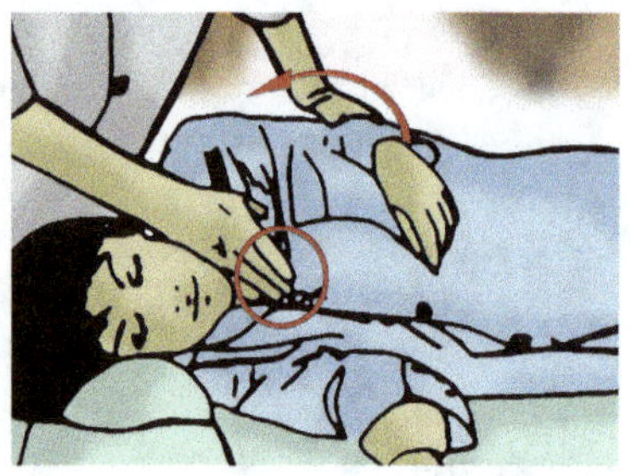

Regione sottoclavicolare.

Lavorando principalmente su questi punti, insieme all'allungamento del braccio, rilassiamo la tensione che influisce sulla normale mobilità della spalla. È necessario eseguire il trattamento con cautela, senza forzare, per ottimizzare progressivamente il movimento.

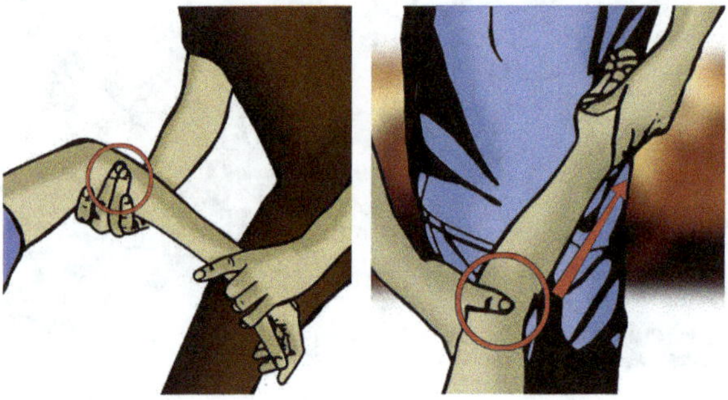

Allunga premendo 尺沢 *5P,* 曲池 *11IG*

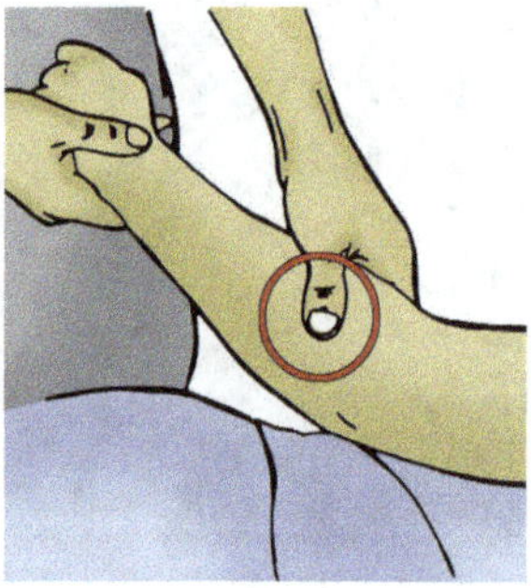

Premendo su 手の三里 *5P*
+ Allungamento.

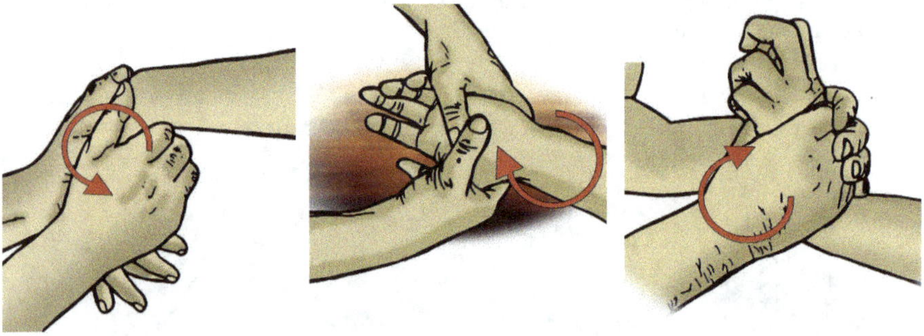

Sei punti del polso. Pressione + Allungamento.

Se appare dolore o fastidio, fermate la rotazione e mantenete la posizione, facendo diversi respiri prima di riprendere Usiamo tutti i mezzi e le tecniche che pensiamo possano aiutare ad accelerare il recupero del paziente. Per esempio, l'applicazione di calore aiuta a migliorare la circolazione (tranne nei casi acuti).

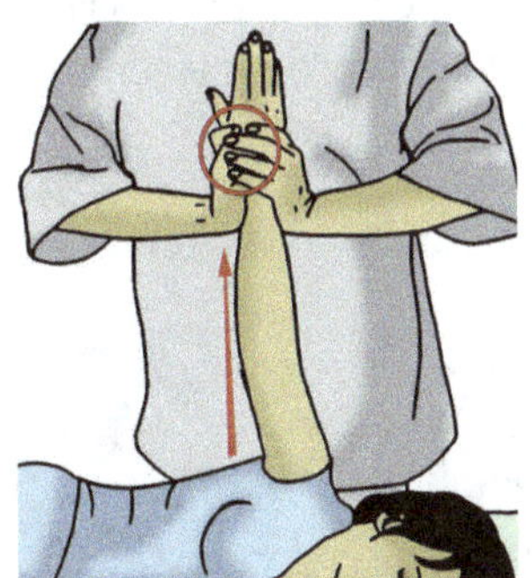

Rilasciare la zona interscapolare

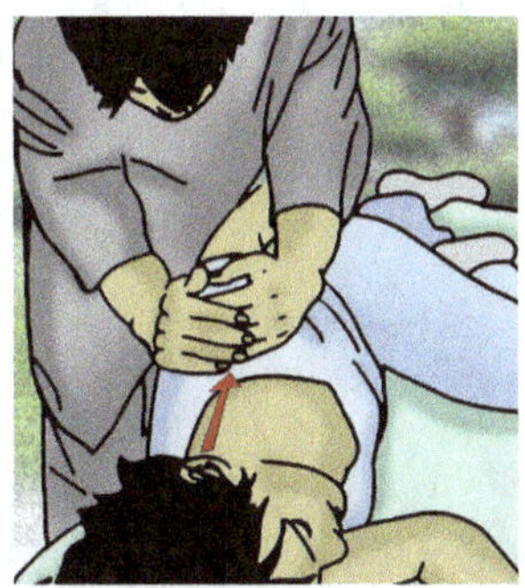

Allungare la zona soprascapolare

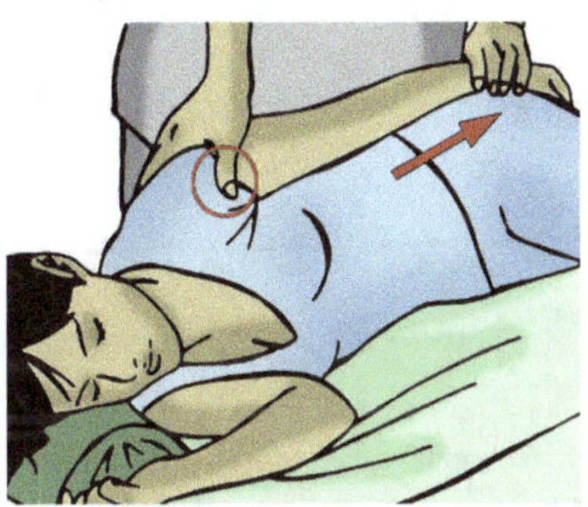

Pressione   (肩髃 15IG) + trazione del braccio.

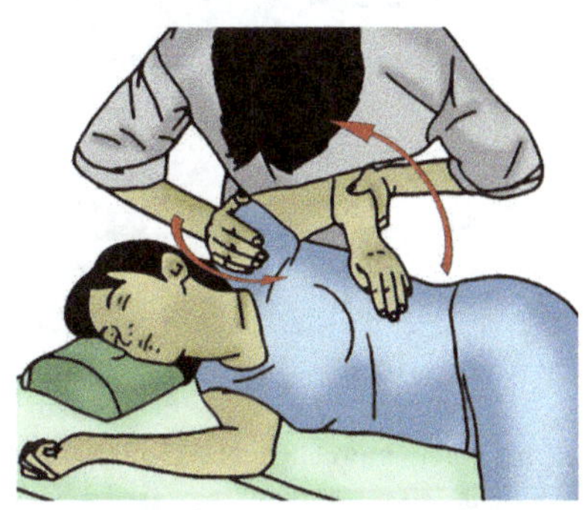

Mobilizzare la spalla.

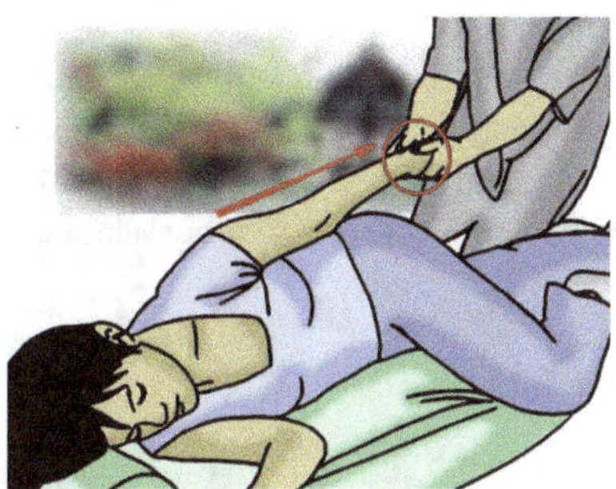

Pressione (陽池 4TR) + trazione del braccio.

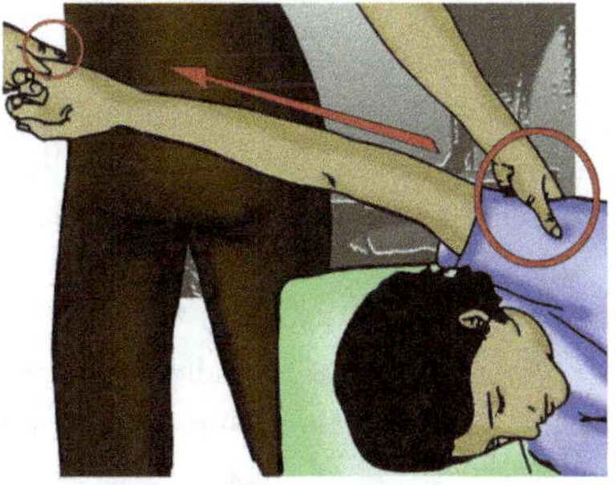

*Allungamento + Pressione
(極泉 1C ⇔ 少衝 9C)*

L'obiettivo principale del trattamento è quello di equilibrare lo stato delle zone "Jitsu" e "Kyo". A causa della tensione che si è generata nella spalla, la sinergia del movimento del corpo ne risente. L'addome e la zona costale, che apparentemente non hanno alcuna relazione con la spalla, possono essere sovraccaricati quando si cerca di compensare la disfunzione della spalla. Nella zona "Kyo" applichiamo una serie di pressioni dolci e profonde conforme alla respirazione del paziente. La normalizzazione del tono muscolare nella zona addominale e pelvica (retto addominale, obliqui, addominali trasversali, psoas, ecc.) porta ad un effetto emotivo rilassante che permette di concludere il trattamento con una buona sensazione.

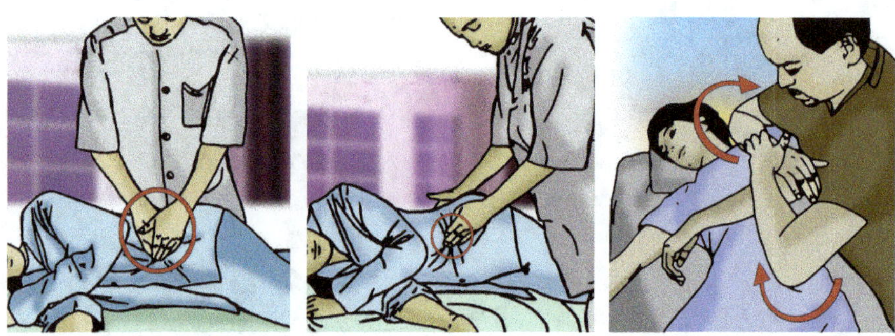

AUTO-RIABILITAZIONE

Per accelerare il processo di recupero dell'equilibrio del corpo, si consiglia al paziente di fare alcuni esercizi giornalmente o ogni due giorni. Si tratta di movimenti semplici che si ripetono due volte al giorno.

1.   Rotazione dell'anca

In piedi con le gambe naturalmente aperte (larghezza delle spalle), passare le mani ai lati della colonna vertebrale, mettendo entrambi i palmi in prossimità del 志室 52V. In questa posizione, e totalmente rilassato, comincia a ruotare lentamente la vita verso destra, mentre espiri. Iniziare con una piccola rotazione e aumentarla gradualmente. Ripeti venti volte a destra e altre venti volte a sinistra.

Se appare dolore o fastidio, interrompere la rotazione e mantenere la posizione, eseguendo diverse respirazioni prima di riprendere il movimento.

2. Flessione della gamba

In piedi e totalmente rilassati, sollevate le gambe alternativamente, come se steste camminando senza muovervi in avanti. Questa andatura statica viene realizza nel seguente modo:

— Nel contatto del piede con il suolo, appoggia prima l'alluce e poi il resto delle dita.
— Muovendosi al ritmo di respiri profondi eseguiti dall'Hara.
— Le braccia accompagnano alternativamente il movimento delle gambe, aiutando così a mantenere l'equilibrio.
— Ripeti un centinaio di passi.

3. Rotazione della caviglia e del ginocchio

In piedi, con le ginocchia unite e leggermente piegate, mettete i palmi delle mani su di esse. Con i piedi vicini al pavimento, mobilizzate i muscoli plantari, facendo movimenti circolari delle caviglie e delle ginocchia. Come nella rotazione delle anche, iniziate il movimento accompagnato dalla respirazione, facendo dei cerchi di piccola ampiezza che aumenta poco a poco. Fai venti rotazioni a destra e altre venti a sinistra. Se percepite dolore o fastidio, fermate il movimento e respirate qualche volta prima di riprenderlo.

4. Oscillazione delle braccia

In piedi con le ginocchia leggermente piegate. In questa posizione e totalmente rilassato dalla vita in su, il paziente fa oscillare le braccia come se fossero dei pendoli per circa cinque minuti. Quest'ultimo esercizio mobilita progressivamente i muscoli intorno alle spalle per estendere la loro ampiezza di movimento, mentre gli altri esercizi aiutano a migliorare la coordinazione muscolare e articolare. Il processo di recupero è lento. Durante due o tre mesi il paziente e il terapista devono unire i loro sforzi in pratiche sia attive (esercizi eseguiti dal paziente stesso) che passive (sedute di Shiatsu) per ottenere un risultato soddisfacente. La riabilitazione richiede pazienza. Viene raggiunta da coloro che ne hanno la volontà.

Rigidità del collo
(Cervicalgia e sindrome cervico - brachiale)

CAUSE DEL DOLORE CERVICALE

Il dolore cervicale è un termine che si riferisce al dolore muscolare, legamentoso, osseo o nevralgico situato nel collo (e nella sua zona), con episodi acuti o cronici. Il dolore cervicale può essere una conseguenza di certe malattie o lesioni al collo o essere legato ad altri fattori patologici o psicosomatici. Il dolore può avere origine nel collo quando i problemi sono di tipo:

— Strutturale (rettifica della lordosi cervicale o dell'iperlordosi cervicale, ecc.)
— Infiammatorio (malattia reumatica, artrite, ecc.).
— Degenerativo (osteoartrite, malattia del disco, osteoporosi, ecc.).
— Traumatico (distorsione cervicale, ecc.).

I fattori esterni al collo che possono causare dolore si trovano:

— Problemi oftalmologici (affaticamento dell'occhio, disadattamento degli occhiali).
— Disallineamenti della struttura denti-mascellare.
— Problemi all'articolazione temporo-mandibolare.
— Alterazioni ormonali.
— Riflesso viscero - cutaneo di qualche malattia organica (dolore radiante).

La cervicalgia limita la mobilità cervicale con un grado variabile e a volte comporta altri sintomi come le cefalee, vertigini, nausee, acufene, parestesia (sensazione di formicolio/ intorpidimento/ accorciamento) e dolore al braccio. Dovuto alle diverse cause e sintomi associati, il terapista deve lavorare scrupolosamente tenendo presente le opinioni mediche, soprattutto per non coprire una possibile infermità nascosta.

Se il paziente mostra segni di origine midollare che limitano il movimento delle dita (non può prendere piccoli oggetti, scrive con difficoltà, non può allacciare bottoni, ecc.), problemi di andatura o di minzione, il paziente deve essere indirizzato immediatamente a un medico.

I medici specialisti diagnosticano la causa e l'origine del dolore per mezzo di un'anamnesi, un esame fisico, test di mobilità, esami radiologici, risonanza magnetica, ecc. Quando una possibile malattia causale è esclusa, il termine sindrome cervico-brachiale è usato per riferirsi all'insieme dei sintomi. Il dolore è di solito di natura muscolare o miofasciale ed è associato a:

— Abitudini posturali.
— Eccesso di peso o di altezza.
— Immobilità posturale.
— Movimenti ripetitivi sul lavoro (parrucchieri, cassieri).
— Posizione forzata.
— Accumulo di tensione nervosa.
— Mancanza di esercizio fisico.
— Eccessiva pratica sportiva.
— Abuso di aria condizionata, ecc.

DA DOVE VIENE IL DOLORE?

Da un punto di vista strutturale, ho trattato molti pazienti con un'ernia del disco a livello di C5-C6 dovuta all'iperlordosi cervicale. Altri casi frequenti sono la conseguenza indiretta di un'iperlordosi lombare. Questa accentuazione della curvatura sovraccarica la zona lombare così come la regione cervicale e soprascapolare.

Le donne con disturbi ormonali o quelle con muscoli deboli sono inclini al dolore al collo e al dolore intorno alle scapole. Tuttavia, non c'è sempre una correlazione tra il dolore e le alterazioni strutturali o i possibili fattori di rischio. Per esempio, ci sono persone che non percepiscono alcun dolore pur avendo una significativa malattia del disco. Né l'usura delle articolazioni (osteoartrite) è sempre dolorosa. D'altra parte, ci sono molte persone che soffrono di molto dolore o di una marcata rigidità nonostante abbiano una condizione strutturale ottimale. Ho visto diversi pazienti che continuano a soffrire dopo un intervento chirurgico per un'ernia del disco. Se il dolore non proviene da una malattia, dall'usura, da un'ernia del disco, dalla compressione dei nervi, dall'età, dalla mancanza di muscoli, quale può essere la sua origine?

PRODUZIONE E NATURA DEL DOLORE

Il dolore è un segnale di avvertimento del corpo quando è esposto a una situazione allarmante. I nocicettori sono i recettori del dolore che si trovano nei tessuti (tranne nel cervello). Si attivano in presenza di stimoli nocivi (stimoli termici, meccanici o chimici intensi, eccessiva distensione e dilatazione di una struttura corporea, contrazione prolungata o spasmo muscolare, ischemia, ecc.) Di fronte allo stress nocivo, il SNC attiva una serie di meccanismi di difesa:

— Riflessi per rimuovere il corpo dal pericolo (livello spinale).
— Trasmissione di informazioni al cervello e aumento delle risposte cardiovascolari, respiratorie e ormonali.
— Posizione del dolore.
— Aumento dell'aggressività o della rabbia per combattere o fuggire.

Il nocicettore trasmette il segnale in due modi: uno veloce e uno lento. Per prima cosa percepiamo un dolore acuto e lancinante, seguito da un dolore sordo, bruciante e persistente.

Il dolore è, da un lato, un fenomeno sensoriale, fisico e oggettivo, e, dall'altro, un fenomeno emotivo e soggettivo. In altre parole, se il cervello non integra l'impulso nervoso, il corpo non percepisce il dolore. Quando siamo totalmente concentrati su qualche attività fisica o mentale, il dolore passa inosservato anche se il corpo è ferito. D'altra parte, quando siamo sotto stress, il dolore è sentito più acutamente.

SINDROME CERVICO-BRACHIALE

Il collo e le spalle sostengono il peso della testa e delle braccia, che rappresenta il 15-20% del peso del corpo. La composizione muscolare in queste zone è molto complessa, poiché vi si eseguono una grande varietà di movimenti. La sindrome è causata da una contrazione e un rilassamento muscolare insufficienti. Un muscolo è composto da numerose miofibrille, circondate da un'aponeurosi. I vasi sanguigni e i nervi passano all'interno di questo fascio. Il ritorno del sangue al cuore dipende dalla contrazione ritmica dei muscoli scheletrici che circondano i vasi. L'esercizio fisico è una delle cause dell'affaticamento muscolare. Tuttavia, questa attività favorisce l'apporto di ossigeno e nutrienti alle cellule e l'eliminazione dei rifiuti metabolici. D'altra parte, quando si mantiene la stessa posizione, i muscoli rimangono in contrazione, riducendo l'azione di pompaggio. Dopo questo sforzo prolungato, i rifiuti si accumulano nelle cellule muscolari, producendo una sensazione di rigidità o pesantezza. L'ipotesi dell'accumulo di acido lattico come causa dell'affaticamento muscolare è scartata. Oggi si pensa che la fatica sia causata da un aumento anormale della concentrazione extracellulare di ioni di potassio. Quando si verifica un danno ai tessuti, vengono prodotte sostanze chimiche (bradichinina, prostaglandine, serotonina, ecc.) legate al dolore infiammatorio. Quando il corpo è sottoposto a stress per un lungo periodo di tempo, il sistema nervoso simpatico si attiva per combattere il dolore. Questo fa sì che i muscoli rimangano contratti causando un dolore cronico, che è l'inizio di un circolo vizioso. In questa fase, il dolore, un segnale indispensabile per la nostra sopravvivenza, finisce per diventare un elemento sfavorevole che impedisce l'omeostasi. Il trattamento di questa zona è efficace per riportare la muscolatura al suo corretto stato fisiologico e per eliminare le sostanze algogene (che producono dolore).

Tuttavia, il trattamento locale porta solo un sollievo a breve termine. Bisogna ricordare che il problema degli arti superiori deriva spesso dal disallineamento dell'asse del corpo. Quando gli arti inferiori presentano un'anomalia, l'equilibrio del corpo ne risente, inducendo la colonna cervicale a fare un movimento compensatorio per sostenere la testa, poiché l'essere umano tende sempre a mantenere l'orizzontalità dello sguardo. Il trattamento olistico fornisce un rilassamento fondamentale dal punto di vista corporale ed emotivo.

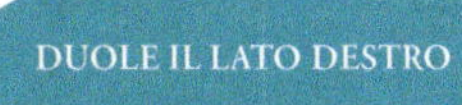

TRATTAMENTO COMPLETO DELLA SINDROME CERVICO-OMO-BRACHIALE

1. **Trattamento sul lato non interessato (paziente disteso sul lato destro).**

   (A) Trattamento generale: pressione palmare su tutto il corpo, pressione digitale sugli arti inferiori.
   (B) Trattamento locale: regione occipitale e cervicale, intorno alla scapola.
   (C) Trattamento generale: torso, Allungamento.
   (D) Trattamento locale: braccio e spalla.

2. **Trattamento sul lato interessato** (paziente disteso sul lato sinistro) seguendo la stessa sequenza.

3. **Esercizi di auto-riabilitazione.**

(1) **Pressione palmare su tutto il corpo.** Applicando gradualmente la pressione si rilevano tensioni o contratture muscolari.

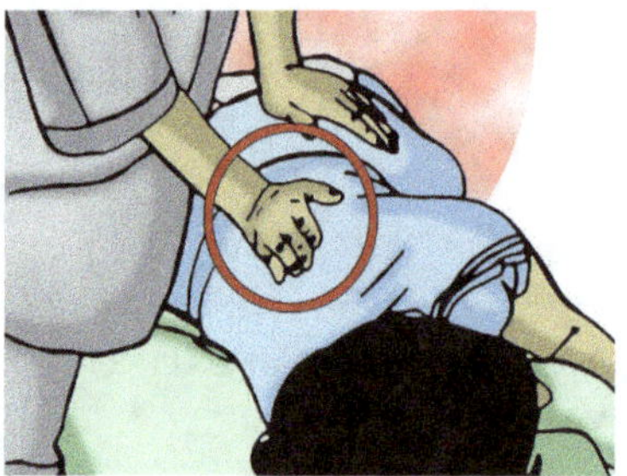

Pressione palmare

(2) **Sacro, articolazione sacroiliaca, glutei (pressione digitale).** C'è una correlazione tra la schiena e la muscolatura delle anche. Manteniamo una pressione profonda sulla zona contratta.

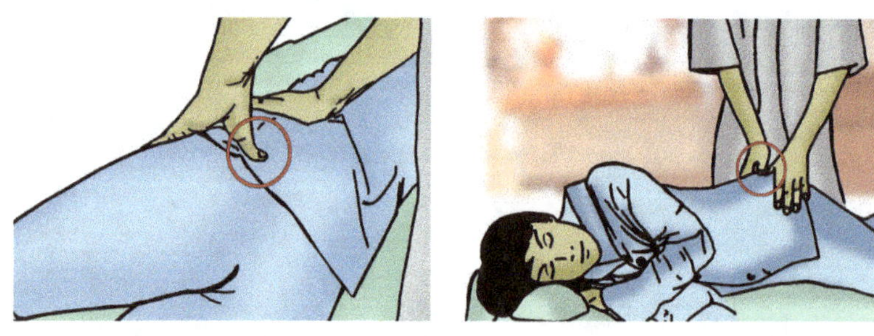

Glutei.

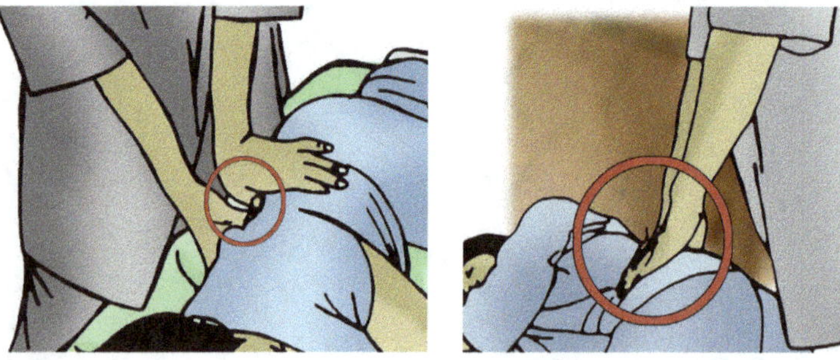

L'osso sacro e l'ilio.

(3) Dalla zona femorale fino alla pianta del piede. Percorriamo la parte laterale e posteriore della gamba sinistra e la parte mediale e posteriore della gamba destra. Il 三陰交 6BP è il punto relazionato con in sintomi dello squilibrio ormonale e della circolazione sanguinea.

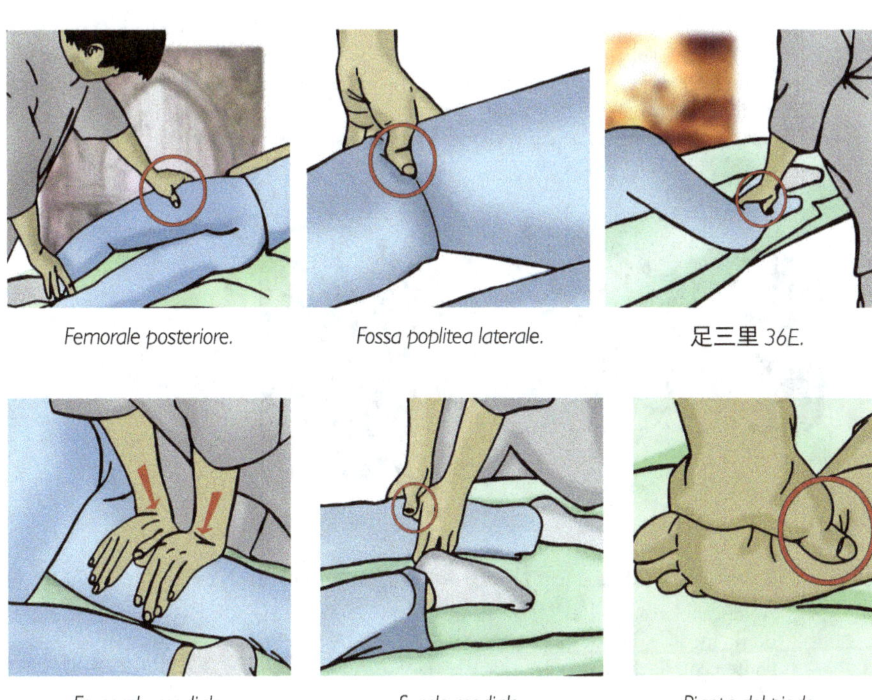

Femorale posteriore. *Fossa poplitea laterale.* 足三里 *36E.*

Femorale mediale. *Surale mediale.* *Pianta del piede.*

I problemi nella zona lombare si riflettono nella fossa poplitea. Per migliorare la qualità della pressione, entriamo lentamente nelle contratture, diminuendo la sensazione di dolore del paziente. Pressione ripetuta sul 三里 36E variando l'angolo di entrata: migliora il flusso del sangue e stimola la produzione di endorfine.

Applichiamo una serie di allungamenti ai muscoli inseriti nella caviglia e rotazioni della caviglia per eliminare indirettamente la tensione cervicale.

Iniziando il trattamento dagli arti inferiori, il paziente comincia a rilassarsi fisicamente e mentalmente. Anche se può sembrare meno efficace e una perdita di tempo, questo schema di trattamento dalla zona più lontana dal dolore è spesso una preparazione benefica per eliminare la tensione che si genera nel collo.

(1) **Regione occipitale e cervicale.** Il decubito laterale è una posizione in cui il terapista può lavorare la zona cervicale in modo più comodo ed efficace. In questa fase il paziente nota che la rigidità muscolare si riduce progressivamente. La pressione dà sempre meno fastidio. Dopo aver rilassato il collo, lavoriamo l'occipitale e altre aree della testa, specialmente quando il paziente si lamenta di affaticamento oculare. Manteniamo la pressione soprattutto sui punti 天柱 10V, 風池 20VB, 百会 20VG.

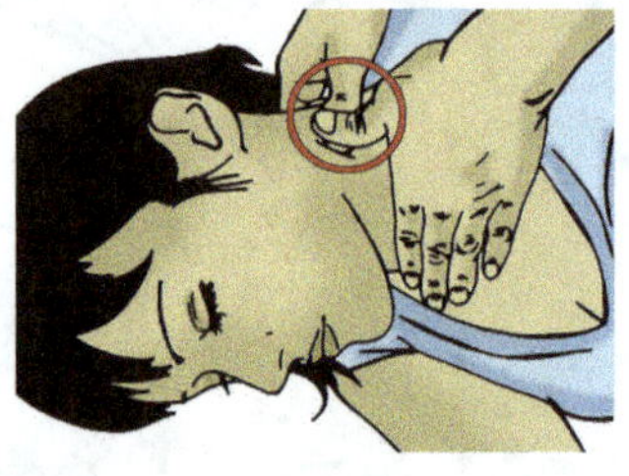

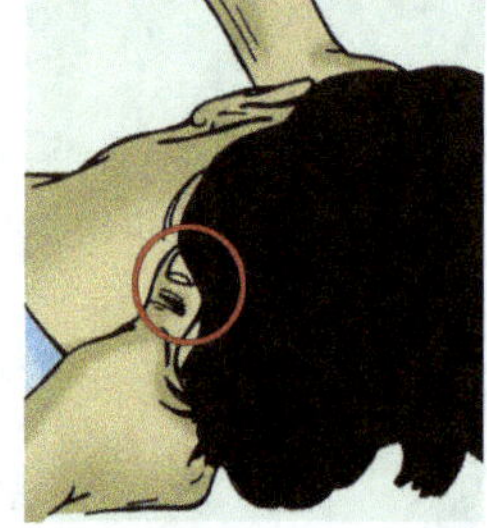

Zona occipitale
(天柱 10V, 風池 20VB).

Cervicale laterale.

(2) **Ambiente scapolare.** Trattamento basico delle scapole e dei punti chiave:

— Soprascapolare: 肩井 21VB, 巨骨 16IG
— Bordo mediale della scapola: 膏肓 43V, 附分 41V, 魄戸 42V
— Punto centrale della scapola: 天宗 11ID

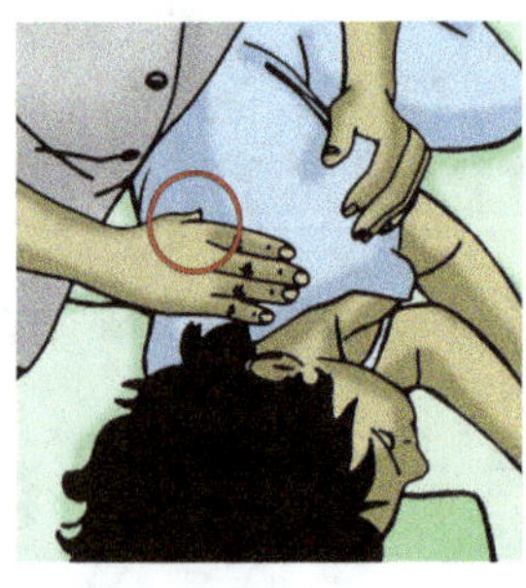

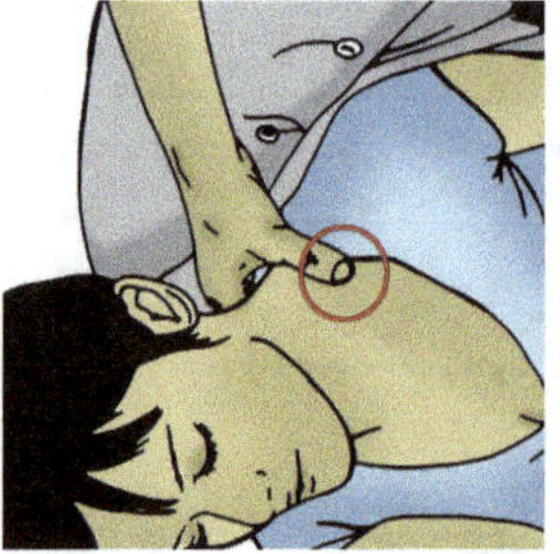

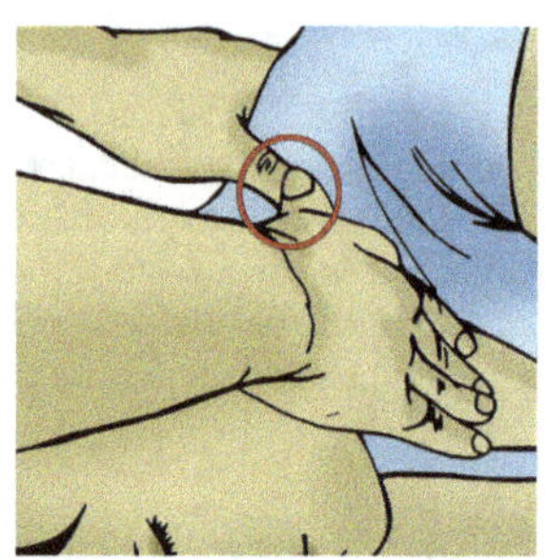

Bordo mediale (膏肓 43V).   *Base del collo*   *Soprascapolare (肩井 21 VB)*

In alcuni casi, la struttura del 肩井 21VB è estremamente rigida e il punto 膏肓 43V e i suoi dintorni sono concentrati in una fascia di contratture che sfuggono all'eseguire le pressioni. Un accesso diretto sarebbe controproducente, poiché il paziente finirebbe per contrarre il corpo per sopportare il dolore. Per questo motivo, inizieremo ad entrare gradualmente fino a raggiungere la profondità della contrattura attraverso pressioni ripetute. Questo è un modo di completare il processo "Ingannando" i muscoli.

1(C). LATO NON INTERESSATO. TRATTAMENTO GENERALE: PRESSIONI E STIRAMENTI APPLICATI AL BUSTO.

La condizione del collo è sempre legata alla schiena.

(1) Regione infrascapolare → (2) Regione lombare → (3) Regione della cresta iliaca

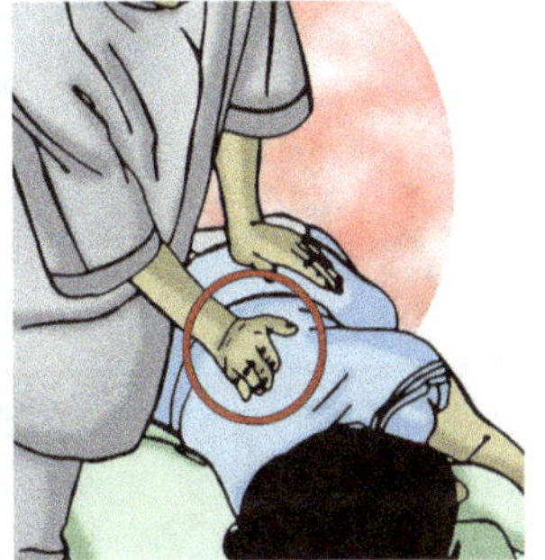

Pressione palmare sulla zona infrascapolare.

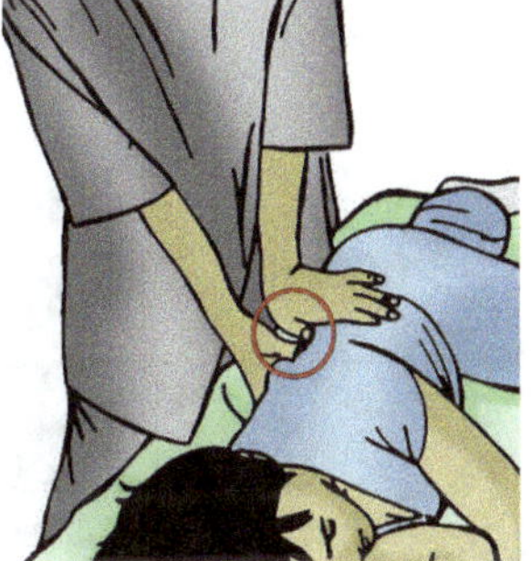

Pressione del pollice sulla zona infrascapolare e lombare.

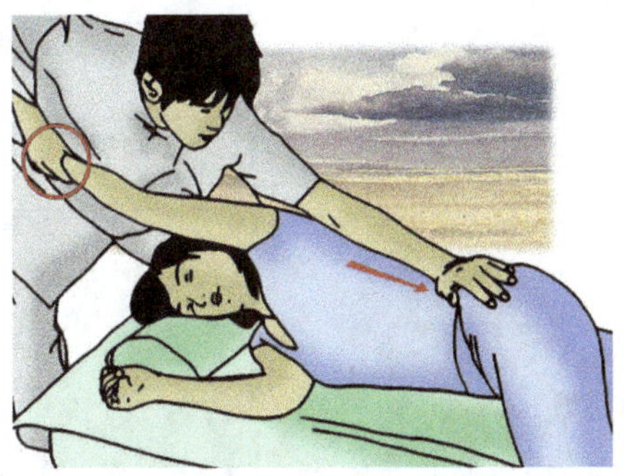

Allungamento della zona della cresta iliaca.

Quando la muscolatura che circonda le scapole rimane contratta, la mobilità dell'articolazione gleno-omerale è ridotta. Questo fa sì che i muscoli circostanti siano sottoposti a movimenti compensatori di vario grado.

Ricorda che spesso una lesione in una zona finisce per interessare altre regioni. Per questo motivo, il trattamento non dovrebbe essere limitato a una zona specifica.

Punti chiave principali:
— Fossa ascellare: 極泉 1C
— Piega ascellare posteriore: 肩貞 9ID
— Braccio: 手三里 10IG

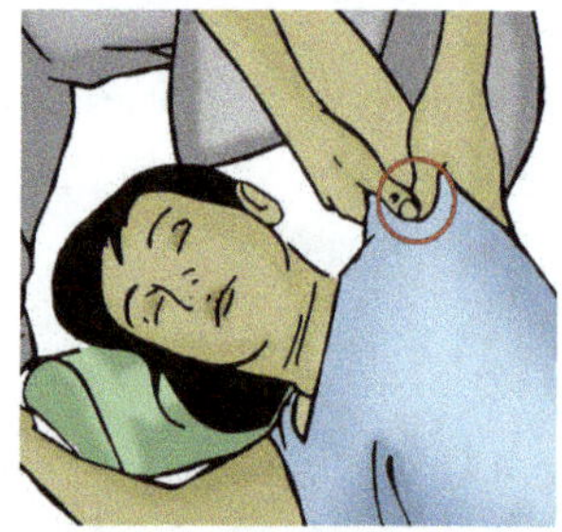

Fossa ascellare (極泉 IC).

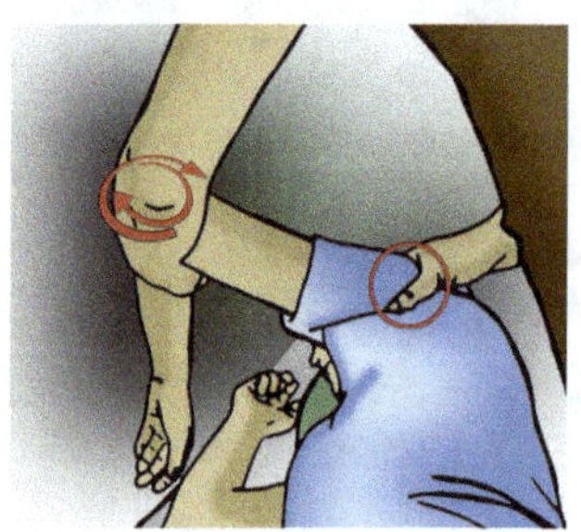

肩貞 *9ID.*

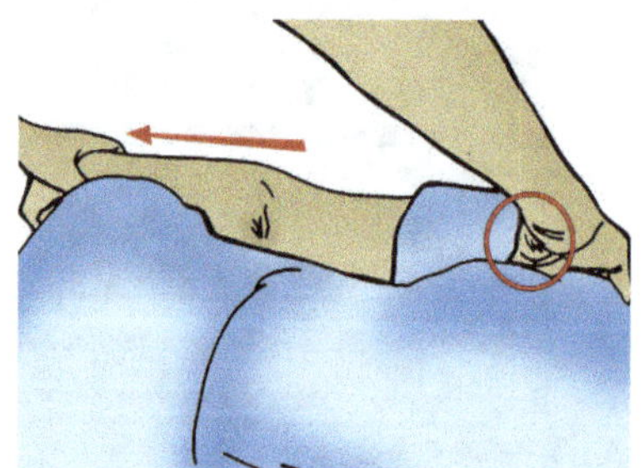

肩貞 *9ID.*

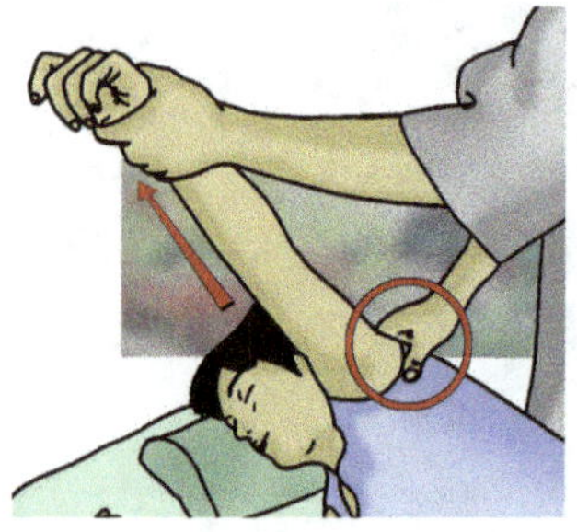

肩貞 *9ID.*

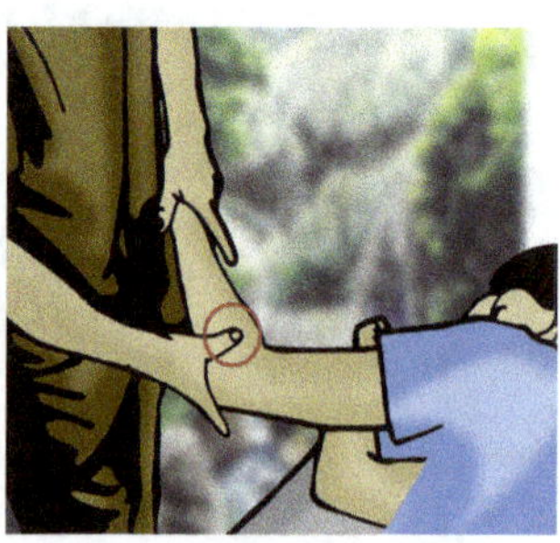

手三里 *10IG.*

Dopo aver eseguito una serie di allungamenti, eseguiamo una pressione sulle zone contratte.

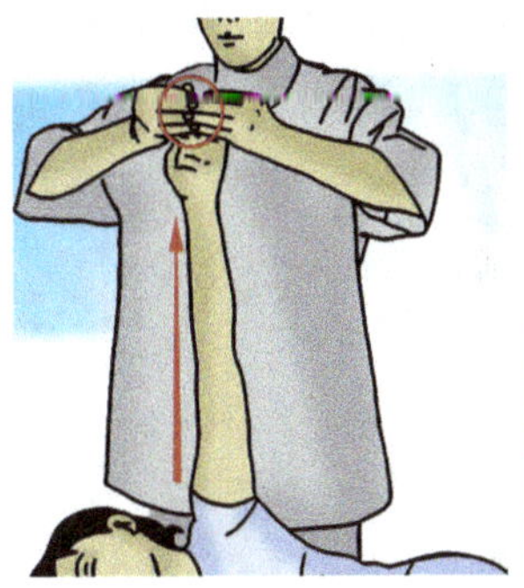

*Manipolazione del braccio.
(Rilasciare la zona interscapolare.)*

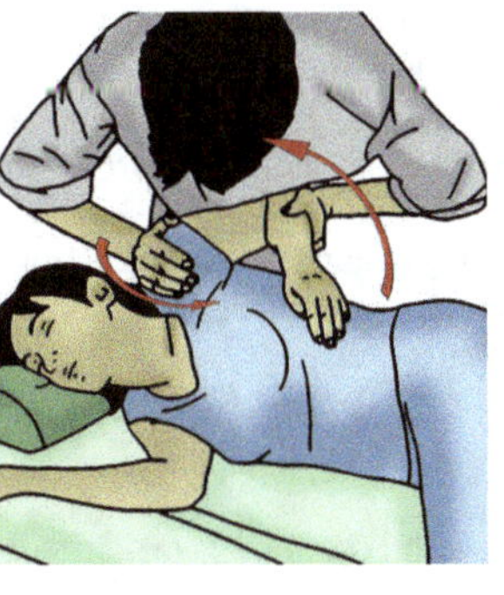

*Manipolazione del braccio.
(Allungare il pettorale maggiore.)*

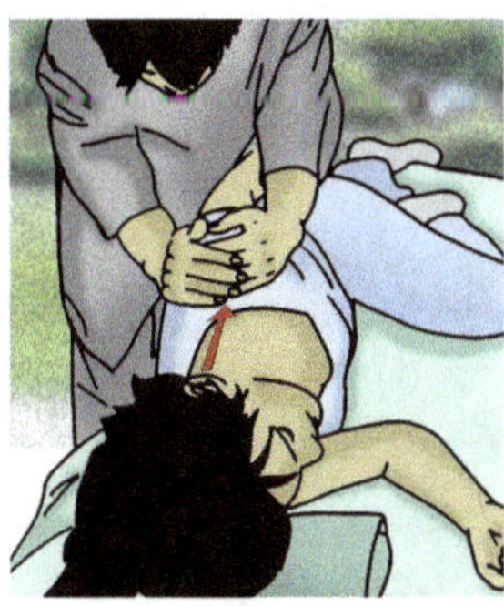

*Allungare la zona cervicale e
soprascapolare laterale.*

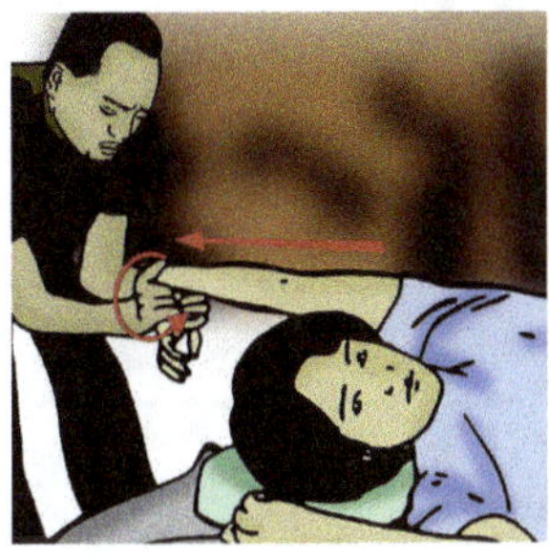

Allungare il braccio in flessione.

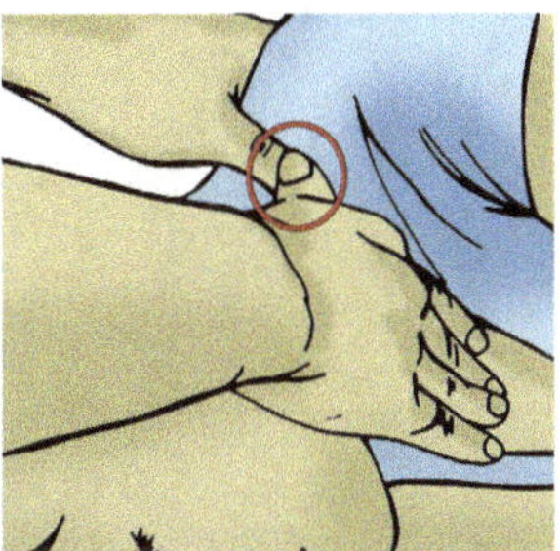

Pressione sulla zona contratta.

Iniziando il trattamento dal lato non interessato si ottengono meno reazioni di Menken. Raccomandiamo questa linea guida alle persone anziane e a quelle del tipo "Kyo" che non hanno una forte forza vitale. Tuttavia, passare molto tempo a trattare il lato non colpito non è un'opzione molto valida quando sono disponibili solo cinquanta minuti per una sessione. Il trattamento non segue uno schema prestabilito.

Il nostro modo di lavorare deve essere adattato al paziente perché sia a suo agio. Per esempio, molti pazienti preferiscono che trattiamo direttamente il lato interessato e lo facciamo. Stabilire un rapporto di fiducia ed empatia con il paziente è essenziale per raggiungere il nostro obiettivo, che è quello di trattare tutto il corpo.

2. TRATTAMENTO SUL LATO INTERESSATO
   (PAZIENTE DISTESO SUL LATO SINISTRO)

Rispettando la stessa sequenza, trattiamo il lato interessato eseguendo gli allungamenti con attenzione, tenendo conto delle condizioni del paziente.

(A) Trattamento generale: pressione palmare su tutto il corpo, pressione digitale sugli arti inferiori.
(B) Trattamento locale: regione occipitale e cervicale, intorno alla scapola.
(C) Trattamento generale: torso, allungamenti.
(D) Trattamento locale: braccio e spalla.

3. REGIONE ABDOMINALE (vedi trattamento spalla congelata)

4. AUTO-RIQUALIFICAZIONE (vedi trattamento della spalla congelata)

Gravidanza

1. "Lombalgia, dolore lombo sciatico e inguinale".

Man mano che le dimensioni dell'utero aumentano, il centro di gravità si sposta.

Questo cambiamento fisico fa sì che la colonna vertebrale accentui la lordosi lombare, mettendo il peso sui tessuti molli e sul peso sui tessuti molli e sulle articolazioni legate all'erezione della colonna vertebrale.

D'altra parte, un cambiamento ormonale (secrezione di relaxina) produce il rilassamento dei legamenti pelvici e anche della colonna vertebrale, causando dolori insopportabili dal secondo trimestre di gravidanza in poi.

Il dolore che si irradia verso l'inguine può diventare così intenso che la donna incinta non è in grado di stare in piedi o camminare. L'intensità del dolore lombo sciatico può aumentare durante la gravidanza, poiché il muscolo piriforme responsabile della sindrome del piriforme o falsa sciatalgia e altri muscoli che circondano le anche sono sovraccaricati.

2. "Disturbi digestivi".

L'aumento dei livelli di progesterone provoca una diminuzione della tonicità dello stomaco e della contrattilità della muscolatura del colon. A causa di questo cambiamento, insieme alla pressione esercitata dalle dimensioni dell'utero, si verificano disturbi allo stomaco o all'intestino sotto forma di bruciori di stomaco, diarrea o costipazione. La stitichezza può aggravare il dolore delle emorroidi (vene varicose o gonfiore delle vene nel retto e nell'ano), un sintomo comune della gravidanza.

3. "Destabilizzazione emotiva"

Le donne in gravidanza soffrono spesso di sbalzi d'umore e sono più vulnerabili in situazioni di stress. Questa fragilità emotiva può manifestarsi in sotto forma cefalee, vomito, vertigini, depressione ecc.

4. "Scarsa circolazione"

Durante la gravidanza, c'è un aumento del volume del sangue fino al 36%. Il plasma aumenta del 47% e l'emoglobina del 17%. A causa del calo proporzionale dei livelli di emoglobina, le donne incinte soffrono spesso di anemia e delle sue conseguenze: edema, pesantezza alle gambe, crampi o vene varicose.

5. "Pre-eclampsia o ipertensione gestazionale".

Ci sono casi di pressione arteriale alta (ipertensione gestazionale) accompagnati da una presenza di proteine nelle urine (preeclampsia) che si sviluppano dopo le venti settimane di gravidanza. La causa di questi sintomi è sconosciuta.

— Lo shiatsu per la gravidanza mira a mantenere uno stato fisico ed emotivo ottimale fino al termine della gravidanza, piuttosto che a stimolare il corpo. Lavoriamo, quindi, con un metodo più passivo che attivo, eseguendo pressioni piacevoli e rilassanti su tutto il corpo con un ritmo moderato e un'intensità leggera.

— Evitiamo tecniche di maggiore attivazione, come entrare e uscire bruscamente o trascinare i pollici. Nei punti Aze manteniamo la pressione in attesa del rilassamento muscolare progressivo.

— La frequenza raccomandata delle sedute è di una volta alla settimana, con una durata di quarantacinque minuti al massimo, più breve del solito. Questo trattamento di mantenimento si sviluppa distribuendo il compito su diverse sessioni, senza insistere nell'eliminare tutti i disagi o i disturbi del paziente in una volta sola.

— Il decubito laterale è una posizione in cui le donne incinte si sentono protette e si sentono comode senza gravare sulla regione addominale. A partire dal terzo mese, evitiamo la posizione prona e optiamo per la posizione laterale o supina, anche se quest'ultima può a volte causare una sensazione di soffocamento. Possiamo elevare la testa e il petto per facilitare la respirazione).

— Lo shiatsu, rispetto all'agopuntura, non ha controindicazioni, durante la gravidanza. Non usa certi punti a causa dell'intensità dello stimolo che l'ago produce. Per precauzione, i terapisti inesperti non dovrebbero lavorare quei punti di particolare attenzione, come 肩井 21VB nella regione soprascapolare, 三陰交 6BP nella zona mediale della gamba, 次髎 32V nell'osso sacro, 委中 40V nella fossa poplitea.

— Se il paziente sente una grande calo fisico, non applichiamo lo Shiatsu, che può stancare l'organismo.

— Dobbiamo essere attenti alle minime anomalie durante la seduta, soprattutto nel ritmo respiratorio, nell'espressione facciale o nell'aspetto del viso. In caso di vertigini, interrompiamo immediatamente la sessione. Se non si riprende rapidamente, avvisiamo il medico.

— Si può mettere un cuscino per appoggiare la parte superiore della gamba. Coprire il corpo in modo che non senta freddo, specialmente negli arti inferiori.

— Le donne notano un aumento della frequenza della minzione durante la gravidanza. Si consiglia di andare in bagno prima di iniziare la sessione.

— Cerchiamo di creare un'atmosfera di rilassamento utilizzando elementi come musica soft, incenso, ecc.

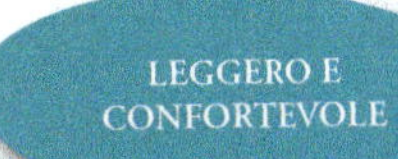

TRATTAMENTO IN GRAVIDANZA (LOMBALGIA)

1. **Decubito laterale sinistro** (paziente disteso sul lato destro).

(A) Frizione del corpo: processo per rilevare tensioni, contratture, dolori muscolari.
(B) Regione glutea e arti inferiori: processo per migliorare la circolazione del sangue, allentare
     la tensione muscolare.
(C) Schiena e lombare: processo di accesso alle contratture dolorose.
(D) Regione cervicale e testa: processo per alleviare lo stress emotivo.

2. **Decubito laterale destro (disteso sul lato sinistro).**
     Ripetere la sequenza di cui sopra.

① Regione cervicale sinistra → ② Schiena → ③ Regione lombare→ ④ Regione glutea →
⑤ Regione anteriore della gamba sinistra → ⑥ Regione laterale e posteriore della gamba
sinistra → ⑦ Regione mediale della gamba destra

Lo scopo di questa fase iniziale è di determinare lo stato di "Jitsu" e "Kyo" in ogni regione del corpo. Stimolare il sistema sensoriale per mezzo di una leggera frizione genera una sensazione piacevole in tutto il corpo. Questo effetto è un mezzo che usiamo per trasmettere una buona sensazione al paziente. Ecco perché questi primi cinque minuti di frizione sono un momento chiave per il paziente per decidere se lasciare o meno il suo corpo nelle mani del terapista. È necessario lavorare con grande cura e attenzione.

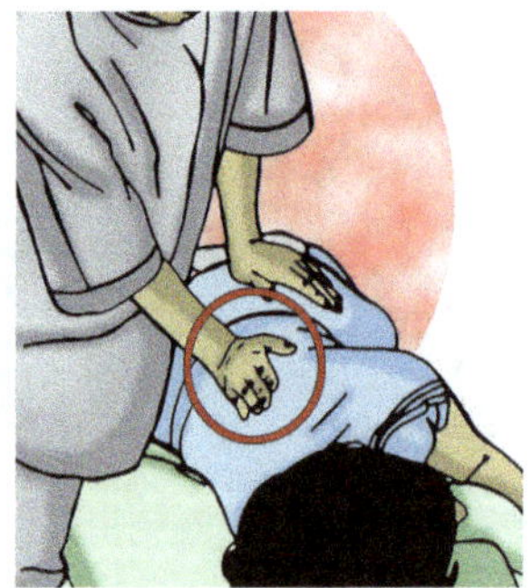

Friziona la schiena.

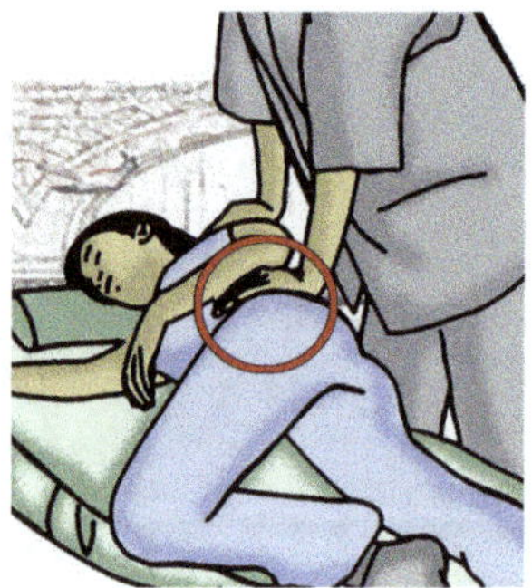

Rilassare zona lombare.

Ci sono due modi per localizzare i punti Tsubo. Uno è quello di cercarli palpando o premendo o massaggiando, il che non ispira fiducia al paziente. Un altro modo è quello di applicare tre frizioni palmari in modo determinato. Questo movimento è più leggero, più veloce e più delicato.

Obiettivi delle frizioni:

1°: Trovare una zona di tensione.

2°: Determinare una linea contratta all'interno di questa zona.

3°: Identificare il punto più rilevante all'interno di questa linea.

Applichiamo una pressione profonda e sostenuta sui punti determinati. L'intero processo si sviluppa con una coordinazione fluida e definita di pura eleganza ed efficienza.

Emicorpo sinistro:

(1) Gluteo → (2) Femorale posteriore → (3) Femorale laterale → (4) Femorale anteriore → (5) Fossa poplitea laterale → (6) Surale laterale → (7) Malleolo laterale → (8) Tarsale anteriore → (9) Dorsale del piede → (10) Dita del piede

Emicorpo destro:

(11) Femorale mediale → (12) Fossa poplitea → (13) Surale posteriore → (14) Surale mediale → (15) Tendine d'Achille → (16) Malleolo mediale → (17) Pianta del piede

Durante la gravidanza, c'è una tensione evidente nel collo, nelle spalle e nella schiena. Può sembrare che occuparsi di queste aree sia della massima urgenza. Tuttavia, è preferibile iniziare con gli arti inferiori per rilassare la parte superiore del corpo. Nella maggior parte dei casi, il disagio è causato dalla cattiva circolazione, dalla sciatica o dal gonfiore delle gambe. Quando la base strutturale del corpo subisce un'alterazione, il resto del corpo ne subisce le conseguenze.

(1) Regione glutea: pressione mantenuta sul piriforme, zona sacrale e articolazione sacroiliaca.

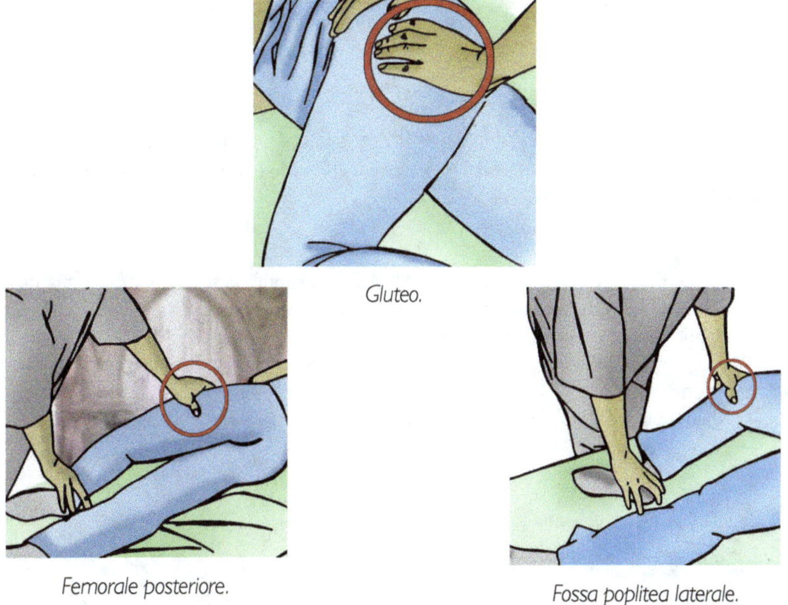

Gluteo.

Femorale posteriore.

Fossa poplitea laterale.

⑥ Surale laterale 足の三里 36E, punto efficace per le patologie digestive.

⑦ Malleolo laterale per la lombalgia.

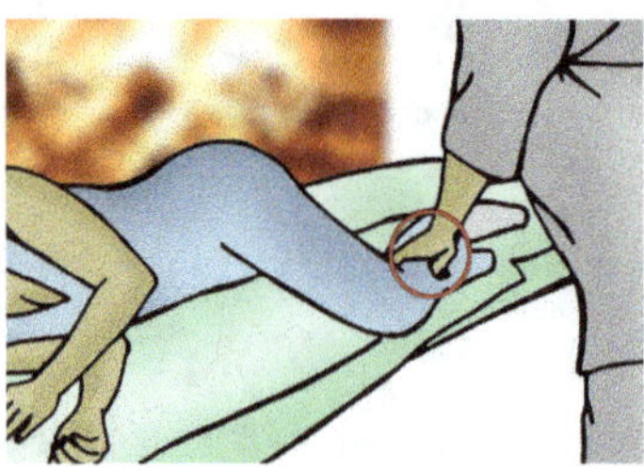

Surale laterale (足の三里 36E).

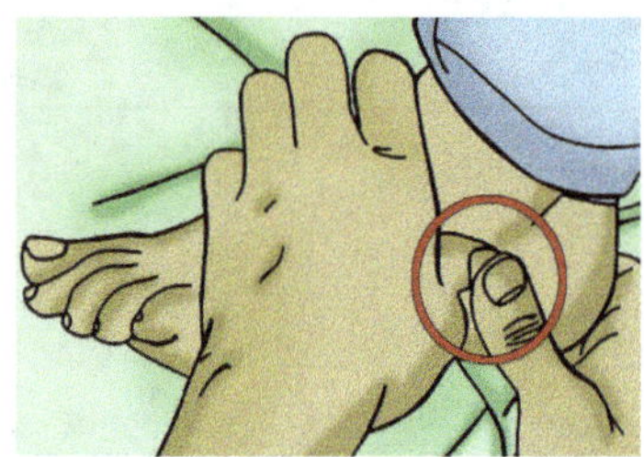

Malleolo laterale.

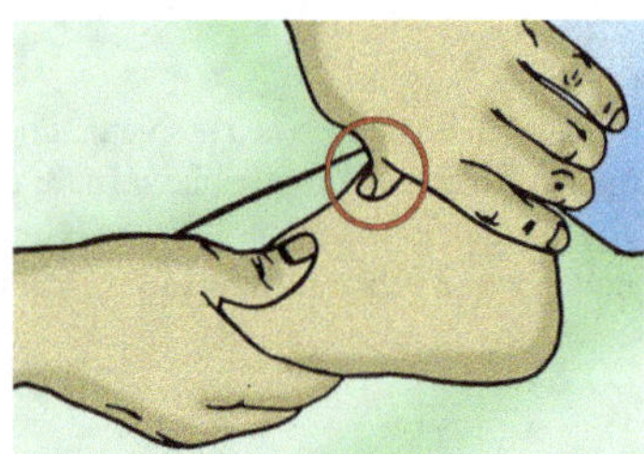

Dorso del piede.

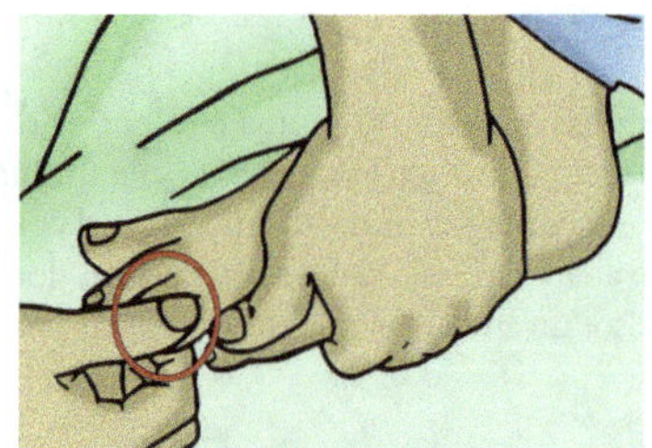

Dita del piede

⑪ Femorale Mediale e ⑭ Surale Mediale (via del sangue) sono controindicati in gravidanza, come 三陰交 6BP o 血海 10BP. Secondo me il rischio è minimo o quasi inesistente quando lo Shiatsu è applicato come segue:

— Rispettare i tre principi fondamentali della pressione: perpendicolarità e mantenimento della pressione, concentrazione della pressione e del terapista.
— Applica lentamente una pressione palmare.
— Eseguire le pressioni (pollice sovrapposti) lentamente senza raggiungere la profondità del punto.
— Allentare i pollici se si sente resistenza.
— Non usare la pressione di trascinamento.

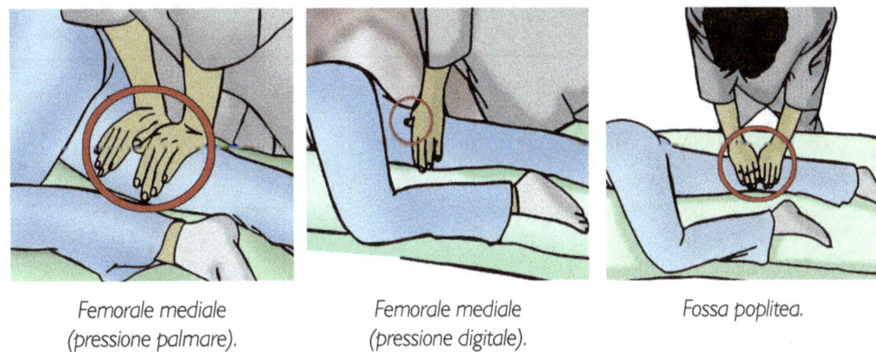

Femorale mediale
(pressione palmare).

Femorale mediale
(pressione digitale).

Fossa poplitea.

Alcuni punti che l'agopuntura vieta in caso di gravidanza come il 委中 40V, el 次髎 32V, y el 肩井 21VB, possono essere lavorati con lo Shiatsu senza alcun problema. Invece, il terapista Shiatsu dovrebbe prestare particolare attenzione quando preme il punto 天柱 10V, sul bordo occipitale. Lui o lei deve osservare il respiro del paziente, premere con attenzione e rimuovere la pressione alla minima resistenza.

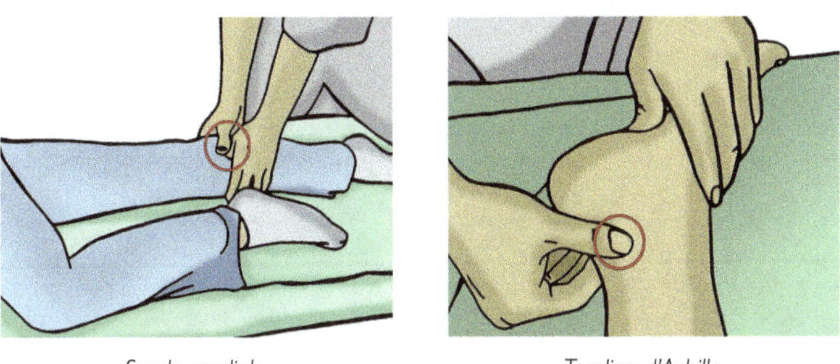

Surale mediale.

Tendine d'Achille.

16) Malleolo mediale per combattere la ritenzione di liquidi e la sensazione di freddo.
17) Piede pianta per calmare l'ansia.

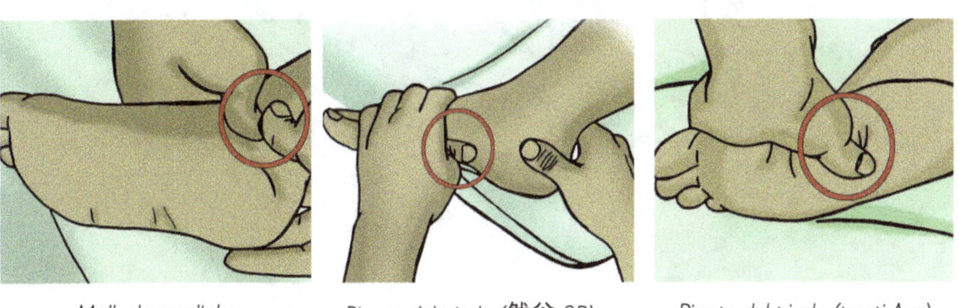

Malleolo mediale.

Pianta del piede (然谷 2R).

Pianta del piede (punti Aze).

(1) Infrascapolare, lombare → (2) Cresta iliaca → (3) Sacro → (4) Interscapolare → (5) Bordo della scapola → (6) Soprascapolare → (7) Deltopettorale → (8) Brachiale posterior → (9) Piega del gomito, arto posteriore → (10) Antibrachiale mediale → (11) Palmare → (12) Antibrachiale laterale → (13) Dorsale della mano → (14) Digitale → (15) Ascellare → (16) Intercostale → (17) Brachiale mediale

La gravidanza comporta una varietà di trasformazioni o alterazioni organiche, anatomiche ed emotive come conseguenza dei cambiamenti ormonali. Durante i nove mesi, le madri in attesa subiscono questi effetti sperimentando diversi tipi di disagio o dolore: allargamento dell'anca a causa della distensione dell'articolazione sacroiliaca, accumulo di liquidi nelle gambe, comparsa di edema nelle gambe, la comparsa di edema o gonfiore dovuto alla mancanza di ritorno venoso, crampi, spasmi muscolari, ecc. Altri sintomi sono le cefalee, vertigini, stanchezza, pesantezza al collo, tensione al seno, ecc.

1(C).   LATO SINISTRO. SCHIENA, REGIONE LOMBARE E MMII

Nei casi di lombalgia, lavoriamo in particolare le zone indicate di seguito nelle regioni infrascapolare e sacrale ((1) ~ (3)), variando gli angoli di entrata delle pressioni.

— Articolazione sacroiliaca.
— L5~S1.
— Intorno della cresta iliaca (pressione mantenuta).
— 志室 52V.

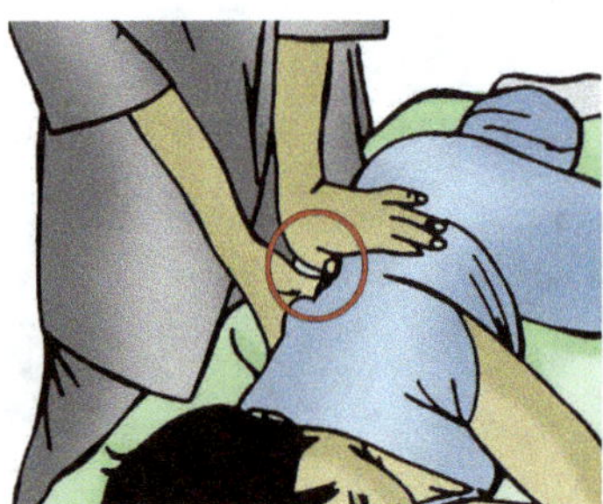

Regione infrascapolare e lombare.

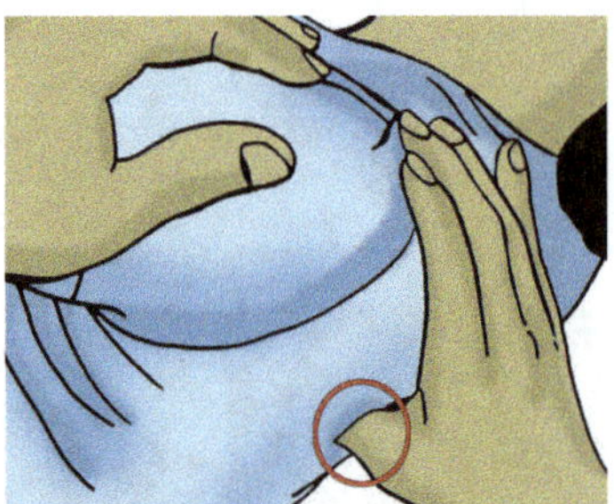

Bordo mediale della scapola
(膏肓 43V).

Man mano che la respirazione del paziente si approfondisce, la tensione nella regione lombare si rilassa progressivamente.

La regione sacrale, dove si trovano punti molto sensibili nelle donne incinte, può essere premuta purché lo stimolo sia minimo. La pressione di trascinamento è quindi controproducente.

Lavoriamo con un ritmo lento nell'entrata e ancora di più nell'uscita di ogni pressione. In caso di dolore o rigidità nella regione soprascapolare, rilassiamo la zona che circonda la scapola e muscoli pettorali prima di trattare direttamente la zona dolorosa.

④ ~ ⑥ Regione scapolare.

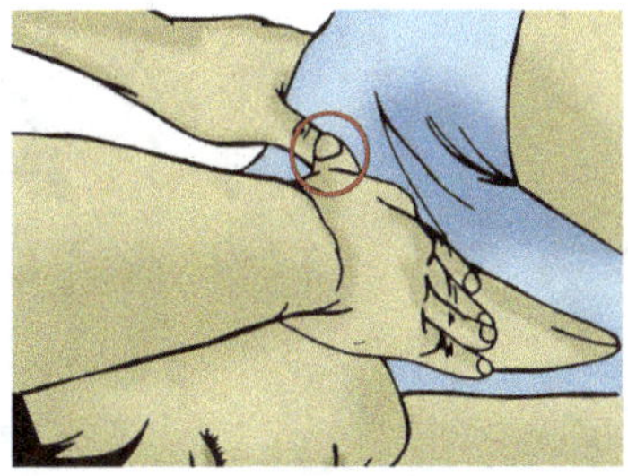

Soprascapolare.

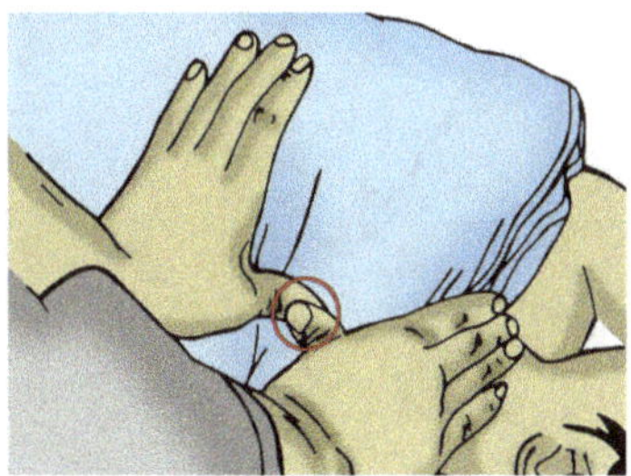

Interscapolare.

⑦ Regione deltopettorale.

Due punti del meridiano del polmone si trovano in questa regione, 中府 1P, 雲門 2P, relative al sistema respiratorio. Dopo aver rilassato la zona intorno alla zona di inserzione del pettorale maggiore, liberiamo la gabbia toracica attraverso una serie di allungamenti.

Ricordate che l'allungamento si fa sempre senza forzare e senza causare dolore, soprattutto nelle donne in gravidanza. Il rilassamento del pettorale grande aiuta a ridurre la tensione dei muscoli della schiena, specialmente il trapezio.

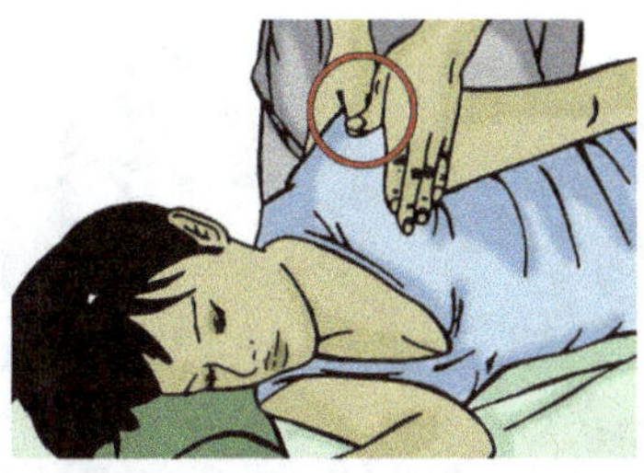

Deltoide.

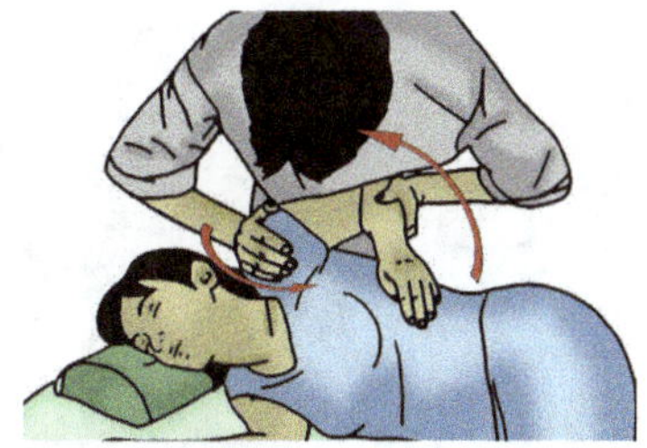

Allungamento del pettorale grande.

Lavoriamo i punti di agopuntura situati sulla schiena, sul braccio e sul gomito per trattare indirettamente i dolori sopra scapolari e del collo.

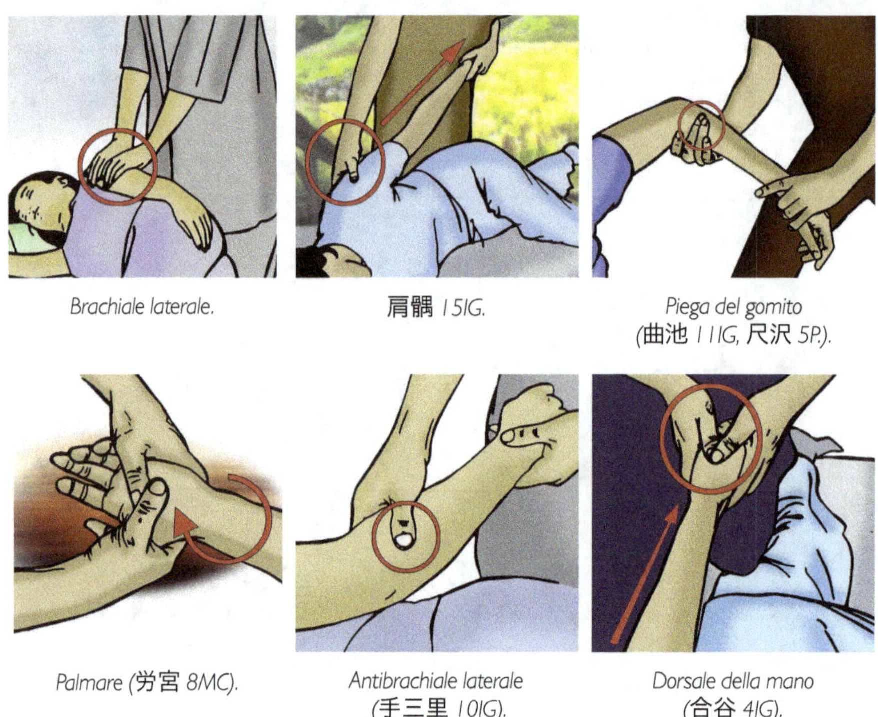

Brachiale laterale.

肩髃 15IG.

*Piega del gomito
(曲池 11IG, 尺沢 5P.).*

Palmare (労宮 8MC).

*Antibrachiale laterale
(手三里 10IG).*

*Dorsale della mano
(合谷 4IG).*

— Secondo la medicina cinese, la chiave della salute sta nella circolazione ottimale dell'energia vitale. Stimolando i sei punti del polso, sbloccando l'eventuale stagnazione dei meridiani corrispondenti, il "ki" arriva a circolare senza problemi fino alle estremità delle dita dove i meridiani si collegano tra loro.

— Applichiamo diversi allungamenti per liberare le articolazioni degli arti superiori.

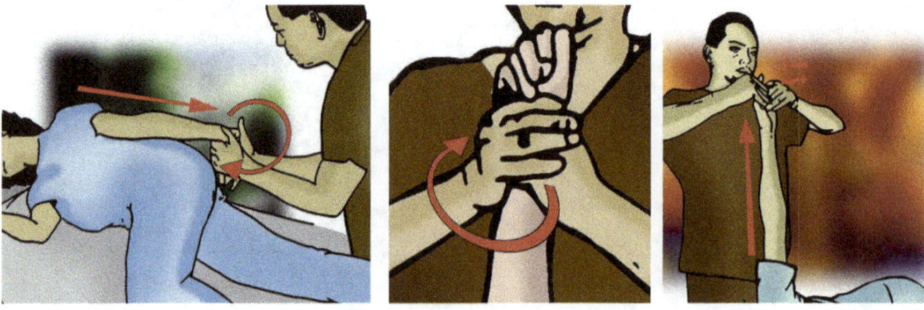

Punti del carpo + Allungamento del braccio.

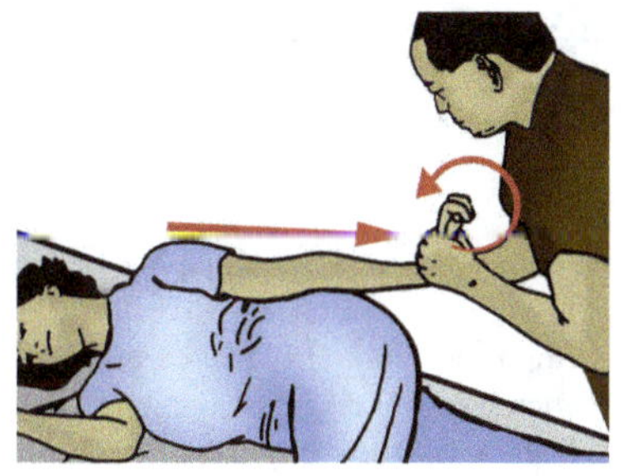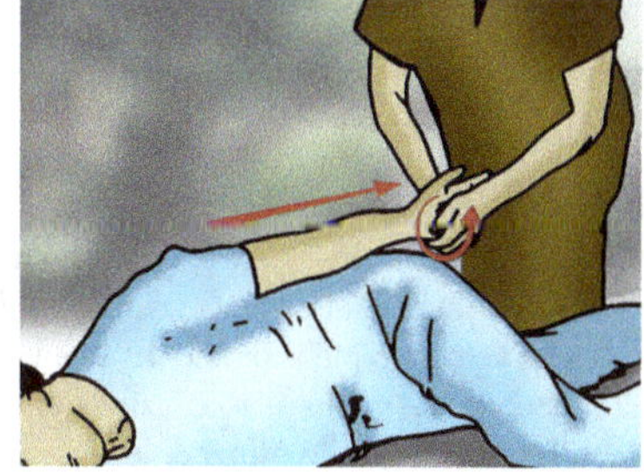

Punti del carpo + Allungamento del braccio.

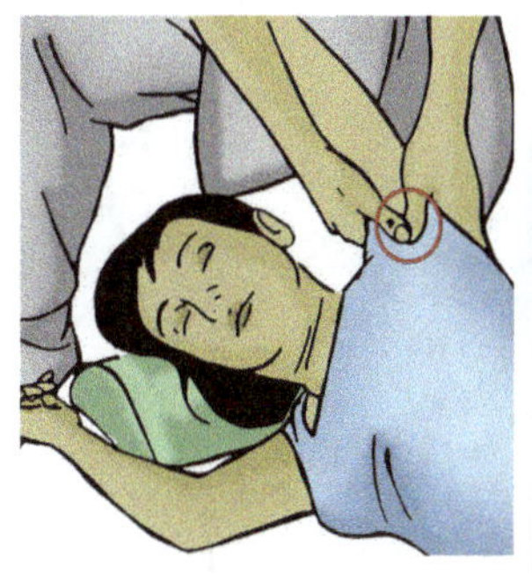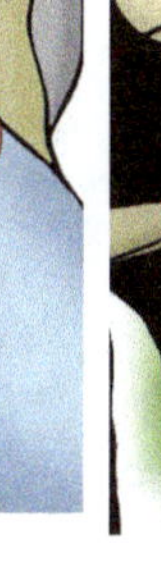

Ascellare (1C).

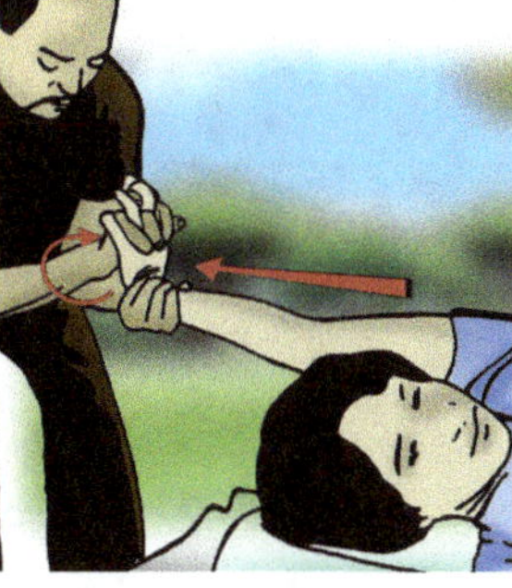

Allungamento del braccio.

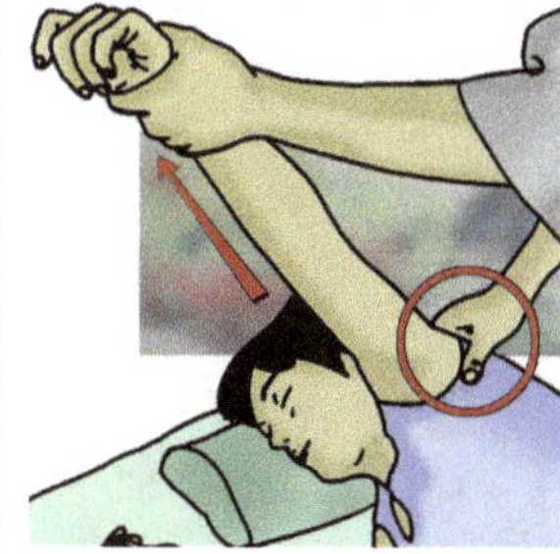

肩貞 *9ID*

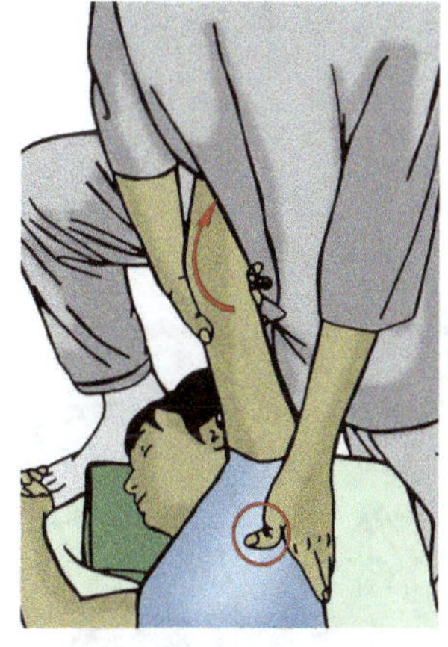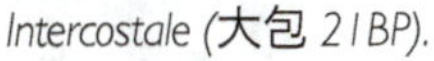

Intercostale (大包 21BP).

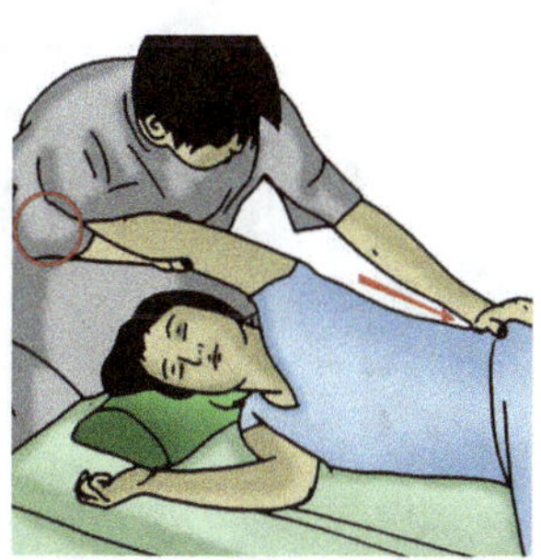

Allungamento laterale del busto.

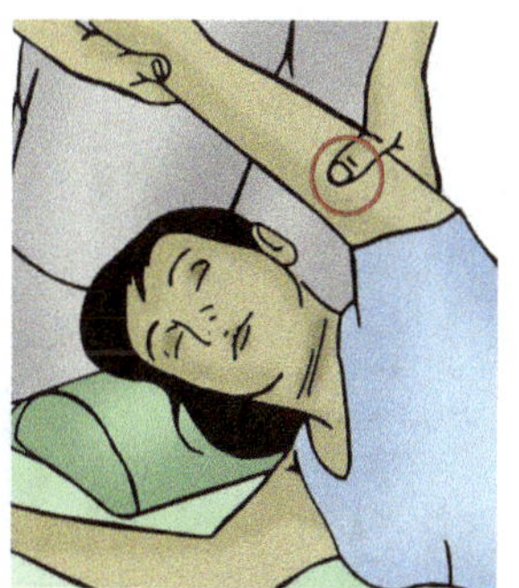

Brachiale mediale.

Il trattamento Shiatsu consiste fondamentalmente nel recupero dell'equilibrio del corpo. Nella maggior parte dei casi iniziamo la sessione dagli arti inferiori per finirla nel collo e nella testa, dove il dolore viene percepito più acutamente. Dobbiamo sempre lavorare cranialmente e mai caudalmente? Questo dipende dal grado di accettazione di ogni paziente e a volte applichiamo una pressione moderata sulla testa e sul collo prima di iniziare un trattamento generale dai piedi. Nel trattamento della testa e del collo, all'inizio e alla fine di una sessione, il paziente può percepire un miglioramento. Ripetendo il lavoro sulla zona, sentiranno meno dolore e si sentiranno più a loro agio.

Sequenza di trattamento:

(1) Cervicale anteriore → (2) Cervicale laterale → (3) Cervicale posteriore →

(4) Bordo occipitale → (5) Bulbo rachideo → (6) Temporale → (7) Tempia

La regione cervicale è spesso molto sensibile alla pressione, soprattutto durante la gravidanza, e il suo trattamento può causare disagi come vertigini, vomito o una sensazione di malessere. Si deve prestare attenzione a qualsiasi cambiamento nell'espressione facciale per modulare l'intensità della pressione in modo appropriato. Il ritmo respiratorio, un altro indicatore del rilassamento del paziente, viene osservato nell'addome e nella zona sacrale.

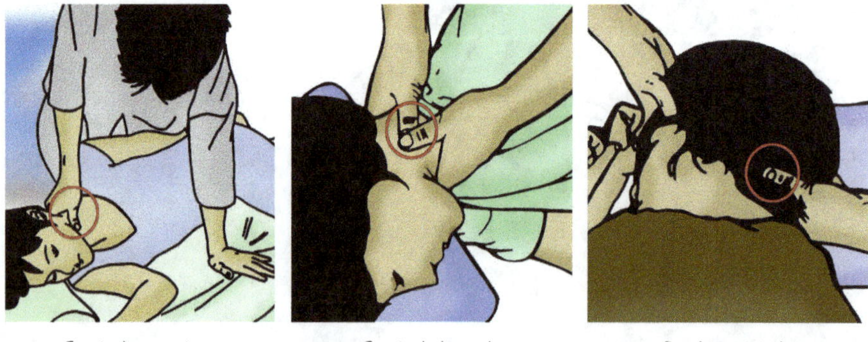

Cervicale anteriore.	*Cervicale laterale.*	*Bordo occipitale.*

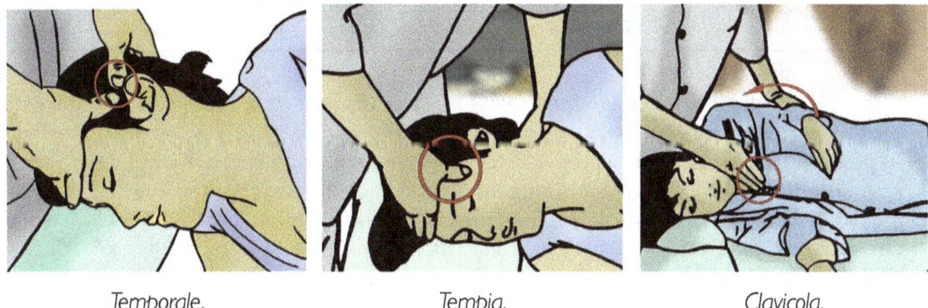

Temporale.

Tempia.

Clavicola.

Punti di rilevanza:

1. Cervicale anteriore (人迎 9E).
2. Cervicale laterale (Punto Insonnia).
4. Bordo occipitale (天柱 10V).

Nella zona intorno alla clavicola, una delle zone più delicate, applichiamo con attenzione una pressione profonda per evitare di causare disagio. Gli allungamenti si realizzano senza forzare, causando un effetto rilassante e confortevole.

Il lato destro è lavorato allo stesso modo.

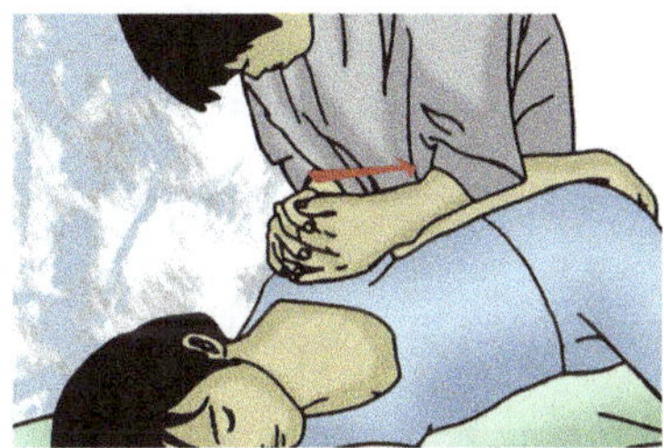

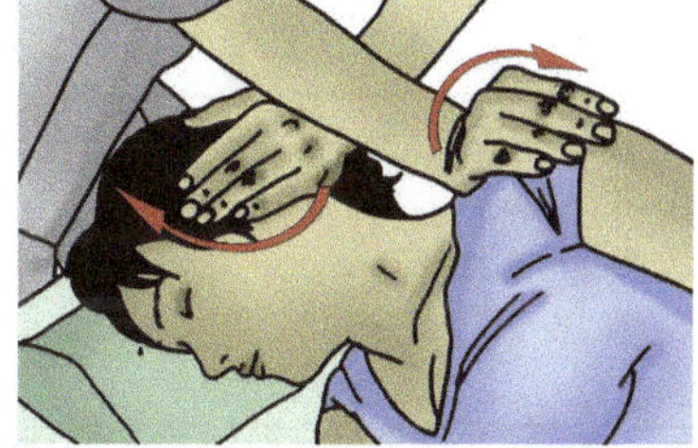

Allungamenti.

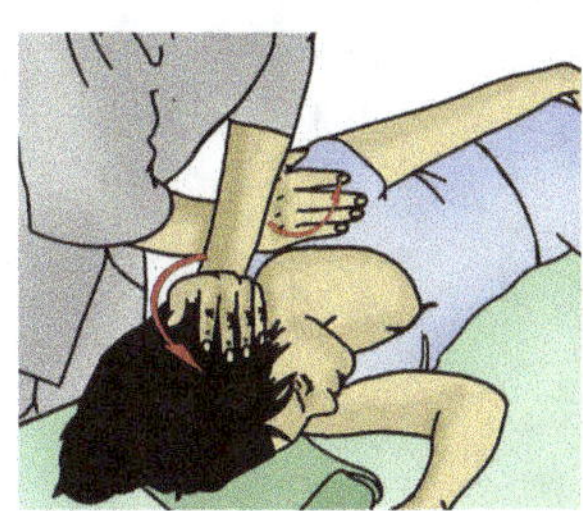

Allungamento della zona soprascapolare.

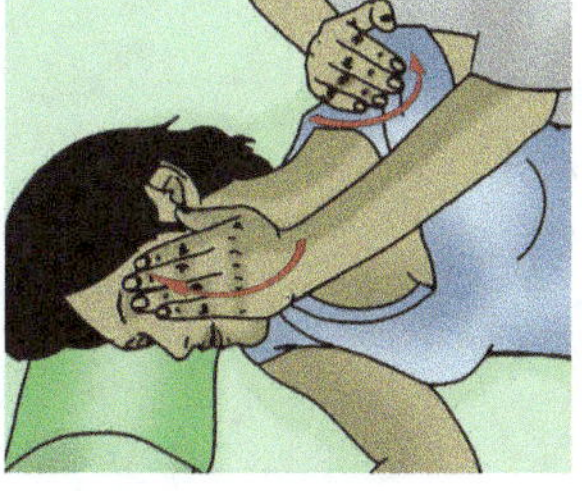

Allungamento della linea cervicale anteriore.

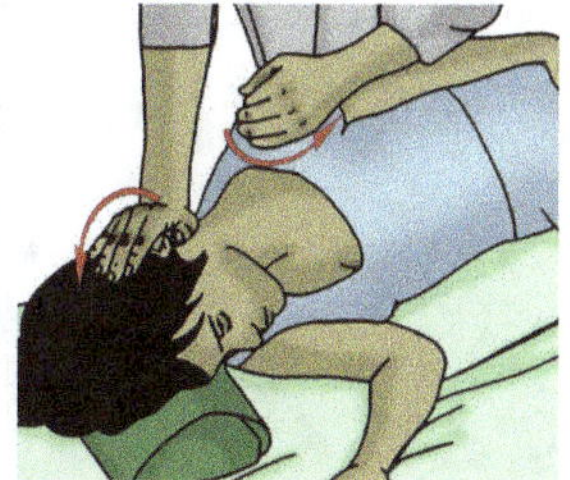

Allungamento della linea cervicale laterale.

Il corpo è costantemente in un processo di omeostasi per mantenere l'equilibrio dell'ambiente interno. Lo shiatsu aiuta ad attivare questa autoregolazione in ogni fase della vita, compreso il periodo pre e post parto. Le madri in attesa possono riceverlo periodicamente, sia per alleviare il disagio fisico che per dissipare l'ansia senza ricorrere ai farmaci, approfittando del fatto che lo Shiatsu non ha effetti collaterali. Nel periodo post-parto si può continuare a riceverlo per mantenere la vitalità e la serenità necessarie per crescere il loro bambino. Uno dei benefici specifici è quello di regolare il bacino, che comincia a chiudersi dopo la dilatazione fisiologica causata dal parto. Il neonato, da parte sua, manterrà un corretto equilibrio fisico ed emotivo attraverso un delicato massaggio di circa venti minuti. Raccomandiamo tecniche non molto complicate e che possano essere facilmente imparate per risolvere piccoli problemi: pianto calmante, leggero disagio digestivo (gas, stitichezza), ecc.

Postparto

Come abbiamo visto, lo Shiatsu può aiutare la madre durante la gravidanza ad avere un processo più naturale. Dopo il parto, la donna deve seguire il trattamento per avere un processo di recupero più rapido ed efficace. La vita della madre cambia radicalmente sia fisicamente che emotivamente. I cambiamenti appaiono nel suo corpo e anche nel suo modo di relazionarsi con l'ambiente. In alcuni casi questi cambiamenti sono positivi: la donna si sente molto meglio, anche più bella, la sua relazione con il partner migliora, ecc. Ma in molti altri casi, alcuni problemi possono sorgere e rendere la vita difficile alla donna. In Giappone, tradizionalmente, tre settimane di riposo assoluto erano raccomandate dopo il parto. La famiglia si occupava della casa per far riposare la nuova madre. Oggi questo non è possibile, quindi la tendenza è quella di soffrire per tutta la vita di problemi derivati dagli squilibri dell'anca: problemi posturali, ritenzione di liquidi, obesità, ecc. Aze Shiatsu sostiene che questo è un buon momento per correggere eventuali squilibri strutturali (abitudini) che determinano la struttura della donna dalla nascita. Durante la gravidanza, e a causa dei cambiamenti ormonali, i tendini e i legamenti diventano più lassi, la struttura dell'anca cambia, ecc. L'articolazione sacro-iliaca e la sinfisi pubica sono in uno stato di lassità molto adatto al trattamento Shiatsu. Queste aree, così come altre aree di tensione, possono essere corrette più facilmente. Possiamo dire che il corpo è più ricettivo alla terapia. Va notato che durante il primo anno dopo il parto c'è il processo di normalizzazione; è il momento migliore per ottenere la correzione dell'anca. In seguito sarà difficile ottenere un risultato positivo.

Quando riprendere il trattamento?

Se il parto è stato naturale, dovremmo iniziare il trattamento due settimane dopo la nascita. Se il parto è avvenuto con taglio cesareo, dovremmo iniziare il trattamento circa un mese dopo il parto, quando le ferite sono guarite.

1.   Contrazioni uterine

Sono i dolori che si verificano dopo il parto a causa della contrazione dell'utero per tornare alla sua posizione normale nella pelvi. Sono dovute alle contrazioni che permettono all'utero di ritrovare le sue dimensioni normali dopo il parto. Il dolore può essere più doloroso dal secondo parto in poi, poiché la muscolatura uterina è più flaccida. Sono anche più intensi e frequenti durante l'allattamento. Il dolore di solito scompare dopo 5 o 6 giorni. Se questo non è il caso, è necessario andare dal medico per un esame per determinare se c'è o meno qualche anomalia nell'utero. La trasformazione completa dell'utero non avviene fino a circa sei settimane dopo la nascita. La migliore prova che l'utero è tornato al suo stato originale è che la donna non lo sente più quando preme sull'addome sotto l'ombelico.

2.   Cicatrizzazione dei punti di sutura

In molti casi è comune che il medico faccia una piccola incisione, chiamata episiotomia, per evitare strappi nella zona perineale e per facilitare l'uscita del bambino. Questa ferita è cucita con punti di sutura che richiedono alcune cure dopo il parto. La ferita guarisce in circa 10-15 giorni dopo il parto, quindi la donna può sentire disagio. Il lavoro shiatsu sulle gambe ha lo scopo di migliorare la circolazione nella zona genitale per migliorare la guarigione.

3.   Depressione post-parto

Dopo la nascita di un bambino, molte donne sono euforiche. Altri, tuttavia, hanno sentimenti contrastanti e confusi sul loro neonato.

Alcune sono francamente sopraffatte dalla responsabilità di prendersi cura del neonato. La madre è anche spostata come centro di attenzione e cura, che ora viene trasferita al bambino.

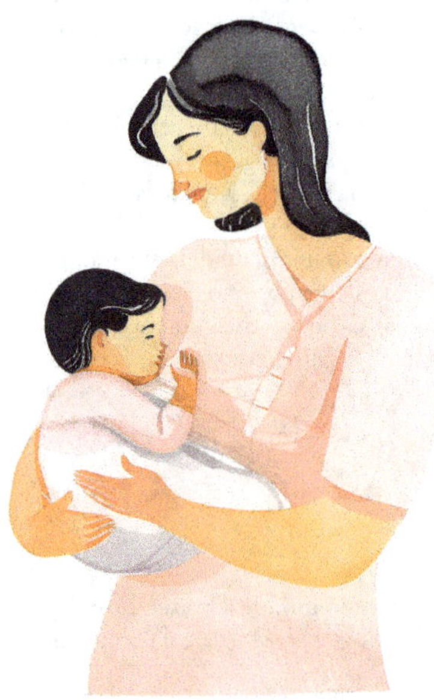

4. Lochia

Dopo il parto ci sono spesso perdite vaginali conosciute come lochia. Si tratta di una miscela di sangue e detriti del rivestimento dell'utero che si è formato durante la gravidanza, così come le secrezioni prodotte dalla guarigione della ferita lasciata dalla placenta dopo la sua espulsione. Durante i primi giorni, la lochia è di colore rosso vivo ed è talvolta accompagnata da coaguli di sangue. Più tardi, lo scarico diventa più scuro e, man mano che la quantità diminuisce, diventa giallastro o biancastro. Lo scarico di solito scompare completamente venti giorni dopo la nascita del bambino, anche se può durare fino a 6 settimane.

5. Pavimento pelvico

Il tono muscolare dei muscoli perianali e vaginali diminuisce dopo il parto. Inoltre, la tonificazione di questi muscoli elimina le perdite di urina, previene il prolasso degli organi pelvici e ha effetti benefici sulla sessualità.

TRATTAMENTO

Lo scopo del trattamento Shiatsu dopo il parto è quello di recuperare la madre fisicamente e mentalmente. A livello fisico, l'obiettivo principale è quello di fare una "pulizia" della zona pelvica. In Giappone si dice che dopo il parto è facile accumulare sangue vecchio o sangue con tossine nell'anca; questo è chiamato oketsu (O-toxia, KETSU sangue). La Medicina tradizionale cinese riconosce uno stato biologico alterato che chiama ristagno del sangue, che possiamo fisiologicamente definire come ristagno delle tossine. Per eliminare questo sangue, è necessario correggere gli squilibri dell'anca. Questo facilita la circolazione e l'eliminazione delle tossine. Il tipo di trattamento aiuta anche la mobilizzazione. Inoltre, le zone si stimolano le zone del trattamento pre - parto (proibiti nell'agopuntura).

Lo shiatsu mira ad equilibrare la struttura e a rendere più flessibili i legamenti delle articolazioni: "se c'è deviazione ma c'è movimento, allora non c'è problema". Il problema si pone quando non c'è mobilità (per questo consideriamo che le manipolazioni osteopatiche delle articolazioni non sono efficaci). Le manipolazioni articolari di tipo osteopatico non sono efficaci a lungo termine).

Nonostante ci sia un taglio cesareo all'anca, l'articolazione sacroiliaca e il pube si aprono come nel parto naturale e quindi deve anche essere chiuso (c'è dilatazione in entrambi i casi). Inoltre, se l'uscita del feto si produce artificialmente, il corpo perde la capacità di chiudersi da solo. Dovuto a questo può succedere che improvvisamente si cominci a sentire molestie dove prima non ce n'erano. L'uso di farmaci per indurre il travaglio e l'uso dell'anestesia impediscono anche la chiusura naturale dell'articolazione. Questo è il motivo per cui il metodo usato in passato è più benefico (anche se è anche il più doloroso) per la donna. Emotivamente, la madre è anche colpita dopo il parto. Dobbiamo completare il trattamento con la zona legata alle emozioni: lo sterno (pressione e leggera apertura verso l'esterno), stomaco e braccia (specialmente 7C).

Il trattamento completo sarà mantenuto per sei mesi con una visita ogni sette-dieci giorni. Altrimenti non otterremo un risultato ottimale.

Soprattutto la caduta psicologica dopo il primo anno, quando lo sviluppo del bambino si assesta e la madre abbassa la guardia dopo aver controllato che tutto vada bene.

A seguito si mostrano una serie di esercizi che dovrebbero completare la terapia olistica Shiatsu. Questi esercizi vengono eseguiti alla fine della sessione generale di Shiatsu. Non devono occupare troppo tempo: da cinque a otto minuti.

Per eseguirli correttamente, il paziente e il terapeuta devono tenere a mente quanto segue:

— Usare la respirazione addominale.
— Concentrare l'esercizio sui muscoli del pavimento pelvico e mantenere un tempo adeguato.
— Eseguire gli esercizi delicatamente; non si tratta di stabilire una lotta di potere tra paziente e terapista.

1. Chiudere le ginocchia sopra il pugno del terapista.
2. Allargare le ginocchia con resistenza.
3. Spingere/tirare le ginocchia piegate alternativamente con resistenza.
4. Rotazione dell'anca con impulsione dal piede.
5. Attaccare il tallone al pavimento mentre porti il ginocchio opposto al petto.
6. Appoggiare il tallone a terra.
7. Trazione lombare.
8. Pressioni nella regione sacroiliaca.

1. CHIUDERE LE GINOCCHIA SOPRA IL PUGNO DEL TERAPISTA.

Il terapista mette il suo pugno tra le ginocchia del paziente e gli chiede di chiudere le gambe sopra di esso. L'anca è chiusa, le EIAS si uniscono e la sinfisi pubica si mobilizza.

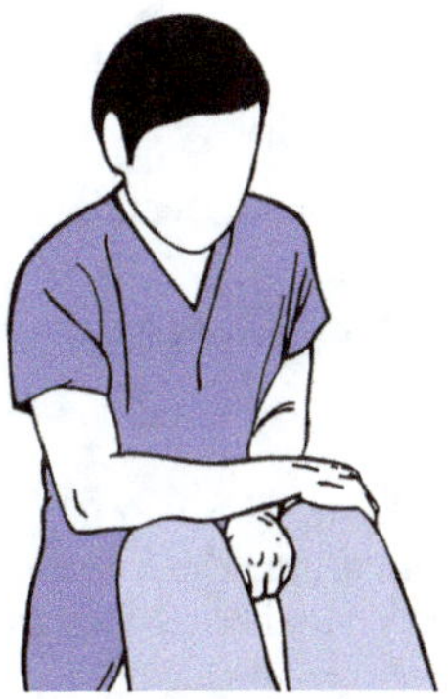

Il movimento di concentrazione agisce sul cosiddetto "via del sangue": 6BP, 9BP e 10BP. Completare il lavoro con la parte interna delle gambe: "Via del sangue". Elimina il ristagno (zona Jitsu) migliorando la circolazione e riducendo il gonfiore.

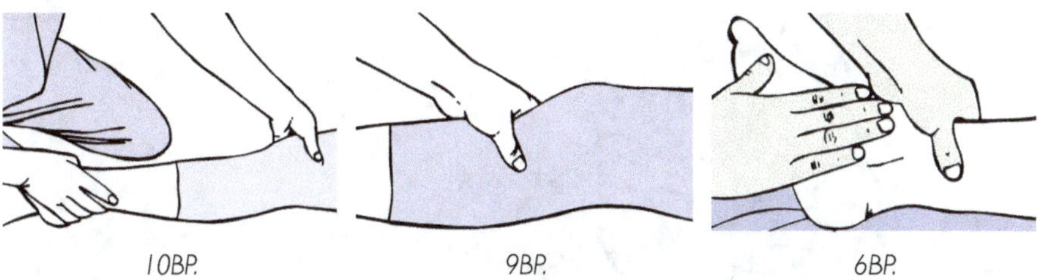

2. DIVARICA LE GINOCCHIA CON RESISTENZA

Contrariamente all'esercizio precedente, il paziente deve cercare di divaricare le ginocchia. Il terapista blocca questo movimento quando le ginocchia sono distanti circa 20 centimetri.
Due opzioni:

a) Con le mani intrecciate e resistendo con gli avambracci.
b) Con entrambe le mani appoggiate sulle ginocchia.

Abbracciare per controllare l'apertura, che non dovrebbe superare i 15-20 centimetri per concentrare l'effetto sull'articolazione sacroiliaca.

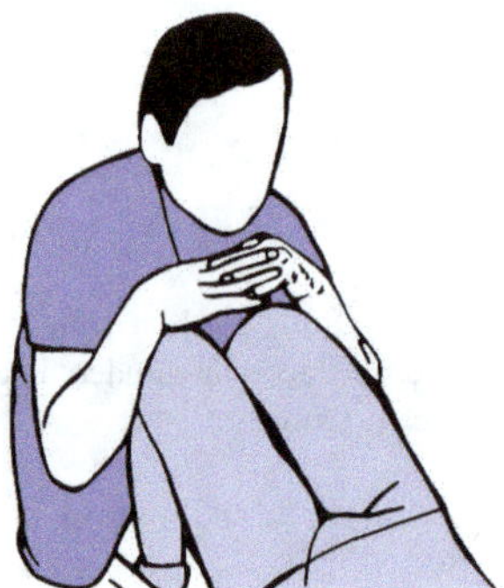

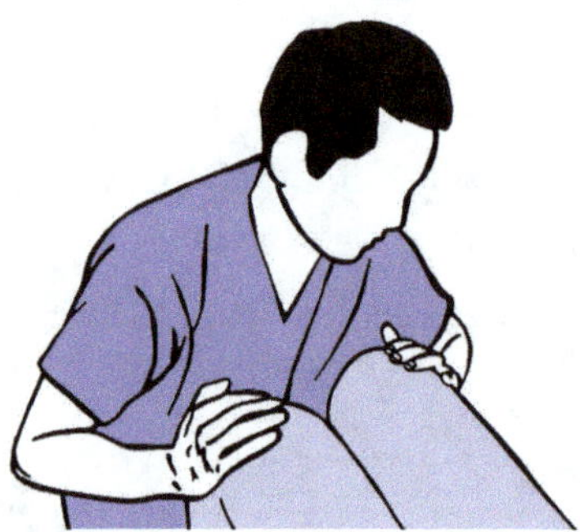

3. SPINGERE/TIRARE LE GINOCCHIA PIEGATE ALTERNATIVAMENTE CON RESISTENZA

Movimento indotto dell'anca: permette di concentrare il movimento necessario sull'articolazione sacroiliaca. Lasciare il movimento del paziente e, quando raggiunge il limite, iniziare la resistenza. Il pube si muove su e giù. L'anca dovrebbe scivolare sul lettino, non alzarsi. Ginocchia unite per concentrarsi sulla linea mediana del corpo e sulla sinfisi pubica. Lavora su entrambi i lati.

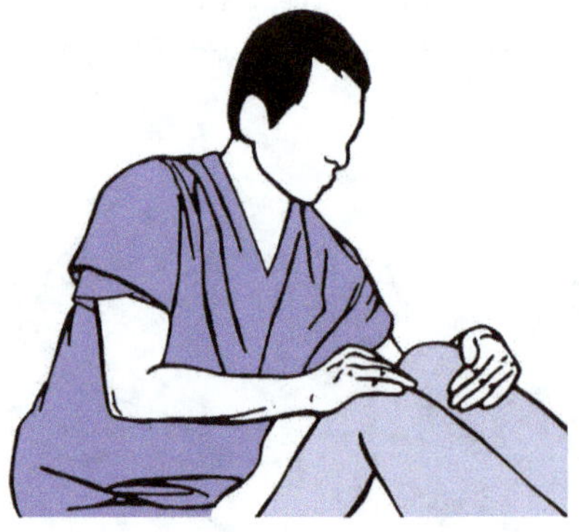

Due direzioni: rotazione dell'anca e impulso dai piedi.

Fermare il movimento prima che la paziente sollevi l'anca dal pavimento. Resistenza principalmente sul ginocchio interno; l'altro ginocchio è solo tenuto.

La direzione della resistenza sul ginocchio esterno deve essere duplice: contro la rotazione dell'anca e contro la lateralizzazione (l'anca spinge all'inizio di un movimento di lateralizzazione). quando il precedente movimento rotatorio viene fermato).

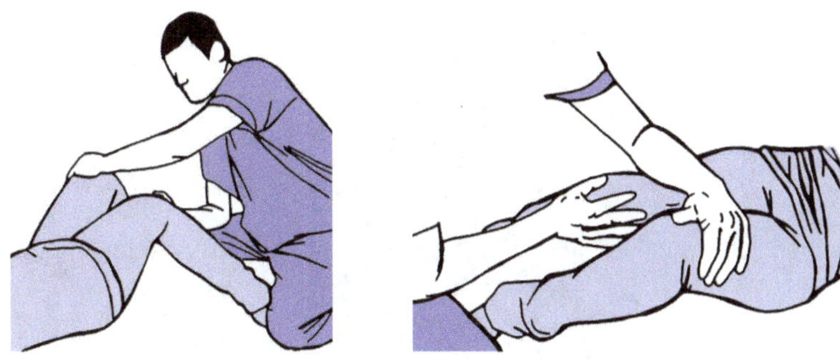

5. ADERIRE ILTALLONE A TERRA MENTRE SI PORTA
IL GINOCCHIO OPPOSTO AL PETTO.

Il paziente esegue un doppio movimento simultaneo. Il tallone di una gamba è spinto contro pavimento e il ginocchio dell'altra gamba è portato al petto. La resistenza è esercitata in entrambi i movimenti; i vettori di forza di entrambi i movimenti sono concentrati nelle articolazioni pubica e sacroiliaca. Se c'è un movimento di apertura della gamba che sale (rotazione esterna dell'anca), la gamba deve essere riposizionata verso il centro per concentrarsi sul pube.

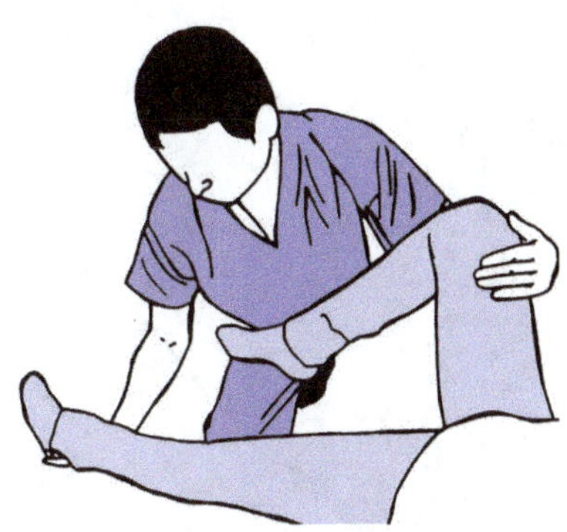

6. ATTACCARE IL TALLONE A TERRA.

Il paziente deve spingere il tallone contro la mano del terapista appoggiata sul lettino. Attendere che il movimento incatenato raggiunga la zona inguinale e l'EIAS.

Due esercizi:

Permettere il movimento libero, normalmente quando la paziente non sa come muoversi.

Resistenza al movimento di sollevamento dell'anca e del tallone, quando il paziente capisce e si muove liberamente. Fermare per concentrare sul pube.

Se la gamba è posizionata in leggera abduzione, si lavora anche il muscolo psoas.

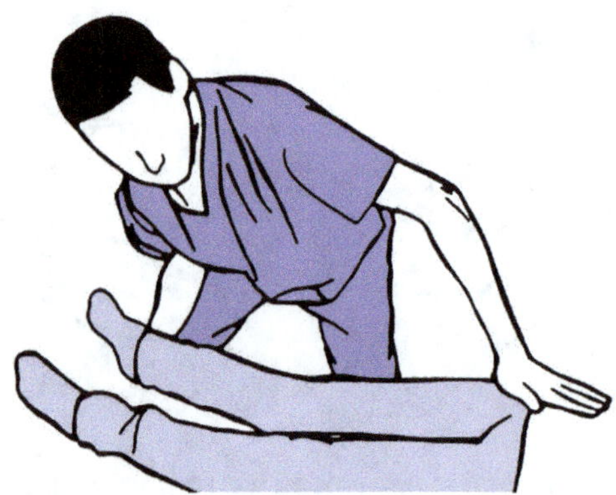

7. TRAZIONE LOMBARE

Eseguire la trazione sulla zona lombare dalle fosse poplitee.

Con il peso del suo corpo, il terapista concentra la sua azione sulla zona lombare del paziente con l'intenzione di separare gli spazi intervertebrali e rilassare eventuali riduzioni dello spazio discale intervertebrale sulle radici nervose.

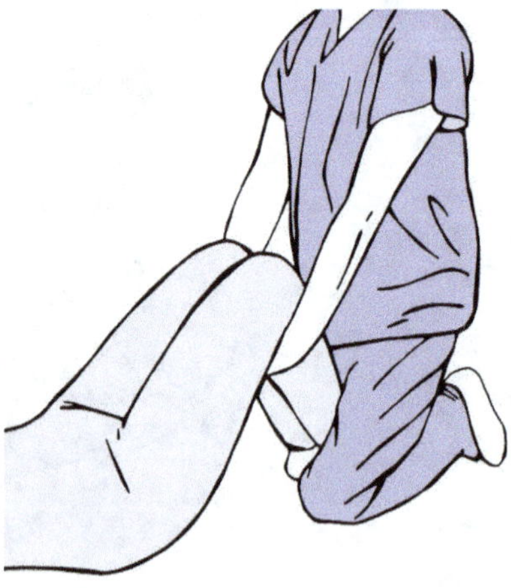

Lavorare sulla zona lombare.

Ginocchia piegate.

Leggera rotazione che recupera per far cadere il peso del corpo sulle dita del terapista. Questi puntano verso l'alto con il dorso della mano e l'avambraccio appoggiati sul lettino.

Questo è un esercizio molto versatile che potete usare nei seguenti casi:

Questo esercizio sfrutta la posizione naturale e il peso del paziente.

E quindi è valido anche durante la gravidanza, quando la paziente ha fastidi lombari e non può stare in decubito prono.

Si usa anche se la contrattura è nascosta in decubito prono.

Anche per gli anziani.

Si può anche lavorare sulla cresta iliaca, e specialmente sul punto di avvertimento ovarico.

Avvicinare i talloni vicino ai glutei per lavorare direttamente su L4, L5 e S1. In questo modo si ammorbidisce la lordosi lombare, rilassando la zona. Quando lavoriamo in questo modo dobbiamo variare la direzione della pressione verso l'interno, come quando lavoriamo in decubito prono.

Lavorare su entrambi i lati.

Lavorare sulla regione lombare, sulla cresta iliaca e sull'osso sacro. Premere con le tre dita centrali sfruttando il peso del corpo del paziente. Possiamo anche premere dal ginocchio in modo che la pressione vada più in profondità.

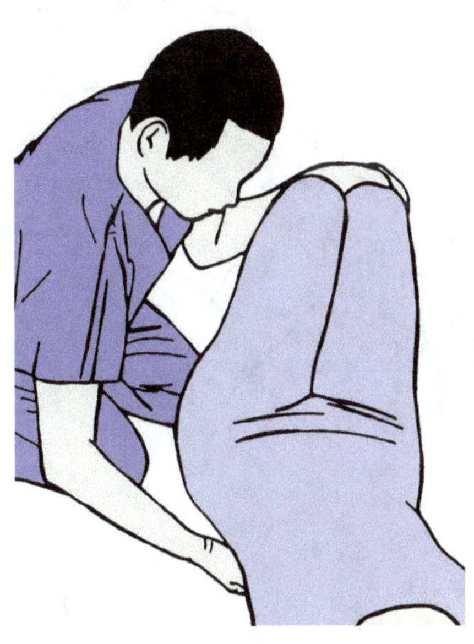

1. Ginocchio al gomito.
2. Rotazione dell'anca con resistenza.

1. DAL GINOCCHIO AL GOMITO

Due possibilità:
Oltre i 90° ogni volta più basso dell'articolazione sacroiliaca e resistenza.
Palpando l'articolazione sacroiliaca quando arrivi il movimento e la resistenza.
Il paziente porta il ginocchio verso la spalla mentre esercita resistenza al movimento per concentrare l'azione sull'articolazione sacroiliaca.
Posizionare la sacroiliaca.
Fermare e rilassare. Possiamo toccare l'articolazione.

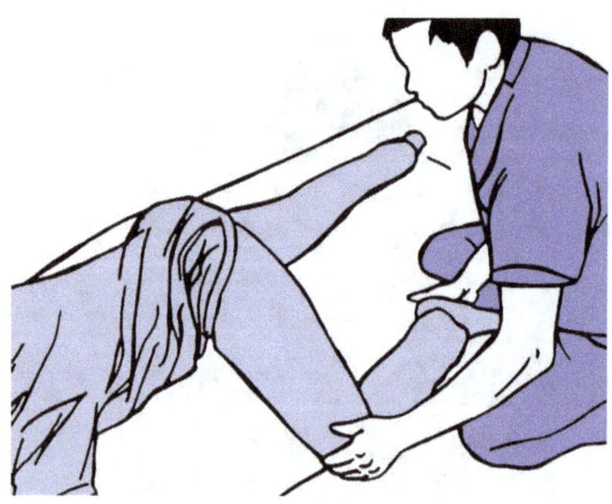

Variate questo angolo per concentrarvi su aree diverse:

Più aperto: L5-S1.

Più vicino: articolazione sacroiliaca.

Nell'ultima occasione disse: più aperto sul sacroiliaco, più chiuso sul sacro ma più in basso.

Lavorare sull'articolazione sacroiliaca.

Possibilità di lavorare solo su una gamba. Tocca l'articolazione con l'altra mano.

Gambe flesse a 90° da un lato e dall'altro con resistenza. Lavorare sull'articolazione sacroiliaca e sulla sinfisi pubica in modo indiretto. Il lavoro si realizza solo sulla gamba dell'anca più afflitta. L'anca colpita deve essere identificata dal dolore soggettivo riferito dal paziente e dalla palpazione delle nostre mani sulle anche.

Lavorare su entrambi i lati, il lato del dolore, il lato più piacevole?

Si possono anche fare esercizi di allungamento che lavorino l'articolazione sacroiliaca. Se si realizzano con una maggiore flessione del ginocchio, l'azione è più concentrata sull'osso sacro.

Dal lato gradevole, il paziente esegue il movimento con la resistenza del terapista con una mano. Con l'altra mano, il terapista palpa l'articolazione sacroiliaca per verificarne le condizioni.

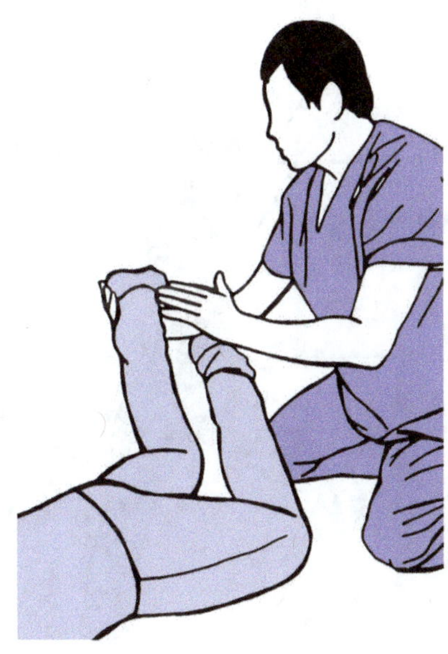

Come complemento alla terapia Shiatsu, raccomandiamo alcuni semplici esercizi da eseguire quotidianamente. In questo modo, l'effetto dello Shiatsu tra le sedute si mantiene e facilita l'azione delle sedute successive. La paziente può iniziare a farli dalla terza settimana dopo la nascita. Li combinerà con una sessione settimanale di Shiatsu, e può finire dopo tre mesi, che è più o meno il periodo di tempo necessario per un recupero ottimale. Questi esercizi lavorano sui muscoli del pavimento pelvico e sulle regioni e/o meridiani coinvolti nell'aspetto sessuale. Il paziente deve contrarre lo sfintere anale, l'anca e le gambe interne.

1. In piedi con le gambe aperte e piegate.

Realizzare una flessione delle ginocchia come se doveste sedervi su una sedia. Allo stesso tempo, allungate le braccia verso l'alto e poi in avanti. La paziente deve contrarre lo sfintere anale, le anche e l'interno delle gambe.

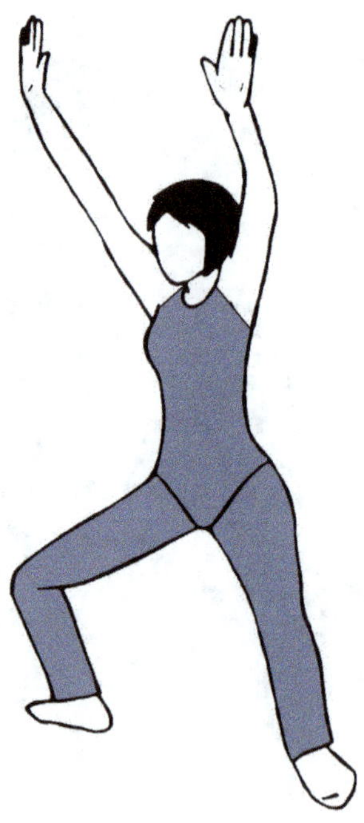

Realizzare un allungamento all'unisono del braccio e la gamba opposta a forma di "aspa". Ripetere cinque volte alternativamente su ogni lato. L'azione dell'esercizio deve concentrarsi sull'articolazione sacroiliaca, che si trova al centro dell'allungamento. Accompagnare l'esercizio con l'espulsione dell'aria.

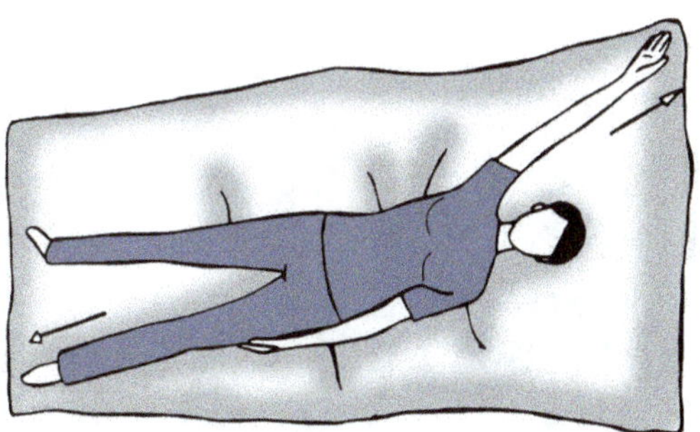

Inclinare il busto in avanti finché le mani non toccano il pavimento. Tenere le braccia e le gambe distese. L'allungamento si percepisce all'interno delle gambe e dei muscoli della schiena.

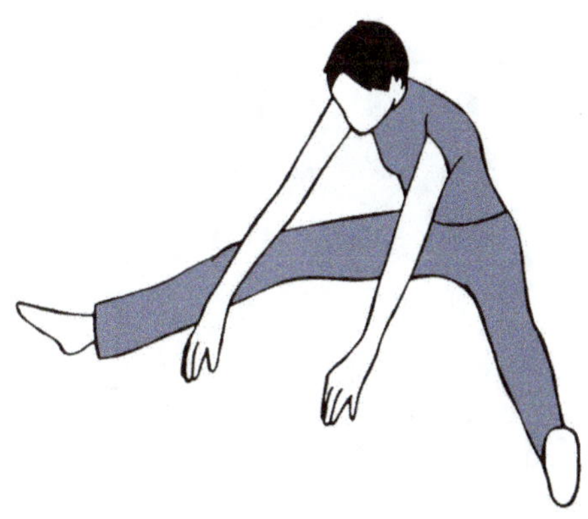

Imitando l'esercizio eseguito con il terapista, chiudete le ginocchia contro un cuscino mentre espellete l'aria. Ripetere più volte, concentrando l'azione sui muscoli del pavimento pelvico.

Si lavora la parte interna delle gambe e la regione del sacro.

Non eseguire questo esercizio se c'è ancora una sutura o una cicatrice infetta.

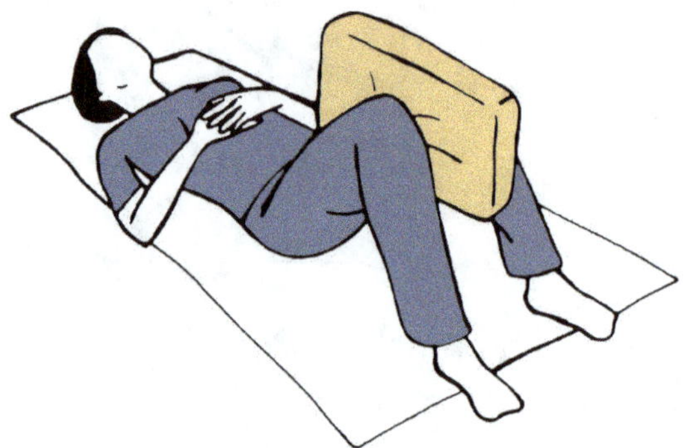

Bibliografía

Japan Shiatsu College: *Prácticas básicas del Shiatsu del estilo Namikoshi*, 2006.

Ishizuka, Hiroshi: *Terapia Shiatsu*, Editorial Kokusai Igaku, 2008.

Mori, Hidetoshi: *Regularización general del cuerpo mediante Anma, Masaje y Shiatsu*, Editorial Ishiyaku, 2006.

Hiratsuka, Kouichi: *¿Qué es la osteopatía?*, Editorial Goma, 2003.

Miura, Hiroshi: *Prácticas clínicas del Sotai-Ho*, Editorial Taniguchi, 2004.

Suzuki, Shigeyuki: *Estiramiento individual*, Editorial Mitsuwa, 2006.

—, *Anatomía palpatoria*, Editorial Mitsuwa, 2006

Thompson, Clem W., y Floyd, R. T.: *Manual de Kinesiología estructural*, Editorial Paido Tribo, 1996.

Katai, Shuuichi: Formación del Terapeuta, *Estudios palpatorios*, Editorial Rokunensha, 2004.

Donnelly, Joseph E.: *Living Anatomy*, Human Kinetics Publishers, 1990.

Clay, James H., y Pounds, David M.: *Basic Clinical Massage Therapy*, Lippincott Williams & Wilkins, 2006.

Mori, Kazu: *Mapa de puntos de Acupuntura*, Editorial Ishiyaku, 2006.

Niizeki, Masato: *Análisis postural*, Editorial Idou no Nihon, 2006.

Kawana, Ritsuko: *Enciclopedia de salud por la Acupuntura*, Editorial Shuhu to Seikatsu, 2002.

Pr. Dr. Med. Posel, P., y Pr. Dr. Med. Schulte, E.: *SOBOTTA Esquemas de anatomía*, Marban, 2000.

Kapandji, A. I.: *Cuadernos de fisiología articular miembro superior, miembro inferior, tronco y raquis*, Editorial Médica Panamericana, 1997.

Nelson, A. G., y Kokkonen, J.: *Anatomía de los estiramientos*, Tutor, 2007.

Calais-Germain, B.: *Anatomía para el movimiento*, tomo 1, La Liebre de Marzo, 1999.

Serbe Tixa: *Atlas de Anatomía palpatoria del cuello, tronco y extremidad superior/inferior*, Masson, 2005.

Onoda, Shigeru: *Shiatsu no Kihon (Shiatsu Básico)*, Mandala Ediciones, 1993.

—, *Libro completo de Shiatsu*, Gaia Ediciones, 1998.

—, *Libro curso básico de Shiatsu*, Gaia Ediciones, 2002.

—, *Auto-Shiatsu*, Editorial Edaf, 2002.

—, *Curso avanzado de Shiatsu*, Gaia Ediciones, 2004.

—, *Shiatsu profesional*, Gaia Ediciones, 2005.

—, *Atsu he no Kodawari (Calidad de la presión)*, Editorial Taniguchi, 2007.